高等职业教育药学类与食品药品类专业第四轮教材

病原生物与免疫学 第②版

（供药学类、食品类、药品与医疗器械类专业用）

主　编　吴正吉　宋长芹

副主编　代立云　马学萍　李　帆　孙连海

编　者　（以姓氏笔画为序）

马学萍（泰山护理职业学院）　　　　　　代立云（楚雄医药高等专科学校）

刘娟娟（山东中医药高等专科学校）　　　孙连海（漯河医学高等专科学校）

李　帆（安庆医药高等专科学校）　　　　李春生（山东医学高等专科学校）

吴正吉（重庆医药高等专科学校）　　　　汪晓艳（重庆医药高等专科学校）

宋长芹（山东医学高等专科学校）　　　　郑海筝（长春医学高等专科学校）

钟秀丽（哈尔滨医科大学大庆校区）　　　曹　晓（福建生物工程职业技术学院）

雷娟娟（福建卫生职业技术学院）　　　　谭国强（湖南食品药品职业学院）

中国健康传媒集团

中国医药科技出版社

内容提要

  本教材是"高等职业教育药学类与食品药品类专业第四轮教材"之一，根据病原生物与免疫学课程教学大纲和《国家执业药师职业资格考试大纲》的基本要求，结合课程特点编写而成。全书分为3篇，共12章，主要包括微生物学基础、免疫学基础以及微生物学和免疫学在医药中的应用等内容。本教材在沿袭第一版教材课岗结合、课证结合、双导编排的基础上，结合当前生物医学以及生物制药等行业的发展，强化了生物安全内容，新增了微生物转化技术、微生物组合生物合成技术等微生物制药新技术以及新型免疫制剂的编写，旨在培养创新思维。本教材为书网融合教材，配套有课程知识点、微课、PPT和题库等数字资源，使教学资源更加多样化、立体化。

  本教材主要供全国高职高专院校药学类、食品类、药品与医疗器械类专业教学使用。

图书在版编目（CIP）数据

  病原生物与免疫学/吴正吉，宋长芹主编 . —2 版 . —北京：中国医药科技出版社，2021.8（2024.8重印）

  高等职业教育药学类与食品药品类专业第四轮教材

  ISBN 978 - 7 - 5214 - 2544 - 4

  Ⅰ.①病… Ⅱ.①吴… ②宋… Ⅲ.①病原微生物 - 高等职业教育 - 教材 ②医学 - 免疫学 - 高等职业教育 - 教材 Ⅳ.①R37 ②R392

  中国版本图书馆 CIP 数据核字（2021）第 146910 号

美术编辑 陈君杞

版式设计 友全图文

出版 **中国健康传媒集团** | 中国医药科技出版社

地址 北京市海淀区文慧园北路甲 22 号

邮编 100082

电话 发行：010 - 62227427 邮购：010 - 62236938

网址 www. cmstp. com

规格 889 × 1194mm $^1/_{16}$

印张 13 $^3/_4$

字数 376 千字

初版 2017 年 1 月第 1 版

版次 2021 年 8 月第 2 版

印次 2024 年 8 月第 4 次印刷

印刷 北京印刷集团有限责任公司

经销 全国各地新华书店

书号 ISBN 978 - 7 - 5214 - 2544 - 4

定价 **39. 00 元**

获取新书信息、投稿、为图书纠错，请扫码联系我们。

出版说明

"全国高职高专院校药学类与食品药品类专业'十三五'规划教材"于 2017 年初由中国医药科技出版社出版，是针对全国高等职业教育药学类、食品药品类专业教学需求和人才培养目标要求而编写的第三轮教材，自出版以来得到了广大教师和学生的好评。为了贯彻党的十九大精神，落实国务院《国家职业教育改革实施方案》，将"落实立德树人根本任务，发展素质教育"的战略部署要求贯穿教材编写全过程，中国医药科技出版社在院校调研的基础上，广泛征求各有关院校及专家的意见，于 2020 年 9 月正式启动第四轮教材的修订编写工作。

党的二十大报告指出，要办好人民满意的教育，全面贯彻党的教育方针，落实立德树人根本任务，培养德智体美劳全面发展的社会主义建设者和接班人。教材是教学的载体，高质量教材在传播知识和技能的同时，对于践行社会主义核心价值观，深化爱国主义、集体主义、社会主义教育，着力培养担当民族复兴大任的时代新人发挥巨大作用。在教育部、国家药品监督管理局的领导和指导下，在本套教材建设指导委员会专家的指导和顶层设计下，依据教育部《职业教育专业目录（2021 年）》要求，中国医药科技出版社组织全国高职高专院校及相关单位和企业具有丰富教学与实践经验的专家、教师进行了精心编撰。

本套教材共计 66 种，全部配套"医药大学堂"在线学习平台，主要供高职高专院校药学类、药品与医疗器械类、食品类及相关专业（即药学、中药学、中药制药、中药材生产与加工、制药设备应用技术、药品生产技术、化学制药、药品质量与安全、药品经营与管理、生物制药专业等）师生教学使用，也可供医药卫生行业从业人员继续教育和培训使用。

本套教材定位清晰，特点鲜明，主要体现在如下几个方面。

1. 落实立德树人，体现课程思政

教材内容将价值塑造、知识传授和能力培养三者融为一体，在教材专业内容中渗透我国药学事业人才必备的职业素养要求，潜移默化，让学生能够在学习知识同时养成优秀的职业素养。进一步优化"实例分析/岗位情景模拟"内容，同时保持"学习引导""知识链接""目标检测"或"思考题"模块的先进性，体现课程思政。

2. 坚持职教精神，明确教材定位

坚持现代职教改革方向，体现高职教育特点，根据《高等职业学校专业教学标准》要求，以岗位需求为目标，以就业为导向，以能力培养为核心，培养满足岗位需求、教学需求和社会需求的高素质技能型人才，做到科学规划、有序衔接、准确定位。

3. 体现行业发展，更新教材内容

紧密结合《中国药典》（2020 年版）和我国《药品管理法》（2019 年修订）、《疫苗管理法》（2019

年)、《药品生产监督管理办法》(2020年版)、《药品注册管理办法》(2020年版)以及现行相关法规与标准,根据行业发展要求调整结构、更新内容。构建教材内容紧密结合当前国家药品监督管理法规、标准要求,体现全国卫生类(药学)专业技术资格考试、国家执业药师职业资格考试的有关新精神、新动向和新要求,保证教育教学适应医药卫生事业发展要求。

4.体现工学结合,强化技能培养

专业核心课程吸纳具有丰富经验的医疗机构、药品监管部门、药品生产企业、经营企业人员参与编写,保证教材内容能体现行业的新技术、新方法,体现岗位用人的素质要求,与岗位紧密衔接。

5.建设立体教材,丰富教学资源

搭建与教材配套的"医药大学堂"(包括数字教材、教学课件、图片、视频、动画及习题库等),丰富多样化、立体化教学资源,并提升教学手段,促进师生互动,满足教学管理需要,为提高教育教学水平和质量提供支撑。

6.体现教材创新,鼓励活页教材

新型活页式、工作手册式教材全流程体现产教融合、校企合作,实现理论知识与企业岗位标准、技能要求的高度融合,为培养技术技能型人才提供支撑。本套教材部分建设为活页式、工作手册式教材。

编写出版本套高质量教材,得到了全国药品职业教育教学指导委员会和全国卫生职业教育教学指导委员会有关专家以及全国各相关院校领导与编者的大力支持,在此一并表示衷心感谢。出版发行本套教材,希望得到广大师生的欢迎,对促进我国高等职业教育药学类与食品药品类相关专业教学改革和人才培养作出积极贡献。希望广大师生在教学中积极使用本套教材并提出宝贵意见,以便修订完善,共同打造精品教材。

数字化教材编委会

主　编　吴正吉　宋长芹
副主编　代立云　马学萍　李　帆　孙连海
编　者　(以姓氏笔画为序)

马学萍 (泰山护理职业学院)
代立云 (楚雄医药高等专科学校)
刘娟娟 (山东中医药高等专科学校)
孙连海 (漯河医学高等专科学校)
李　帆 (安庆医药高等专科学校)
李春生 (山东医学高等专科学校)
吴正吉 (重庆医药高等专科学校)
汪晓艳 (重庆医药高等专科学校)
宋长芹 (山东医学高等专科学校)
郑海筝 (长春医学高等专科学校)
钟秀丽 (哈尔滨医科大学大庆校区)
曹　晓 (福建生物工程职业技术学院)
雷娟娟 (福建卫生职业技术学院)
谭国强 (湖南食品药品职业学院)

　　本教材是"高等职业教育药学类与食品药品类专业第四轮教材"之一，是在"完善职业教育和培养体系，深化产教融合、校企合作"和《国务院关于加快发展现代职业教育的决定》文件精神的前提下，适应生物药物的迅猛发展以及对医药行业人才的岗位职业素养需求，以培养出高素质技术技能型药学及药品管理专业人才为目的进行编写的。

　　本教材在编写过程中，以坚持"三基""五性"为根本，同时针对当前职业岗位所需的知识和能力结构以及《国家执业药师职业资格考试大纲》要求，按照"必需、够用"原则，在保持第一版教材特点和优势的基础上，对教材内容进行去粗存精，更新知识。删除了部分较为陈旧或岗位需求度不高的内容如寄生虫部分，结合近年出现的新发突发传染病以及生物医学、生物制药行业发展的需求，强化了生物安全内容，新增了微生物转化技术、微生物组合生物合成技术等微生物制药新技术以及新型免疫制剂等。为了使教材更符合认知规律，调整了教材部分章节的顺序，从而保证教材的逻辑性、连贯性，确保教学活动高效实施。较第一版教材而言，本版教材具有更好的专业适用性、时代性和创新性。教材全书分3篇，共12章。第一篇微生物学基础，涵盖了微生物学概述、微生物的分布与控制、细菌及其他原核型微生物、真菌、病毒；第二篇免疫学基础，涵盖了免疫学概述、发挥免疫功能的载体——免疫系统、免疫发生的前提条件——抗原、免疫的发生过程——免疫应答；第三篇微生物学与免疫学在医药中的应用，涵盖了微生物在医药中的应用、免疫学在医药中的应用。为了方便读者学习，纸质教材设有"学习引导""学习目标""实例分析""知识链接""即学即练""知识回顾""目标检测"模块，其中每章开篇处的"学习引导"和"学习目标"模块，引导读者带着知识点和问题学习，既契合了当前"以问题为导向"的教学模式，又提高了学习兴趣和效率；教材中的"实例分析"模块，通过实际案例分析帮助读者掌握重点知识。本教材为书网融合教材，配套有课程知识点体系、微课、PPT和题库等数字资源。本教材可供高职高专药学类、食品类、药品与医疗器械类专业师生及相关人员使用。

　　本教材在第一版的基础上由来自全国12所高职高专院校的14名教师编写而成。重庆医药高等专科学校的吴正吉老师编写第一章和第十一章第二节和第四节；山东医学高等专科学校的李春生老师编写第二章；重庆医药高等专科学校的汪晓艳老师编写第三章第一节；哈尔滨医科大学大庆校区的钟秀丽老师编写第三章第二、三、四节；湖南食品药品职业学院的谭国强老师编写第三章第五节；福建卫生职业技术学院的雷娟娟老师编写第四章；安庆医药高等专科学校的李帆老师编写第五章；福建生物工程职业技术学院的曹晓老师编写第六章第一节；泰山护理职业学院的马学萍老师编写第六章第二节；长春医学高等专科学校的郑海筝等老师编写第七章、第九章；漯河医学高等专科学校的孙连海老师编写第八章；楚雄医药高等专科学校的代立云老师编写第十章；山东医学高等专科学校的宋长芹老师编写第十一章第一节和第三节；山东中医药高等专科学校的刘娟娟老师编写第十二章。

　　在教材编写过程中，得到了各编者单位领导和同行们的大力支持，在此一并致以衷心的感谢！微生物学、免疫学发展迅速，知识更新快，限于编者学术水平和写作能力，书中难免有欠缺疏漏之处，欢迎广大师生和读者在使用过程中提出宝贵意见和建议，以便不断完善。

编　者
2021 年 5 月

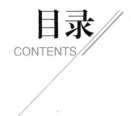

目录
CONTENTS

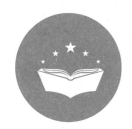

第一篇
微生物学基础

第一章　微生物学概述

学习引导

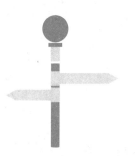

新冠肺炎是因新冠病毒感染而所致的一种呼吸道传染病。新冠病毒是一种具有致病性的微生物。微生物是一种什么生物？它有哪些种类？微生物都会导致疾病吗？

本章主要介绍微生物的概念、特点、种类以及微生物与人类的关系和在药学中的应用。

 学习目标

1. **掌握**　微生物、病原微生物的概念以及微生物常见种类。
2. **熟悉**　微生物的特点以及微生物与人类的关系。
3. **了解**　微生物学在药学中的应用和展望。

微生物是自然界中包括病毒、原核生物、真菌以及部分小型原生生物的一大类生物群体。微生物作为自然界种类、数量众多的一类生物，其与人类生活密切相关，既可对人类有益，也可导致人类产生疾病。

第一节　微生物概述

PPT

▶▶ **实例分析 1-1**

　　实例　患者，女，57 岁。发热（38.5℃）、咳痰 3 天入院，肺部听诊可闻及湿性啰音，临床初步诊断为肺炎。临床医生申请痰标本的病原学检查，微生物室对患者痰标本进行培养和鉴定，鉴定结果为肺炎支原体。临床医生依据鉴定结果进行抗菌治疗，3 天后患者症状明显缓解。由此可见，引起患者肺炎的病原体是肺炎支原体这种微生物。

　　问题　1. 何谓微生物？

　　　　　　2. 对人致病的常见微生物有哪些种类？

答案解析

一、微生物的概念与特点

微生物是指自然界中的一大群肉眼不能直接看见，必须借助光学显微镜或电子显微镜放大几百倍、几千倍，甚至数万倍才能看到的微小生物。微生物具有个体微小、结构简单、繁殖迅速、容易变异、种类繁多、分布广泛等特点。

二、微生物的种类

根据微生物在组成结构上的不同，将其分为三大类。

1. 非细胞型微生物　其主要特点是无细胞结构，一般由一种核酸（DNA 或 RNA）和蛋白质组成，没有完整的酶系统，只能在活细胞内生长繁殖。常见的非细胞型微生物是病毒。除此之外，仅由一种核酸组成的亚病毒以及仅有蛋白质组成的朊粒也属于非细胞型微生物。

2. 原核细胞型微生物　由一个细胞组成，但细胞结构不完整，表现为原始核，即无核膜、核仁等核结构，仅由裸露染色体组成；细胞质缺乏完整的细胞器。此类微生物主要有细菌、放线菌、支原体、衣原体、立克次体和螺旋体。这六种原核细胞型微生物由于细胞水平上的结构和组成的相似性，故在《伯杰氏系统细菌学手册》中将它们统归于广义的细菌范畴。

即学即练 1-1

下列属于非细胞型微生物的是（　　）

答案解析　A. 病毒　　　B. 细菌　　　C. 衣原体　　　D. 支原体　　　E. 真菌

3. 真核细胞型微生物　由一个细胞或多个细胞组成，细胞核分化程度高，包括核膜、核仁和染色体等核结构，细胞质包含完整的细胞器。此类微生物有真菌、藻类（常归于植物学中）和原虫（与人体疾病有关的原虫常归于寄生虫）。

 知识链接

微生物分类

微生物的分类遵循生物的分类原则，按照界、门、纲、目、科、属、种的等级进行分类处理，其中种是最小的分类等级。分类微生物的方法主要有表型分类法和遗传学分类法，其中表型分类法是依据形态、生理、生化、代谢、抗原性等生物学特征的相似性进行分类，具有相同特征的归为同种；遗传学分类法是依据 DNA 分子的同源性进行分类，如国际细菌分类委员会对细菌分类为"种"的标准是：DNA 的同源性≥70% 的一群菌为一个种。

三、微生物与人类的关系

微生物是自然界种类和数量都最多的一生物群体。目前发现的有 10 万种以上，这些微生物中多数对人和动植物的生存是有益的，甚至是必需的，但也有部分是有害的。

1. 微生物在物质循环中的作用　微生物作为自然界生态系统中的分解者，参与生态系统中物质的循环。①降解作用：微生物可将各种生物残骸等含有的有机物分解为简单的无机物。②元素转化：自然界中碳、氮、硫、磷、铁等多种元素的循环转化靠微生物的代谢活动来进行。例如在碳素循环中，地球上 90% 的 CO_2 是由微生物对动植物尸体的分解来产生的；空气中的大量氮气只有依靠微生物的固氮、氨化、硝化等作用才能被植物吸收，土壤中的微生物能将动、植物蛋白质转化为无机含氮化合物，以供植物生长的需要，而植物又为人类和动物所利用。

2. 微生物在生产实践活动中的应用　①农业方面：人类广泛利用一些微生物的特性，制备微生物饲料、微生物农药、抗虫制剂、微生物生长促进剂等，开辟了以菌造肥、以菌催长、以菌防病、以菌治病等农业增产新途径。②治理环境污染：利用微生物强大的分解能力可将环境中的有害物质如石油等有机物降解并可产生氢气、乙醇、甲烷等无污染的清洁能源；可使汞、砷等有毒重金属盐在水体中进行转化，以便于回收、除去污染或再利用。③工业方面：微生物除广泛应用在食品、皮革、纺织、石油、化工等领域外，也应用在医药工业，如抗生素是微生物的代谢产物，故可利用微生物制备抗生素。利用微生物还可生产维生素、辅酶、细胞因子和疫苗等药物。④医药方面：疾病诊断、治疗、预防以及药品的生产、存储、质控等都与微生物关联。药品卫生质量检测需要进行微生物检验；药物原料、药物制剂的存放保存需要防止微生物污染；传染病药物治疗需要进行微生物鉴定和药敏试验，以指导临床对症合理用药；药物抗菌机制的研究、抗生素生产菌种的选育、生物制药和药品研制开发等方面都与微生物学密切相关。

3. 微生物对人体的作用　①共生与生态平衡：在人和动物的体表以及与外界相通的腔道中有许多微生物，这些和我们紧密生活在一起的微生物正常情况下对人体是无害的，称正常微生物群或正常菌群，这些共生菌可促进人体免疫和抗肿瘤作用，还具有拮抗外来致病微生物侵袭和定居的作用。②提供人类某些必需物质：有些微生物可以帮助我们消化食物和提供人类必需的营养物质（如维生素 B_2、维生素 B_{12}、维生素 K 等多种维生素和氨基酸）。③致病或条件致病：有些微生物具有致病性，能引起人类或动、植物疾病，这些微生物称为病原微生物。有些微生物在正常情况下不致病，而在特定条件下如改变其寄居部位或机体免疫功能降低时，其可引起机体产生疾病，称为条件致病性微生物。因此，引起人体感染的微生物有病原微生物和条件致病微生物。

4. 微生物引起的污染　正是由于微生物的无处不在，可使药物、食品、生活用品被污染而导致其变质，甚至以食物作媒介引起人体中毒、染病、致癌或死亡。我们生活的空间、工作场所、医疗器械、制药生产线的管道中都有微生物，可引起环境的污染，导致实验室、医院、水源、药物原材料、药品等染菌，从而引发实验室生物安全事故、医院感染、传染病流行、药品霉变、医疗器械染菌引起交叉感染。因此，我们应根据工作要求，建立无菌环境（如超净工作台、生物安全柜、无菌车间等），进行无菌操作，杜绝微生物污染带来的危害。

第二节　微生物学

PPT

一、微生物学的概念

微生物学是生物学的一个分支，是研究在一定条件下微生物的基本结构、生理代谢、遗传变异特性、进化、分类、分布及微生物之间、微生物与人类、动植物、自然界相互关系的一门科学，也是一门医药学基础课程。

医学微生物学是微生物学的一个分支,主要研究与医学有关的病原微生物的生物学性状、感染(致病)与免疫机制、实验室诊断及特异性防治原则。

随着微生物学研究范围的日益扩大和深入,微生物学又逐渐形成了许多分支学科,着重研究生命活动的有微生物生理学、微生物生态学、微生物遗传学等。按研究对象可分为细菌学、真菌学、病毒学等。按生态环境不同可分为土壤微生物学、环境微生物学、水域微生物学、海洋微生物学、宇宙微生物学等。按技术与工艺,可分为发酵微生物学、分析微生物学、遗传工程学、微生物技术学等。按应用领域可分为医学微生物学、工业微生物学、农业微生物学、药学微生物学、食品微生物学、卫生微生物学等。由此可见,微生物学既是应用学科,又是基础学科,而且各分支学科是相互配合、相互促进的,其根本任务是认识微生物的特性,利用和改善有益微生物,控制、消灭和改造有害微生物。

随着分子生物学和生物技术的发展,新的微生物学分支学科正在不断形成和建立,细胞微生物学、分子微生物学和微生物基因组学等是在分子水平、基因水平和后基因组水平上研究微生物生命活动规律及其生命本质的分支学科,这些新型研究领域的出现表明微生物学的发展已进入一个崭新阶段。

二、微生物学在药学中的应用与展望

自古以来,人类在日常生活和生产实践中,已经觉察到微生物的生命活动及其所发生的作用,并在食品工艺、农业生产和对抗疾病中积累了控制和应用微生物活动规律的经验。如北魏贾思勰的《齐民要术》中,列有谷物制曲、酿酒、制酱、造醋和腌菜等方法。在公元2世纪的《神农本草经》中,有白僵蚕治病的记载。公元6世纪的《左传》中,有用麦曲治腹泻病的记载。在10世纪的《医宗金鉴》中,有关于种痘预防天花的记载。但直到17世纪,荷兰人列文·虎克发明了显微镜,人类才第一次观察到了微生物,认识了这一"自然界的秘密"。随后,许多研究者凭借显微镜对微生物类群进行了广泛的观察和研究,充实和扩大了人类对微生物类群认识的视野。

19世纪60年代法国科学家,"微生物学之父"巴斯德开创了微生物生理学的研究,创立了一整套独特的微生物学基本研究方法,为现代微生物学奠定了基础。他论证了酒和醋的酿造以及酒变酸、一些物质的腐败都是由一定种类的微生物引起的发酵过程,并不是发酵或腐败产生微生物;通过他的著名"曲颈瓶"试验否认了"微生物自然发生说",并创立了防止酒变质的加热灭菌法,后被称为巴氏消毒法,这一方法使得新生产的葡萄酒和啤酒得以长期保存。之后,他开始研究人、禽、畜的传染病(狂犬病、炭疽病和鸡霍乱等),创立了病原微生物是疾病病因的正确理论和应用疫(菌)苗接种预防传染病的方法。巴斯德在微生物学各方面的科学研究成果,促进了医学、发酵工业和农业的发展。

德国医生、细菌学家罗伯特·科赫对新兴的医学微生物学作出了非凡贡献。1876～1884年间,科赫首先论证了炭疽病、结核病和霍乱由细菌引起,提出微生物致病学说;第一次发明了预防炭疽病的接种方法;第一次发明了蒸汽杀菌法,并提倡采用消毒和杀菌方法防止疾病的传播;他首创了细菌的染色、分离纯培养的方法;第一次用科学方法证明某种特定的微生物是某种特定疾病的病原,建立病原细菌鉴定的方法和步骤,即著名的确定特定疾病与特定微生物相互关联的科赫法则。①在同样的疾病中可发现同一病原菌;②这种病原菌可在体外获得纯培养;③将纯培养接种易感动物可发生相同疾病;④从人工感染的实验动物体内可重新分离到该菌的纯培养。在这一法则的指导下,人们相继分离出了许多细菌性疾病的病原体。这些事实足以向世人展示罗伯特·科赫对医学事业所作出的开拓性贡献。在发酵工业,也可按照此法则来判断发酵异常是否染菌并确定由何菌引起。

1860年,英国外科医生罗伯特·李斯特应用药物杀菌,并创立了无菌的外科手术操作方法。1897

年德国学者毕希纳发现了酵母菌发酵乙醇的酶促过程，将微生物生命活动与酶化学结合起来。从 20 世纪 30 年代起，人们利用微生物发酵进行乙醇、丙酮、甘油、各种有机酸、氨基酸、核苷酸、蛋白质、酶制剂和维生素等的工业化生产。1928 年，英国细菌学家、生物化学家亚历山大·弗莱明发现青霉菌能抑制葡萄球菌的生长，揭示了微生物间的拮抗关系，并发现了青霉素，成为 20 世纪医学界最伟大的创举。10 年后，德国化学家恩斯特·保利斯·钱恩和澳大利亚裔英国病理学家、药理学家霍华德·华特·弗洛里证明了青霉素的功效，将其提纯并用于临床和产量扩大化生产，从此开创了抗生素时代。1949 年，瓦克斯曼在他多年研究土壤微生物所积累资料的基础上，发现了链霉素。此后陆续发现的新抗生素越来越多。

自 1943 年青霉素大量生产，开启了现代抗生素发酵工业，微生物作为药物来源的重要地位才被普遍确认。而仅仅经过半个多世纪，微生物药物已经从单一品种发展成为抗病原生物（包括抗细菌、抗真菌、抗病毒、抗线虫）、抗肿瘤、免疫调节、酶抑制、调节细胞功能、调节动植物生长等诸多领域应用的重要药物种类。如此迅猛的发展主要归功于 20 世纪 70 年代后开始发展的基因工程技术在微生物药物开发中的有效应用。现已实现了利用基因工程菌大量生产人工胰岛素、干扰素和生长素、乙肝疫苗等贵重药物，形成了一个崭新的生物技术产业。以基因为靶标的新药将直接利用微生物或借鉴微生物发酵工程技术进行大量生产，基因工程药物、基因治疗、单克隆诊断试剂在诊治遗传病、恶性肿瘤、糖尿病、血友病、多发性硬化症、囊性纤维变性、老年病和心血管等疾病中开辟了医学预防与治疗的新领域。目前正有许多研究利用 DNA 重组技术改良和创建微生物新品种，在新药筛选、改进现有药物生产工艺等方面也开始发挥重要作用。

由于微生物具有独特和高效的生物转化能力和产生多种多样的可用的代谢产物，已经成为现代生命科学在分子水平、基因水平、基因组水平和后基因组水平研究的基本对象和良好工具，为人类的生存和社会的发展创造极大的财富。以微生物的代谢产物和菌体本身为生产对象的微生物产业将更广泛地利用基因组学的成就，有针对性地挖掘各种生态环境的自然资源，构建出更多高效的基因工程菌，生产出各种外源基因表达的产物。因此开发微生物资源，发展和促进微生物生物技术的应用，形成微生物产业化，如微生物疫苗、微生物医药制品、微生物食品、微生物保健品、生物农药、生物肥料、环保生物修复等等，将是世界性的生物产业热点，会得到极大的发展。

目标检测

答案解析

一、单项选择题

1. 下列微生物中无细胞结构的是（　）

    A. 真菌   B. 螺旋体   C. 立克次体

    D. 衣原体   E. 病毒

2. 有完整细胞核的微生物是（　）

    A. 真菌   B. 支原体   C. 衣原体

    D. 立克次体   E. 细菌

3. 观察微生物的基本设备是（　）

    A. 电子显微镜   B. 普通光学显微镜   C. 望远镜

　　D. 50×10 放大镜　　　　　　E. 10×10 放大镜

4. 首次用科学方法证明某种微生物是某特定疾病的病原，提出微生物致病学说的科学家是（　）

　　A. 列文·虎克　　　　　　B. 巴斯德　　　　　　C. 科赫

　　D. 李斯特　　　　　　　　E. 钱恩

5. 下列属于真核细胞型微生物的是（　）

　　A. 细菌　　　　　　　　　B. 支原体　　　　　　C. 真菌

　　D. 病毒　　　　　　　　　E. 螺旋体

6. 有关微生物特性的描述，错误的是（　）

　　A. 微生物个体只能放显微镜下才能观察到

　　B. 微生物虽然结构简单，但具有生物的所有生命特征

　　C. 由于微生物繁殖能力强，可在自然界里无限制地繁衍

　　D. 利用微生物易变异的特点，可用微生物制备减毒疫苗来预防疾病

　　E. 微生物及其代谢产物即可用于制造食品、药品，也可引起人类致病

7. 微生物的用途中，错误的是（　）

　　A. 制备疫苗　　　　　　　B. 制备抗生素　　　　C. 提供人体所必需的某些维生素

　　D. 用于污水处理　　　　　E. 用于空气净化

8. 微生物的特点中，错误的是（　）

　　A. 结构简单　　　　　　　B. 繁殖慢　　　　　　C. 易变异

　　D. 个体微小　　　　　　　E. 分布广

9. 巴斯特在微生物学上的重大发现是（　）

　　A. 发酵是由微生物引起　　B. 蒸汽灭菌保存葡萄酒　　C. 发现青霉素

　　D. 确定生命自然发生学说　E. 首创了病原菌培养鉴定的方法

10. 由科赫首先发现的病原体是（　）

　　A. 破伤风（破伤风梭菌）　B. 霍乱（霍乱弧菌）　　C. 狂犬病（狂犬病病毒）

　　D. 伤寒（伤寒沙门菌）　　E. 阿米巴痢疾（阿米巴原虫）

书网融合……

知识回顾

习题

（吴正吉）

第二章 微生物的分布与控制

学习引导

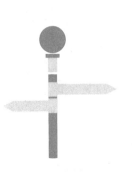

2006 年 7 月，我国发生了一起致 11 人死亡的欣弗药害事件。引起这一药害事件的主要原因是因为制药厂对生产的欣弗注射液未按批准的工艺参数（105℃、30 分钟）灭菌，而是降低灭菌温度（100~104℃）、缩短灭菌时间（1~4 分钟）并增加灭菌柜装载量，导致药品未能达到灭菌而有细菌繁殖并产生热原质，注入体内产生热原反应所致。何谓灭菌？常用的灭菌方法有哪些？

本章主要介绍微生物在自然界和正常人体的分布、医学微生态、消毒灭菌技术和病原微生物生物安全。

学习目标

1. **掌握** 正常菌群的概念和意义；消毒、灭菌的概念；微生物的理化控制方法；微生态制剂。
2. **熟悉** 生物安全的相关知识；细菌在自然界中的分布及意义。
3. **了解** 常用化学消毒剂的消毒机制；微生态学概述。

无论是自然环境还是动物机体，微生物无处不在。学习微生物分布与控制，一方面有利于开发微生物资源，为人类生活、生产服务，同时也有利于在医药活动中建立无菌观念和实施无菌操作，并正确使用消毒灭菌方法有效控制微生物，防止生物危害的发生。

第一节 微生物的分布与医学微生态

PPT

一、自然界中微生物的分布

（一）土壤中的微生物

土壤具备微生物生长繁殖所必需的条件，如营养物质、水分、气体、酸碱度和温度等条件，因此土壤中的微生物种类多、数量大。在距地表面 10~20cm 的土层中微生物最多，且多为非致病性微生物，它们参与自然界的物质循环，其中放线菌、真菌是抗生素的主要产生菌，故生产抗生素的菌种可从土壤中分离获得。药用植物易受土壤中的微生物污染，采集后若没有及时采取抑菌或杀菌处理，会因为微生物的生长繁殖导致变质腐败，失去药用价值。

土壤中的病原微生物主要来自人和动物的尸体、排泄物及生活垃圾等。有些致病菌如炭疽芽胞杆菌、破伤风梭菌、肉毒梭菌的芽胞可以在土壤中长期存活数年或数十年，并可通过感染伤口等途径会引起疾病。

（二）水中的微生物

水中的微生物一般来源于土壤、生活污水、人畜排泄物等，主要有细菌、放线菌、真菌、螺旋体等，这些微生物在水中可存活数天或数月。正常情况下，水体经物理、化学或生物学作用能达到自净。如果某些原因打破了水体的生态平衡，超出了水体本身的自净能力，水中的微生物，尤其是病原微生物在一定条件下可生长繁殖，引起水域污染，甚至引起传染病的流行。

 实例分析 2-1

　　实例　某医院有几位病人使用过某一制药厂生产的某种注射液以后，都不同程度地出现腹泻、寒战、高热不退、恶心呕吐、大小便失禁等不良反应，其中还有死亡病例。经调查，该批注射液在流通环节发生了外包装及部分药瓶破损，后又因下雨被雨水浸泡过。

　　问题　请结合所学微生物相关知识，分析造成此次事故的可能原因。

答案解析

（三）空气中的微生物

空气中缺乏营养物质和水分，且受日光直接照射，不适合微生物生长繁殖，因此空气中微生物的种类和数量都比较少。空气中微生物主要来源于土壤、尘埃、人和动物的呼吸道飞沫等。主要有细菌、病毒和真菌等，可引起人伤口感染或呼吸道传染病发生。空气中微生物的数量因环境不同而异。一般来说，人群稠密的地方微生物的种类和数量多，医院的环境致病微生物数量多。空气中存在的微生物还可造成药物制剂、生物制品、培养基、实验室、制剂生产车间、手术室等里面的物品或空间污染，是引起细菌接种时培养基污染、药品制剂染菌、医院感染、实验室生物安全事故的重要因素之一。

 知识链接

气溶胶

　　气溶胶是以固体或液体微粒分散于空气中的分散体系。其中的气体是分散介质，固体或液体微小颗粒如尘埃、飞沫、飞沫核等称为分散相，分散悬浮于分散介质中，形成气溶胶。常见气溶胶粒子大小不一，直径多为 $0.001 \sim 100 \mu m$，可作为微生物的载体。混有微生物的气溶胶称为微生物气溶胶。微生物气溶胶无色无味，且能长期悬浮于空气中，并能远距离传播，是人类呼吸道疾病病原体传播的重要方式。

二、正常人体微生物的分布

正常胎儿是无菌状态。出生后数小时，皮肤以及与外界相通的腔道就有了大量微生物的定植，构成了人体的正常菌群。

（一）正常菌群

正常菌群是指存在于正常人体的体表以及与外界相通的腔道中的不同种类和数量的微生物群，正常情况下对人体有益而无害，称正常菌群（表 2-1）。在对正常人体的有菌部位进行医疗活动时应注意避免正常菌群的污染。

表 2 - 1　人体各部位的正常菌群

存在部位	微生物的种类
皮肤	葡萄球菌、大肠埃希菌、白假丝酵母菌、类白喉杆菌、枯草芽胞杆菌等
口腔	葡萄球菌、链球菌、梭杆菌、优杆菌、肺炎链球菌、类白喉杆菌、奈瑟菌、乳杆菌、螺旋体、放线菌、白假丝酵母菌等
咽鼻腔	葡萄球菌、链球菌、大肠埃希菌、嗜血杆菌、肺炎链球菌、铜绿假单胞菌、奈瑟菌、拟杆菌、梭杆菌、真菌等
肠道	葡萄球菌、粪链球菌、类杆菌、双歧杆菌、乳杆菌、优杆菌、破伤风梭菌、梭杆菌、大肠埃希菌、变形杆菌、铜绿假单胞菌、白假丝酵母菌等
尿道	大肠埃希菌、葡萄球菌、类杆菌、梭杆菌、变形杆菌、耻垢分枝杆菌等
阴道	奈瑟菌、梭杆菌、双歧杆菌、类白喉棒状杆菌、乳杆菌、白假丝酵母菌、类杆菌等
外耳道	葡萄球菌、类白喉棒状杆菌、铜绿假单胞菌、分枝杆菌等
眼结膜	葡萄球菌、不动杆菌、结膜干燥棒状杆菌等

正常菌群与宿主间以及各微生物之间相互制约又相互依存，保持相对稳定的生态平衡，发挥对人体的有益作用。正常菌群的主要生理作用如下。

1. 生物拮抗作用　正常菌群可构成一个生物屏障，以阻止外来病原菌的入侵，还可通过夺取营养、产生酸性物质来拮抗致病微生物的生长或阻止致病微生物的定居。

2. 免疫调节作用　正常菌群的存在可刺激机体免疫器官的发育成熟，维持机体正常免疫状态，使机体对致病微生物保持一定程度的免疫力。

3. 营养作用　正常菌群能参与人体部分物质的代谢，如蛋白质、糖类与脂类的代谢，促进营养物的吸收，肠道内的大肠埃希菌和脆弱类杆菌可合成 B 族维生素和维生素 K 等，供人体利用。

4. 抑癌作用　正常菌群可转换致癌物质为非致癌物质，从而抑制肿瘤的生长。

5. 抗衰老作用　正常菌群中的乳杆菌、双歧杆菌等许多微生物具有延缓衰老作用。

（二）条件致病菌

正常菌群与宿主之间的平衡是相对的，在一定条件下，这种平衡会被打破，导致原来不致病的正常菌群引起疾病。这种在一定条件下才引起疾病的微生物称为条件致病菌，引起的感染称为机会性感染。条件致病菌的致病条件如下。

1. 寄居部位改变　正常菌群在人体内有特定的寄居部位，若寄居部位改变，如大肠埃希菌因手术、外伤、留置导尿管等，移位进入腹腔或泌尿道等可引起腹膜炎、泌尿道感染、败血症等。

2. 免疫功能低下　慢性消耗性疾病、大面积烧伤、黏膜受伤、过度疲劳、激素治疗、抗肿瘤治疗等使机体免疫力下降，破坏正常菌群与宿主之间的平衡。如糖尿病、艾滋病、严重烧伤等患者，因免疫力的降低常伴有铜绿假单胞菌、白假丝酵母菌等感染。

3. 菌群失调　宿主某部位正常菌群中各菌种之间的比例发生了大幅度变化，超出正常范围的状态称为菌群失调。因严重菌群失调导致的疾病，称菌群失调症。导致菌群失调的主要原因是长期大量使用广谱抗生素。

三、医学微生态

1977 年德国学者提出了微生态学这门新兴学科。微生态学是研究人体内正常微生物的结构、功能以及与其宿主相互关系的学科，是生命学的重要组成部分。经过几十年的发展，微生态学研究取得了长远的发展，其中微生态制剂在临床的广泛应用是微生态学发展的重要成果之一。

微生态制剂又称益生剂，是利用正常微生物成员或促进微生物生长的物质制备的制剂，它通过调整或维持微生态平衡，达到防治疾病，增进健康的目的。按微生态制剂的物质组成分为益生菌、益生元、合生元三类。

1. 益生菌　是指能改善宿主微生态平衡而发挥有益作用，达到提高宿主健康水平和健康状态的活菌制剂及其代谢产物。动物体内有益的细菌或真菌主要有：乳酸菌、双歧杆菌、放线菌、酵母菌等。

2. 益生元　是指一种非消化性食物成分，能选择性促进肠内有益菌群的活性或生长繁殖，起到促进宿主健康和促生长作用。最早发现的益生元是双歧因子。后来又发现多种不能消化的寡糖可作益生元。最常见的寡糖有乳果糖、蔗糖寡聚糖、棉籽寡聚糖及寡聚麦芽糖等。这些寡糖不被有害细菌分解和利用，只能被有益菌利用，促进有益菌生长，达到调整菌群的目的。近年来，我国研究发现，一些中草药制剂也可作为益生元。益生元有许多优越性，不存在保持活菌数的技术难关，稳定性强，有效期长，不仅可促进有益菌群生长，而且还可提高机体免疫功能。

3. 合生元　是益生菌和益生元结合的生物制剂，它的特点是同时发挥益生菌和益生元的作用。

第二节　微生物的控制

PPT

微生物的控制是指利用物理、化学或生物等方法抑制或杀灭微生物，防止微生物引起的感染或污染。

一、基本概念

1. 消毒　杀灭物体或环境中病原微生物繁殖体的方法。用于消毒的化学试剂称为消毒剂。

2. 灭菌　杀死或除去材料中或物品上的所有微生物，包括芽胞与繁殖体，病原微生物及非病原微生物的方法。

3. 防腐　抑制或防止微生物生长繁殖的方法。用于防腐的化学物品称为防腐剂。

4. 无菌　物品中没有活的微生物存在，称为无菌。

5. 无菌操作　防止微生物进入机体或操作对象的操作方法，称为无菌操作。在进行微生物学实验、外科手术和制备无菌制剂时，必须严格进行无菌操作以防止微生物的侵入。

二、微生物的物理学控制方法

某些物理因素能影响微生物的化学组成和新陈代谢，因此，可用物理方法抑制或杀灭微生物，控制微生物的物理方法主要有热力、辐射、干燥、超声波、过滤等。

（一）热力灭菌法

微生物对热的耐受力随其种类而异。细菌的繁殖体、大多数病毒和真菌在65～100℃热水中可被杀灭，细菌的芽胞对热有较强的耐受力，能耐受100℃湿热1～3小时，耐受100℃干热2～3小时。热力能破坏微生物的蛋白质与核酸，使其肽链断裂、蛋白质变性及核酸解链，从而导致其死亡。热力灭菌法包括湿热与干热两类。二者都是利用热力作用灭菌，但其本身的性质、传导介质以及杀菌能力等有所不同。在医疗实践中应视具体情况，选择适宜的热力灭菌法。

1. 干热灭菌法

（1）焚烧法　直接点燃或在焚烧炉内焚烧。这是一种彻底的灭菌方法，仅适用于废弃的污染物品或有传染性的动物尸体等。

（2）烧灼法　直接用火焰灭菌。适用于微生物学实验室用的接种环、试管口等的灭菌。

（3）干烤法　在密闭的专用干烤箱中，通电后利用高热空气灭菌的一种方法。可杀灭包括芽胞在内的一切微生物。一般需加热 160～170℃、维持 2 小时，之后关闭电源，待温度降至 60℃ 左右再开箱门，以免因温度骤降而使玻璃物品破裂以及灼伤工作人员。本法适用于耐高温的物品，如玻璃器皿、瓷器等；易燃易爆物品禁止使用干烤法灭菌。

2. 湿热灭菌法　在同一温度下，湿热灭菌效果比干热好。因为湿热的穿透力比干热强；湿热状态下微生物蛋白质更易发生变性和凝固；湿热蒸汽与物品接触时凝固成水并放出潜热使灭菌物品温度迅速提高。常用的湿热灭菌法如下。

（1）高压蒸汽灭菌法　是最常采用的灭菌方法。在密闭的高压蒸汽灭菌容器内进行，加热时蒸汽不能外溢，随着压力的增加，温度和杀菌力也随之增高。通常压力在 103.4kPa（1.05kg/cm²）时，温度可达 121.3℃，维持 15～30 分钟。可杀死包括芽胞在内的所有微生物。适用于耐高温和不怕潮湿物品的灭菌，如普通培养基、生理盐水、手术器械、手术衣、敷料和橡皮手套等。注意装有液体制剂的容器要耐高温和高压，容器的盖子上要有通气孔使容器内外气体相通，否则因高压而破坏容器或者将容器盖子连同制剂喷出造成浪费。🄴微课

（2）煮沸法　在一个大气压下，100℃、5 分钟可杀死细菌的繁殖体，杀死芽胞需要煮沸 1～2 小时。主要用于一般外科器械、胶管和食具等消毒。若水中加入 1%～2% 碳酸氢钠，可提高沸点，既可加速芽胞死亡，又可防止金属器械生锈。

（3）流通蒸汽消毒法　采用流通蒸汽灭菌器或普通蒸笼进行。通常 100℃ 加热 15～30 分钟可杀死细菌的繁殖体，但不能杀死全部芽胞。

（4）间歇灭菌法　利用反复多次的流通蒸汽间歇加热杀死细菌所有繁殖体和芽胞的一种灭菌法。将待灭菌物品置于流通蒸汽灭菌器内 100℃ 加热 15～30 分钟，杀死其中的细菌繁殖体，然后将物品置 37℃ 温箱过夜，使残存芽胞发育成繁殖体，次日再进行流通蒸汽法，如此连续 3 次，可将杀死物品中所有的繁殖体和芽胞。适用于不耐高温的营养物质的灭菌，如含血清的培养基。

（5）巴氏消毒法　由巴斯德首创而得名。是用较低温度杀死物品中的病原菌或特定微生物，又能保持食品的风味和营养价值不变。常用于牛奶和酒类的消毒。方法有两种，一是 61.1～62.8℃ 加热 30 分钟，二是 71.7℃ 加热 15～30 秒。

即学即练 2-1

答案解析

目前，最有效、最彻底的灭菌方法是（　　）

A. 巴氏消毒法　　B. 紫外线消毒法　　C. 高压蒸汽灭菌法

D. 微波灭菌法　　E. 滤过除菌法

（二）辐射杀菌法

1. 紫外线　波长在 200～300nm 时具有杀菌效果，其中 265～266nm 波长的紫外线杀菌力最强。紫外线的杀菌机制是破坏 DNA 构型，干扰 DNA 的复制与转录，导致细菌死亡。由于紫外线的穿透力较

弱，玻璃、纸张、尘埃、水蒸气等均能阻挡紫外线穿过，故紫外线只适用于手术室、病房、实验室空气以及物体表面的消毒。紫外线对眼睛与皮肤有损伤作用，在使用时要注意防护。

2. 臭氧 利用臭氧强大的氧化作用进行杀菌。主要用于空气、诊疗用水、物体表面以及医院污水的消毒。使用臭氧灭菌时一定要关闭门窗，人员离开。消毒结束 30 分钟后，打开空调通风后方可进入。

3. 电离辐射 高速电子、γ 射线和 X 射线等可破坏细胞核酸、酶和蛋白质的结构或活性，对细菌产生致死效应。电离辐射所产生的射线对人体具有同样的损害效应，因而在常规的消毒工作中很少使用，主要用于不耐热的塑料注射器，药品、生物制品等消毒。

📱 **知识链接** ....

微波杀菌

微波（microwave）是指波长为 1～1000mm 的电磁波，可穿透玻璃、陶瓷、塑料等物质，不能穿透金属，主要用于食品、非金属器械、实验室物品、食品用具、药杯等物品消毒。微波杀菌的原理是靠热效应发挥作用，当微波通过介质时，使极性分子快速运动，摩擦生热，里外温度同时上升。但微波的热效应必须在一定含水量的条件下才能表现出来，在干燥条件下，即使延长时间也不能达到灭菌效果。

（三）滤过除菌法

滤过除菌是用机械阻留的方法除去液体或空气中的细菌、真菌等达到无菌目的。利用具有微细小孔的滤菌器的筛滤和吸附作用，使带菌液体或空气经过滤菌器除菌后变为无菌液体或空气。常用于不耐高温的血清、抗毒素、抗生素等药液的除菌。滤菌器的种类很多，常用的有薄膜滤菌器、蔡氏滤菌器和玻璃滤菌器等。

（四）干燥

有些细菌的繁殖体在空气干燥时会很快死亡，因为干燥缺乏水分可以抑制酶催化的反应。另外，低温也可使细菌的新陈代谢减慢，故常用于保护菌种。为避免解冻时对菌体的伤害，可在低温状态下真空抽去水分，此方法称为冷冻真空干燥法，是目前菌种保存的最佳方法。

三、微生物的化学控制方法

（一）常用化学消毒剂的杀菌机制

化学消毒剂的种类繁多，杀菌机制不尽相同，主要有三种。①使菌体蛋白质变性或凝固；②干扰细菌的酶系统和代谢；③损伤细胞膜或改变细胞膜的通透性。消毒剂不仅能杀死病原体，对人体细胞也有损害作用，所以消毒剂只能外用，主要用于人的体表（皮肤、黏膜、浅表伤口）、物体表面以及环境的消毒。

（二）常用化学消毒剂的种类

1. 根据消毒剂杀菌作用的强弱分类

（1）高效消毒剂 又称为灭菌剂，可杀灭包括芽胞在内的所有微生物，如高浓度碘酒、含氯消毒剂、过氧乙酸、甲醛及戊二醛等。适用于不耐湿热但要进入人体内部的物品，如内镜、外科器械等物品消毒。

（2）中效消毒剂 能杀灭包括结核分枝杆菌在内的细菌繁殖体、真菌和病毒，如低浓度碘酒，碘酊、碘伏、乙醇以及石炭酸等。适用于纤维内镜、阴道镜等消毒。

（3）低效消毒剂 能杀灭大多数细菌繁殖体但不能杀灭细菌芽胞、结核分枝杆菌和某些抵抗力强的真菌和病毒等，如高锰酸钾、洗必泰（氯己定）以及季铵盐类消毒剂等。

2. 根据消毒剂的物理状态分类 ①液体（浸泡、擦拭、喷洒或进行喷雾）；②固体（药粉）；③气体（熏蒸）。

3. 根据化学结构和性质分类 ①醇类，如乙醇、异丙醇等；②醛类，如甲醛、戊二醛等；③酚类，如石炭酸、来苏尔等；④过氧化物类，如过氧化氢、臭氧等；⑤含氯消毒剂，如漂白粉、"84 消毒液"等；⑥重金属盐类，如汞与银制剂等；⑦季铵盐类，如新洁灵消毒精、百毒杀等；⑧杂环类，如环氧乙烷、环丙乙烷等；⑨其他消毒剂，如碘、高锰酸钾等。

（三）化学消毒剂的应用

化学消毒剂不同其用途亦不同，主要用于医疗器械、室内空气、手、皮肤、黏膜、饮用水、环境以及患者的分泌物、排泄物和污染物等的消毒。在实际应用中应酌情选用（表 2-2）。

表 2-2 常用消毒剂的名称、浓度及用途

名称	常用浓度	主要用途	备注
乙醇	70%～75%	皮肤、医疗器械消毒	不适用于黏膜及创面消毒，易挥发
碘酊	2%～2.5%	皮肤、黏膜、物品表面消毒	不能与红汞同用，对伤口刺激性强
碘伏	0.3%～0.5%	术前洗手、皮肤、体温计等物体表面消毒	同碘酊，但刺激性小
高锰酸钾	0.1%	皮肤、尿道、阴道及蔬菜水果、餐具消毒	久置失效，随用随配
龙胆紫	2%～4%	浅表创伤消毒	对葡萄球菌作用较好
硝酸银	1%	新生儿滴眼预防淋球菌感染	
过氧化氢	3%～6%	皮肤消毒、冲洗伤口，也可用于塑料、玻璃器材等物品表面、空气的消毒	不稳定
新洁尔灭（苯扎溴铵）	0.05%～0.1%	术前洗手，皮肤黏膜及手术器械消毒	遇肥皂及其他合成洗涤剂作用减弱
洗必泰	0.02%～0.05%	术前洗手，阴道、膀胱或伤口冲洗，物体表面消毒，	
过氧乙酸	0.1%～0.5%	浸泡消毒塑料、玻璃器材及洗手，加热蒸发消毒室内空气、物品表面	原液对皮肤、金属有腐蚀性
84 消毒液	1:200	玻璃瓶、塑料、搪瓷、橡皮制品、导管、污染手术器械、体温表、压舌板、餐饮具、瓜果、蔬菜等	含次氯酸钠
	0.05%	食具消毒	
优氯净	2.5%～5%	地面、厕所及排泄物消毒	其杀菌作用强于漂白粉
漂白粉	有效氯含量 0.4%	饮水及游泳池消毒	杀菌作用强，高浓度刺激性强
环氧乙烷	1%～5% 或 5～100mg/L	用环氧乙烷消毒柜消毒手术器械、敷料等可以杀死细菌芽胞	易燃易爆、有毒性
戊二醛	2%	医疗器械消毒	杀菌作用比甲醛强 2～10 倍
臭氧（O_3）	0.5～6mg/L	饮水、工业与生活污水、室内空气消毒	强氧化剂，有特殊臭味
升汞	0.1%～0.5%	非金属器皿消毒	腐蚀金属器械，遇肥皂和蛋白失去作用
红汞	2%	皮肤黏膜小创伤消毒	作用小但无刺激性
硫柳汞	0.1%	皮肤、手术部位消毒，防腐	杀菌力弱，抑菌力强
苯酚	3%～5%	地面、器具表面消毒	杀菌力强，有特殊气味
来苏儿	3%～5%	地面、器具表面	刺激性强
醋酸	5～10ml/L	加等量水加热蒸发消毒房间	
生石灰	1:4～1:8	加水配成糊状消毒排泄物及地面	腐蚀性大，应新鲜配制

（四）影响消毒灭菌效果的因素

1. 消毒剂的浓度、剂量和作用时间　消毒剂的理化性质不同对微生物的作用大小亦不同。一般情况下，消毒剂的浓度越大或（和）作用时间越长，微生物越易死亡。同一种消毒剂，浓度不同其消毒效果亦不同。许多消毒剂在高浓度时是消毒剂，在低浓度时为防腐剂，但也有例外，如70%～75%的乙醇杀菌力最强，是由于高浓度的乙醇可使菌体表面蛋白质迅速凝固，影响乙醇继续渗入菌体内部发挥作用。

2. 消毒剂的种类与性质　不同的消毒剂杀菌机制不同，对微生物的作用具有一定的选择性，如龙胆紫对葡萄球菌杀菌作用较强。

3. 微生物的种类与数量　不同的微生物对消毒剂的敏感度不同，如5%苯酚5分钟可杀死沙门菌，而杀死金黄色葡萄球菌则需10～15分钟。通常数量微生物越多，需要的消毒剂浓度越大、消毒时间越长。

4. 有机物与其他化学拮抗物　环境中存在有机物会影响消毒剂的消毒效果。因此，在消毒皮肤时，应先清洁再消毒。受有机物影响较大的消毒剂有升汞、季铵盐类消毒剂、次氯酸盐、乙醇等。对于含有机物较多的排泄物、分泌物消毒时，应选择受有机物影响较小的消毒剂，如生石灰等。

此外，消毒剂的消毒效果还受温度、酸碱度的影响，升高温度可提高消毒效果；含氯消毒剂在酸性条件下杀菌活性最好。

即学即练 2－2

70%～75%乙醇的消毒机制是（　　）

A. 蛋白质变性和凝固　　　　B. 损伤细胞膜　　　　C. 灭活酶类

答案解析　D. 氧化作用　　　　　　　　E. 烷化作用

四、微生物的生物控制方法

生物因素对微生物生长的影响是多方面的，包括噬菌体、抗生素、中草药等。各种微生物总是较多地聚集在一个限定的空间内，它们之间相互作用构成复杂而多样化的关系，包括拮抗、竞争、寄生和共生关系。

1. 拮抗关系　当两种微生物生活在一起时，一种微生物能产生对另一种微生物有毒害作用的物质，从而抑制或杀灭另一种微生物的现象，称为拮抗。拮抗方式有：噬菌体、细菌产生的抗生素、细菌素，病毒感染后机体产生的干扰素等。

（1）噬菌体　是能侵入、寄生特异性细菌细胞内进行复制的一类病毒。通过噬菌体自身复制、释放，引起细菌裂解，或者将其遗传物质整合到细菌的遗传基因上，随细菌的繁殖而传给子代菌，引起子代菌的特性变化。

（2）抗生素　是由微生物或高等动植物产生的具有抗病原体的一类次级代谢产物，能干扰、破坏其他生物细胞结构、代谢等功能的有机物质。抗生素分为天然品和人工合成品，前者由微生物产生，后者由对天然抗生素进行结构改造所获得。

（3）干扰素　是病毒侵入宿主细胞后刺激宿主细胞产生的一类具有多种生物学活性功能的糖蛋白。

干扰素是一种广谱抗病毒剂，通过诱导病毒感染细胞分泌抗病毒蛋白以抑制病毒增殖。另外，当两种病毒同时感染同一细胞时，一种病毒可以抑制另一病毒的增殖，称干扰现象，这些现象都表明微生物之间的拮抗作用。

2. 竞争关系 发生在两种微生物对某种环境因子有相同需求时。在一个微环境内，不同时间出现不同的优势微生物。当环境改变，一种优势微生物就会被另一种优势微生物所取代。

3. 寄生关系 是指一种生物从另一生物获取营养，并对后者有害的现象。如病原菌寄生于动物，真菌寄生于昆虫；寄生于昆虫体内的生物，如微生物杀虫剂和生物农药。

4. 共生关系 是指两种或多种生物生活在一起时，互为有利的现象。如反刍动物胃内微生物与动物机体的关系，以及动物和正常菌群的关系。

第三节　微生物实验室的生物安全

PPT

早在 19 世纪末已有实验室相关性霍乱、破伤风和布鲁杆菌病的报道。经证实许多实验室内感染，是因实验室安全管理不完善，执行规章制度不严格，技术人员违规操作，安全防护措施不力导致的。据统计，从事病原微生物研究的工作人员发生传染病概率比普通人群高 57 倍，实验室感染还可造成传染病在社会上流行，危害公众健康。因此，微生物实验室生物安全是一个不容忽视的问题。

一、生物安全的概念和防护措施

（一）实验室生物安全的相关概念

1. 实验室生物安全 是指用以防止发生病原体或毒素无意中暴露及意外释放的防护原则、技术及实践。

2. 实验室生物安全防护 是指当实验室工作人员所处理的实验对象含有致病性微生物及其毒素时，通过在实验室设计建造、使用个体防护设置、严格遵守标准化工作及操作程序等方面采取综合措施，以确保实验室工作人员不受实验对象侵染，确保周围环境不受其污染。

3. 实验室生物安全保障 是指单位和个人为防止保藏的菌毒株或毒素丢失、被滥用、转移或有意释放而采取的安全措施。

（二）实验室生物安全防护措施

1. 安全设备和个体防护 安全设备包括生物安全柜、离心机罩帽、负压隔离器等。生物安全柜是一种负压过滤排风柜，分为Ⅰ级、Ⅱ级和Ⅲ级三个类型，其机制是通过使用排风 HEPA 过滤器将安全柜内操作的感染因子有效截留，可防止操作者和环境暴露于实验过程中产生的生物气溶胶，Ⅰ级生物安全柜能保护操作者和环境；Ⅱ级生物安全柜增加了保护实验对象；Ⅲ级生物安全柜的所有接口都是"密封的"，为操作人员、环境及实验对象提供最好的防护。个人防护装备主要有一次性无菌帽、一次性手套、实验隔离服、正压防护服、鞋套等。在使用生物安全柜和负压隔离器等安全设备进行病原微生物、实验动物或其他材料的实验时，必须与防护装备联合使用。

2. 实验室设计与建造 生物安全实验室和外部环境的隔离，称为二级屏障，建立此级屏障的目的是防止实验室外人员被感染。二级屏障涉及的范围包括实验室的设施结构、通风系统、给水排水、电气和控制系统、消毒和灭菌等。生物安全实验室的建设应以生物安全为核心，确保实验人员的安全和实验室周围环境的安全，同时应满足实验对象对环境的要求。所用设备和材料须有符合要求的合格证、检验报告，并在有效期限内，使生物安全实验室在设计、施工和验收方面满足实验室生物安全防护的通用要求，切实遵循物理隔离的建筑技术原则。有关实验室的选址、平面布置结构、通风空调、安全装置及特殊设备等要求应遵循《生物安全实验室建筑技术规范》。

3. 实验室生物安全管理规章制度 应包含制定实验室生物安全防护综合措施，生物安全专人负责制，实验室内设置准入制度、实验室工作人员的资格和培训制度、仪器设备管理制度、对可能的危险因素制定保证安全的工作程序、事前进行有效的培训和模拟训练、对于意外事故要能够提供包括紧急救助或专业性保健治疗的措施，足以应对紧急情况、实验室事故处理及上报制度等内容。

4. 安全操作规程 针对不同等级的生物安全防护，实验室所规定的安全操作规程，包括标准的安全操作规程和针对不同的微生物及其毒素应补充相应的特殊安全操作规程。标准化操作规程和安全手册必须每年进行审核与修订。

二、病原微生物危害程度划分

我国根据病原微生物的传染性、致病性强弱和有无明显治疗效果等因素，将病原微生物分为四类，一类微生物危害最重，四类微生物危害最小。将微生物感染后对个体或群体的危害程度分为 4 级，病原微生物分类与危害等级的对应关系见表 2-3。我国颁布的《人间传染的病原微生物名录》中明确了具体病原微生物的危害程度分类，对有关实验活动所需生物安全实验室级别，以及菌毒种或感染性标本运输包装等提出了相应的要求。在开展相关工作时，应参照执行。

表 2-3 病原微生物分类及危害等级划分

病原微生物分类	危害等级	危险程度	危害性
四类	1 级	无或极低的个体和群体危害性	对人体、动植物或环境危害较低，通常不具有对健康成人、动植物致病的细菌、病毒、真菌等病原生物因子
三类	2 级	个体危害中等，群体危险低	对人体、动植物或环境具有中等危害或具有潜在危险的病原生物因子，对健康成人、动植物或环境不会造成严重危害。具有有效的预防措施和有效治疗
二类	3 级	个体危险高，群体危险低	对人体、动植物或环境具有高度危害性，通过直接接触或气溶胶使人传染上严重甚至是致命疾病的病原生物因子。但一般不会发生偶尔接触后个体间的传播，通常有有效的预防措施和药物治疗
一类	4 级	个体和群体危害均高	对人体、动植物或环境具有高度危害性，容易通过气溶胶在个体之间传播或传播途径不明或未知的、高度危险的病原生物因子。通常没有有效的预防和治疗措施

三、病原微生物实验室生物防护等级分类和要求

（一）病原微生物实验室生物防护等级分类

为了做到更好的安全防护，国家颁布了《病原微生物实验室生物安全管理条例》和《实验室生物安全通用要求》，要求通过对微生物危害等级评估，确定所从事的生物活动应在哪一级的生物安全防护实验室中进行操作。我国根据实验室操作不同危害程度的病原微生物所需达到的实验室生物安全防护水平（biosafety level，BSL）标准，将实验室分为四级（表 2-4）。从事动物活体操作所需达到的生物安全防护水平的实验室，用 ABSL 表示。不同的生物安全级别的实验室，其实验室管理体系、设施设备、

室内布局、人员素质及个人防护要求各不相同。

表 2－4 生物安全实验室的分级

实验室分级	生物安全防护水平	操作对象	安全设施
一级生物安全实验室	BSL－1（或 ABSL－1）	适用于对健康人体或动物无致病作用的 1 级危害程度微生物	操作技术规范，佩戴口罩、手套，穿工作服，开放实验台
二级生物安全实验室	BSL－2（或 ABSL－2）	适用于对人和环境有中等潜在危害，但有有效预防和治疗措施的 2 级危害微生物	开放实验台，有生物安全标识和个人防护服、健康监测，人员准入制。此外需要洗眼器、压力蒸汽灭菌和Ⅱ级 BSC，用于防护可能出现的气溶胶，要求有污染废弃物的专门处置
三级生物安全实验室	BSL－3（或 ABSL－3）	适用于通过呼吸途径使人传染上严重的甚至是致死疾病的、易在个体间传播；通常有防治措施的 3 级危害微生物或毒素	穿特殊防护服，Ⅱ级以上 BSC 和（或）其他所有实验室工作需要的基本设备和相关要求
四级生物安全实验室	BSL－4（或 ABSL－4）	适用于对人体具有高度危险性，通过气溶胶传播或传播途径不明、目前尚无有效疫苗或治疗方法的 4 级病原微生物或毒素	Ⅲ级 BSC 或Ⅱ级 BSC 并穿着正压服、双开门高压灭菌器、负压、空气经过高效过滤

注：BSC：生物安全柜；BSL：生物安全水平。

我国法律法规明确规定，一、二级生物安全实验室不得从事高致病性病原微生物实验活动，三、四级实验室必须获得上级有关主管部门批准后方可建设和开展相应的高致病性病原微生物的实验活动。由于微生物实验室通常是引起室内或附近人员发生某种特殊传染疾病的危险场所，所以必须加强实验室的生物安全。实验室感染的主要原因包括：①混有微生物的气溶胶被吸入感染；②因错误操作，不慎将传染物溅入或吸入口内；③在微生物接种时不小心将传染物带入体内；④被传染动物咬伤；⑤注射器使用不当喷溅；⑥离心机故障，导致离心物被抛出。

（二）病原微生物实验室生物防护要求

二级以上级别的微生物实验室的防护设施一般要求达到 BSL－2 标准，下面主要介绍 BSL－1 和 BSL－2 实验室的安全防护要求。

1. BSL－1 实验室 ①一般无须配备高压灭菌器、离心机安全罩，必要时可配置生物安全柜。②工作人员在实验时应穿工作服。③工作人员手上有皮肤破损或皮疹时应戴手套。④在执行可能有微生物或其他危险材料溅出的程序时应戴防护眼镜。

2. BSL－2 实验室 ①配备生物安全柜：可能产生致病微生物气溶胶或出现溅出的操作，以及处理高浓度或大容量感染性材料时均应在生物安全柜中进行。生物安全柜应安装在实验室内气流流动小，人员走动少，离门和空调送风口较远的地方，在生物安全柜的后方及每一个侧面应尽可能留有 30cm 左右的空隙，以便于清洁和维护。在生物安全柜的上面也应留有 30cm 的空隙，以便准确测量空气通过排风过滤器的速度和排风过滤器的更换。②在实验室所在的建筑内都应配备高压蒸汽灭菌器，并按期检查和验证。③根据实验内容，确定是否需要安装洗眼器。一般应安装在近出口处的洗手池旁，必要时应有应急喷淋装置。④使用离心机安全杯罩：如果使用了封闭的转头或离心机安全杯罩，离心感染性材料可在开放实验室进行。如果转子或安全杯罩是开放的，只能在生物安全柜中操作。⑤个人防护设备：有些实验必须采取外部操作，为防止感染性材料溅出或雾化危害，必须戴护目镜、面罩、个体呼吸保护用品或其他防护设备。⑥着装防护服：在实验室工作时必须穿着合适的防护服。离开实验室时，必须脱下防护服并留在实验室内，不得穿着或带着外出。用过的工作服应先在实验室中消毒，然后统一洗涤或丢弃。
⑦戴手套：当手可能接触感染材料、污染表面或设备时应戴上合适的手套。如可能发生感染性材料溢出或溅出，宜戴两副手套。不得戴着手套离开实验室。手套用完后应先消毒再摘除，随后必须洗手。一次性手套不得清洗和再次使用。按照实验室生物安全防护要求进行实验活动，确保实验室工作人员不受实验对象的侵染、周围环境不受其污染。

目标检测

答案解析

一、选择题

1. 将物品内或表面所有微生物包括细菌的芽胞杀死的方法称为（　）

  A. 净化   B. 过滤   C. 消毒

  D. 灭菌   E. 烧灼

2. 目前临床上和微生物学实验室常用的最有效的灭菌方法是（　）

  A. 巴氏消毒法   B. 紫外线消毒法   C. 高压蒸汽灭菌法

  D. 微波灭菌法   E. 滤过除菌法

3. 乙醇消毒效果最佳的浓度是（　）

  A. 100%   B. 95%   C. 75%

  D. 50%   E. 30%

4. 自然界中微生物数量最多的环境是（　）

  A. 空气   B. 土壤   C. 水体

  D. 地壳深层   E. 岩石层

5. 二级生物安全实验室允许从事（　）危害程度的病原微生物

  A. 2 级   B. 3 级   C. 1 级

  D. 4 级   E. 特级

6. 高压蒸汽灭菌法通常在121.3℃、103.4kPa 的压力下维持（　）

  A. 5 分钟   B. 10 分钟   C. 15～30 分钟

  D. 35 分钟   E. 60 分钟

7. 手术室、无菌室等的空气消毒，常采用（　）

  A. 来苏尔喷洒   B. 高锰酸钾液喷洒   C. 70% 酒精喷洒

  D. 石炭酸喷洒   E. 紫外线照射

8. 人和动物的血清灭菌常选用的方法是（　）

  A. 滤过除菌   B. 间歇灭菌   C. 低热灭菌

  D. γ 射线照射   E. 环氧乙烷

9. 判断灭菌是否彻底的依据是（　）

  A. 细菌繁殖体被完全杀死 B. 细菌菌毛蛋白变性 C. 细菌芽胞被完全杀死

  D. 鞭毛蛋白被破坏   E. 细菌的荚膜被破坏

10. 影响化学消毒剂作用效果的因素中最不重要的是（　）

A. 消毒剂浓度　　　　　B. 有机物的存在　　　　　C. 盐的存在

D. 温度　　　　　　　　E. 酸碱度

11. 紫外线杀菌的最佳波长为（　）

A. 200nm　　　　　　　B. 265nm　　　　　　　C. 300nm

D. 560nm　　　　　　　E. 650nm

12. 外科敷料使用前宜采用的灭菌方法是（　）

A. 干烤法　　　　　　　B. 紫外线照射　　　　　C. 烧灼法

D. 巴氏消毒法　　　　　E. 高压蒸汽灭菌

13. 实验室能用干烤法灭菌的物品是（　）

A. 玻璃器皿　　　　　　B. 滤菌器　　　　　　　C. 手术刀

D. 移液器头　　　　　　E. 胶皮手套

14. 10% 甲醛消毒灭菌的机制是（　）

A. 蛋白质变性和凝固　　B. 损伤细胞膜　　　　　C. 灭活酶类

D. 氧化作用　　　　　　E. 烷化作用

15. $(0.2 \sim 0.5) \times 10^{-6}$ mol/L 氯进行饮水消毒的机制是（　）

A. 氧化作用　　　　　　B. 烷化作用　　　　　　C. 损伤胞膜

D. 干扰代谢　　　　　　E. 灭活酶类

16. 除去液体中的热原质，常用（　）

A. 高压蒸汽灭菌法　　　B. 煮沸法　　　　　　　C. 流通蒸汽法消毒

D. 滤过法　　　　　　　E. 巴氏消毒法

二、思考题

巴氏消毒法消毒后的牛奶制品是无菌的吗？为什么？

书网融合……

知识回顾　　　　微课　　　　习题

（李春生）

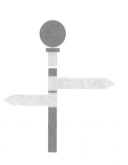

第三章　细　菌

学习引导

微生物的个体微小、结构简单、种类多、分布广、易变异，微生物与人类的关系非常密切，某些病原性微生物能导致严重的感染性疾病，有的传播力强、病死率高。你知道观察微生物用什么仪器吗？微生物大小的测量单位是什么？微生物形态、结构和组成是怎样的？微生物经常发生哪些变异？在实验室里如何培养、鉴定和鉴别微生物？微生物有哪些致病物质？分别导致哪些疾病？微生物的代谢产物有哪些？哪些对人体有害？哪些对人体有利？如何诊断、预防和治疗这些微生物导致的疾病？

本章主要介绍细菌的形态与结构，细菌的生理与代谢，细菌的遗传与变异，细菌的感染与防治，常见致病性细菌的生物学特征、致病与免疫。

学习目标

1. **掌握**　细菌的形态、结构及其意义；细菌生长繁殖的条件、规律；细菌的代谢产物及意义；细菌的生长现象；细菌的致病性；常见病原性细菌的生物学特征及致病性。

2. **熟悉**　细菌的变异现象及机制；感染的来源及类型；常见病原性细菌的防治原则。

3. **了解**　常见病原菌感染的微生物学检查法；常见抗生素的作用机制；细菌变异的物质基础及机制；其他病原菌的生物学特征与致病性，如幽门螺杆菌、嗜肺军团菌等。

细菌属于单细胞的原核细胞型微生物，其种类繁多，是引起感染的主要微生物之一，也是人体正常菌群的主要微生物种类之一。认识细菌的形态结构、生理特性和致病性，有利于分析理解抗菌药物的杀菌机制，从而为抗菌药物的合理使用以及新的抗菌药物开发提供了理论依据。

第一节　细菌的形态与结构

PPT

一、细菌的大小与形态

（一）细菌的大小

细菌个体微小，常用微米（μm）作为其测量单位，故观察细菌一般需要用显微镜油镜。不同种类的细菌其大小不同，如球菌的大小一般为直径 1.0μm，杆菌一般长为 2.0~3.0μm、宽 0.5~1.0μm。同种细菌可因生长环境不同或在不同生长繁殖阶段，其大小亦可有差异。

（二）细菌的形态

细菌基本形态有球形、杆形和螺形三种，由此将细菌分为球菌、杆菌和螺形菌（图3-1）。

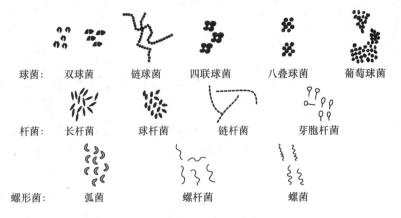

图3-1　细菌的基本形态与排列

1. 球菌　单个菌体呈球形或近似球形。根据细菌繁殖时分裂平面和分裂后菌体排列方式不同可分为以下几种类型。①双球菌：沿一个平面分裂，分裂后两个菌体成对排列，如脑膜炎奈瑟菌、肺炎链球菌；②链球菌：沿一个平面分裂，分裂后多个细菌粘连成链状排列，如乙型溶血性链球菌；③葡萄球菌：沿多个不规则的平面分裂，分裂后菌体粘连成葡萄串状，如金黄色葡萄球菌；④四联球菌：沿两个互相垂直的平面分裂，分裂后四个菌体黏附在一起呈正方形，如四联加夫基菌；⑤八叠球菌：沿三个互相垂直的平面分裂，分裂后八个菌体黏附成包裹状立方体，如藤黄八叠球菌。

2. 杆菌　杆菌的大小差异较大，多数杆菌属于中等大小，如：大肠埃希菌长$2\sim3\mu m$；大的杆菌如炭疽芽胞杆菌长$3\sim10\mu m$；小的杆菌如布鲁菌长$0.6\sim1.5\mu m$。杆菌形态多样，常见的有：①棒状杆菌：菌体末端膨大呈棒状。②球杆菌：菌体短小，近似椭圆形。③分枝杆菌：菌体呈分枝生长趋势。④链杆菌：菌体呈链状排列。其余多数杆菌呈分散存在。⑤双歧杆菌：菌体末端呈分叉状。

3. 螺形菌　菌体有一个或多个弯曲。①弧菌：菌体只有一个弯曲，呈弧形或逗点状，如霍乱弧菌；②螺菌：菌体有数个弯曲，如鼠咬热螺菌；③螺杆菌：菌体细长弯曲呈S形或海鸥状，如幽门螺杆菌。

人工培养细菌时，在适宜条件下培养$8\sim18$小时，形态较为典型。当培养基的成分、pH、培养时间及温度等环境条件改变，或细菌受抗生素、抗体、高盐等不利因素影响时，菌体往往会发生形态上的变化。

即学即练 3-1

表示细菌大小的单位是（　）

答案解析　　A. 微米　　　B. 纳米　　　C. 厘米　　　D. 毫米　　　E. 千分之一毫米

二、细菌的结构

细菌的结构包括基本结构和特殊结构两部分。各种细菌所共有的结构称为基本结构，包括细胞壁、细胞膜、细胞质和核质；某些细菌在一定条件下所特有的结构称为特殊结构，包括荚膜、鞭毛、菌毛和芽胞（图 3 - 2）。

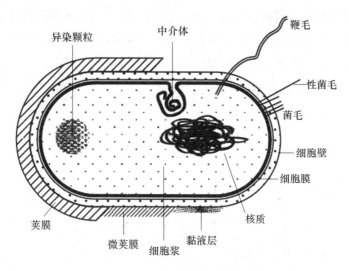

图 3 - 2　细菌的结构模式图

（一）细菌的基本结构

1. 细胞壁　位于细菌的最外层，是包绕在细胞膜外侧的一层无色透明、坚韧而有弹性的膜状结构。其组成与结构较复杂，并随不同细菌而异。

（1）细胞壁的组成与结构　用革兰染色法可将细菌分为革兰阳性菌（G^+ 菌）和革兰阴性菌（G^- 菌）两大类，两类细菌细胞壁的共有成分是肽聚糖，又称黏肽（图 3 - 3），但两类细菌细胞壁肽聚糖的含量及结构有显著差异，同时各有其特殊组分。

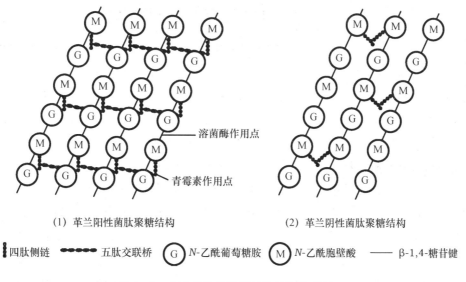

（1）革兰阳性菌肽聚糖结构　　　　　（2）革兰阴性菌肽聚糖结构

▌四肽侧链　●●●●五肽交联桥　Ⓖ *N*-乙酰葡萄糖胺　Ⓜ *N*-乙酰胞壁酸　—— β-1,4-糖苷键

图 3 - 3　细菌细胞壁肽聚糖的结构模式图

1）革兰阳性菌细胞壁：革兰阳性菌的细胞壁较厚，由肽聚糖和磷壁酸构成。其肽聚糖由聚糖骨架、四肽侧链和五肽交联桥三部分组成。聚糖骨架由 *N* - 乙酰葡萄糖胺和 *N* - 乙酰胞壁酸重复交替排列，通过 β - 1,4 - 糖苷键连接而成。各种细菌细胞壁的聚糖骨架均相同。革兰阳性菌的四肽侧链依次由 L - 丙氨酸、D - 谷氨酸、L - 赖氨酸、D - 丙氨酸组成，连接在聚糖骨架的 *N* - 乙酰胞壁酸分子上。四肽侧链

上第三位的 L - 赖氨酸通过甘氨酸五肽交联桥与相邻聚糖骨架上的四肽侧链第四位的 D - 丙氨酸连接，构成机械强度十分坚韧的三维空间网格结构［图 3 - 3 (a)］。革兰阳性菌细胞壁肽聚糖可多达 50 层。

革兰阳性菌细胞壁的特有成分为磷壁酸，按其结合部位分壁磷壁酸和膜磷壁酸，二者的一端均伸展在细胞壁外，壁磷壁酸的另一端通过磷脂与肽聚糖的 N - 乙酰胞壁酸共价结合，膜磷壁酸的另一端与细胞膜外层糖脂共价结合。磷壁酸是革兰阳性菌的主要表面抗原，可用于细菌的血清学分型，膜磷壁酸具有黏附宿主细胞的功能，与细菌的致病性有关（图 3 - 4）。

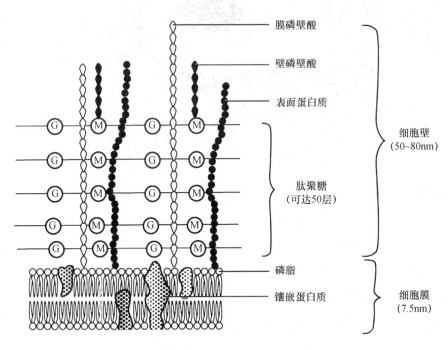

图 3 - 4　革兰阳性菌细胞壁的结构模式图

2）革兰阴性菌的细胞壁：革兰阴性菌细胞壁的化学成分较为复杂，由肽聚糖和外膜组成。肽聚糖较薄仅 1 ~ 2 层，由聚糖骨架和四肽侧链两部分组成，其四肽侧链的第三位氨基酸为二氨基庚二酸（diaminopimelic acid，DAP），DAP 直接与相邻四肽侧链第四位的 D - 丙氨酸相连，故没有五肽交联桥，形成较疏松的二维平面网络结构［图 3 - 3 (b)］。

外膜是革兰阴性菌的特有成分，位于细胞壁肽聚糖层的外侧，由脂蛋白、脂质双层和脂多糖三部分组成。①脂蛋白位于肽聚糖层和脂质双层之间，内侧蛋白质部分与肽聚糖的四肽侧链连接，外侧脂质成分与脂质双层非共价结合，使外膜与肽聚糖构成一个整体，具有稳定外膜的作用。②脂质双层的结构与细胞膜类似，中间镶嵌一些具有多种功能的特殊蛋白质，可允许水溶性分子通过，参与特殊物质的扩散，有的作为噬菌体、性菌毛的受体。③脂多糖位于外膜最外侧，由脂质双层向细胞外伸出，是革兰阴性菌的内毒素。脂多糖又由三部分组成：一是脂质 A，与革兰阴性菌的致病性有关，是脂多糖的毒性成分，无种属特异性，不同种属细菌的脂质 A 结构基本一致，因此不同细菌产生的内毒素引起的毒性作用类似；二是核心多糖，位于脂质 A 外侧，具有属特异性；三是特异性多糖，位于核心多糖的外层，由若干寡糖重复单位构成的多糖链，为革兰阴性菌的菌体抗原（O 抗原），具有种特异性（图 3 - 5）。

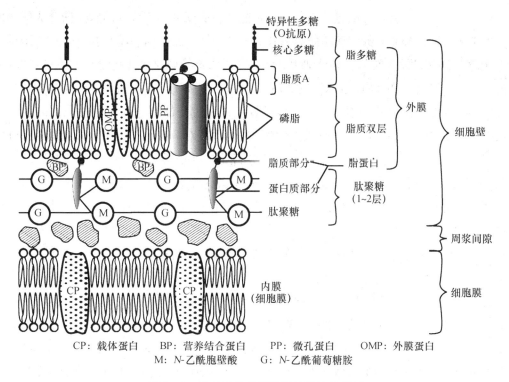

CP: 载体蛋白　　　BP: 营养结合蛋白　　　PP: 微孔蛋白　　　OMP: 外膜蛋白
M: *N*-乙酰胞壁酸　　　G: *N*-乙酰葡萄糖胺

图 3 – 5　革兰阴性菌细胞壁的结构模式图

在革兰阴性菌的细胞壁与细胞膜之间存在的间隙称为周浆间隙。该间隙内存在多种周浆蛋白，主要是与营养物质分解、吸收有关的水解酶及特殊结合蛋白，在细菌获得营养、解除有害物质毒性等方面有重要作用。

即学即练 3 – 2

革兰阳性菌和革兰阴性菌细胞壁的共同成分是（　　　）

答案解析　A. 磷壁酸　　　B. 外膜　　　C. 肽聚糖　　　D. 脂多糖　　　E. 脂蛋白

3）细胞壁差异的医药学意义：由于革兰阳性菌和革兰阴性菌细胞壁组成与结构的不同，导致其染色性、致病性及对药物敏感性等方面存在很大差异（表 3 – 1）。

表 3 – 1　革兰阳性菌与革兰阴性菌的细胞壁组成及结构的比较

组成及结构	革兰阳性菌	革兰阴性菌
强度	较坚韧	较疏松
厚度（nm）	厚（20 ~ 80）	薄（10 ~ 15）
肽聚糖组成	聚糖骨架、四肽侧链、五肽交联桥	聚糖骨架、四肽侧链
肽聚糖结构	三维立体结构	二维平面结构
肽聚糖层数	可达 50 层	1 ~ 2 层
肽聚糖含量	多（50% ~ 80%）	少（5% ~ 20%）
磷壁酸	有	无
外膜	无	有
周浆间隙	无	有

肽聚糖是使细胞壁具有坚韧性的重要成分，凡是能破坏肽聚糖结构或抑制肽聚糖合成的物质均能损伤细胞壁，使细菌变形或裂解。如溶菌酶能裂解聚糖骨架中 N – 乙酰葡萄糖胺和 N – 乙酰胞壁酸之间的 β – 1，4 – 糖苷键，破坏肽聚糖结构，导致细菌裂解。青霉素能竞争结合细菌合成肽聚糖所需的转肽酶，抑制肽聚糖中五肽交联桥与四肽侧链末端 D – 丙氨酸的连接，导致细菌不能合成完整的细胞壁而死亡。因此，革兰阳性菌对溶菌酶和青霉素敏感。革兰阴性菌细胞壁中缺乏五肽交联桥，青霉素对其不起作用，其肽聚糖含量少又有外膜保护，可阻止溶菌酶等进入，故对溶菌酶不敏感。革兰阴性菌外膜的脂质 A 是其内毒素主要成分，对机体具有致热作用，又称热原质，是药品微生物污染的检测指标之一。

（2）细胞壁的主要功能 ①由于细菌细胞壁坚韧而富有弹性，故可维持菌体固有形态，并保护细菌抵抗低渗环境；②细菌细胞壁上的微孔可允许水及直径小于 1nm 的可溶性小分子自由通过，阻留大分子物质，故其与细胞膜共同完成细菌细胞内外物质交换；③细菌的耐药性、致病性及对噬菌体的敏感性都与细菌细胞壁的化学组成有关；④细胞壁的某些结构成分具有免疫原性，是细菌的表面抗原，可刺激机体发生免疫反应。

（3）细菌细胞壁缺陷型（细菌 L 型） 细菌细胞壁的肽聚糖结构在生物或理化因素的作用下被破坏或合成被抑制，形成细胞壁缺陷细菌，称为 L 型细菌。在高渗条件下，L 型细菌可正常生长，但生长较为缓慢，培养 2~7 天后可形成"荷包蛋样"细小菌落。各种细菌 L 型有一个共同的致病特点，即引起多组织的间质性炎症。细菌变为 L 型致病性有所减弱，但在一定条件下 L 型又可复为细菌型，引起病情加重。若临床上遇有症状明显而标本常规细菌培养为阴性者，应考虑 L 型细菌感染的可能性。

知识链接

青霉素的发现与应用

1928 年英国细菌学家弗莱明首先发现了世界上第一种抗生素——青霉素。他在观察金黄色葡萄球菌培养结果时，发现霉菌菌落周围的金黄色葡萄球菌菌落已被溶解。这意味着霉菌产生的某种物质能抑制金黄色葡萄球菌。此后的鉴定表明，上述霉菌为青霉菌，因此弗莱明将其分泌的抑菌物质称为青霉素。1929 年，弗莱明发表了他的研究成果。直到 1940 年，医学科学家用临床实验证实了青霉素对链球菌、白喉棒状杆菌等多种细菌感染的疗效，并开始提纯青霉素。1941 年，实现了对青霉素的分离与纯化，进一步发现其对传染病的疗效。1942 年美国制药企业开始对青霉素进行大批量生产。

青霉素的研制成功大大增强了人类治疗传染性疾病的能力，并带动了抗生素家族的诞生。与此同时，部分病菌的耐药性也在逐渐增强。1945 年，弗莱明、弗洛里和钱恩因"发现青霉素及其临床效用"共同荣获了诺贝尔生理学或医学奖。1944 年 9 月，中国第一批国产青霉素诞生，揭开了中国生产抗生素的历史。

2. 细胞膜 位于细胞壁内侧，是包绕在细胞质外的一层柔软而富有弹性的半透膜。细菌细胞膜与真核细胞膜的结构基本相同，由磷脂、蛋白质和少量多糖组成，但不含胆固醇。

细胞膜的主要功能是：①选择透过性与物质转运作用：细胞膜具有选择透过性，与细胞壁共同完成菌体内外物质交换。②呼吸供能作用：细胞膜上有多种呼吸酶，如细胞色素酶和脱氢酶，可以运转电子，完成氧化磷酸化，参与细胞呼吸过程，与能量产生、贮存和利用有关，功能类似于真核细胞的线粒体。③生物合成：细胞膜上有多种合成酶，是细菌细胞生物合成的重要场所，如肽聚糖、磷壁酸、脂多糖等均可由细胞膜合成。④形成中介体：中介体是细胞膜内陷、折叠形成的囊状结构，电镜下可见，多见于革兰阳性菌，中介体扩大了细胞膜的表面积，增加了膜上酶的含量，加强了膜的生理功能，与细胞分裂、呼吸、胞壁合成和芽胞形成等有关。

3. 细胞质 又称细胞浆，是细胞膜包裹着的除了核质以外的溶胶状物质，主要由水、蛋白质、脂类、核酸及少量糖类和无机盐组成。细胞质内含多种酶系统，是细菌进行新陈代谢的主要场所。细胞质内与医学相关的重要结构如下。

（1）核糖体 又称核蛋白体，是细菌合成蛋白质的场所，游离于细胞质中，每个菌体中可达数万个。细菌核糖体沉降系数为70S，由50S和30S两个亚基组成，有些抗生素如链霉素能与30S亚基结合，红霉素能与50S亚基结合，干扰菌体蛋白质合成，导致细菌死亡。这些药物对人体的核糖体无作用。

（2）质粒 是细菌染色体外的遗传物质，为闭合环状的双链DNA，带有遗传信息，控制细菌的某些特定遗传性状。质粒能自行复制，可通过接合或转导等方式将有关性状传递给另一细菌，亦随细菌分裂转移到子代细菌中。质粒并非细菌生命活动所必需，失去质粒的细菌仍能存活。医学上重要的质粒有：决定细菌耐药性的R质粒，编码细菌性菌毛的F质粒，决定大肠埃希菌产生大肠菌素的Col质粒等。

（3）胞质颗粒 多为营养和能量的储存物，如多糖、脂类和多磷酸盐等。不是细菌的恒定结构，不同菌有不同的胞质颗粒，同一细菌在不同环境或生长期亦可不同。有一种主要成分为RNA和多偏磷酸盐的胞质颗粒，其嗜碱性强，用亚甲蓝染色时，着深蓝色，与菌体其他部分染色不同，称为异染颗粒。异染颗粒主要见于白喉棒状杆菌，有助于鉴定细菌。

4. 核质 是原核生物特有的无核膜和核仁结构、无固定形态的原始细胞核，又称原核或拟核。电镜下可见核质是一条卷曲盘绕的纤维状双股闭合环状DNA。核质是细菌的遗传物质，控制细菌的形态结构、生长繁殖、致病性、遗传与变异等性状特征。如细菌核质DNA发生突变、缺失或损伤，细菌将发生变异或死亡。

（二）细菌的特殊结构

1. 荚膜 某些细菌在生长繁殖过程中合成并分泌到细胞壁外的一层黏液性物质，当其厚度≥0.2μm者称为荚膜；厚度<0.2μm者称为微荚膜。多数细菌的荚膜成分为多糖，如肺炎链球菌（图3-6），少数细菌的荚膜成分为多肽，如炭疽芽胞杆菌。荚膜对碱性染料的亲和力低，故革兰染色法不易着色，在光学显微镜下只能看到菌体周围有一层不着色的透明圈。荚膜特殊染色法可使其着色。

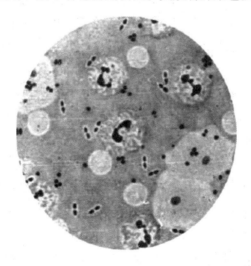

图3-6 肺炎链球菌的荚膜（革兰染色，菌体外不着色的透明区）

荚膜的形成与细菌所处的环境有关。在人和动物体内或含有血清的培养基中容易形成，在普通培养基上或连续传代则易消失。荚膜失去后，细菌仍可正常生长，但可导致菌落特征和致病性发生变化。

荚膜的作用：①保护作用。荚膜本身无毒性，但荚膜具有抵抗吞噬细胞吞噬的作用，抗干燥以及保护菌体免受抗菌药物、溶菌酶、补体等杀菌物质的损伤作用，上述这些作用增强了细菌对外环境抵抗力和对机体的侵袭力，故荚膜与致病性有关。②黏附作用。可帮助细菌黏附定植于各种医用导管内，是引起院内感染的重要因素。③鉴别细菌。荚膜、微荚膜成分具有免疫原性并有种和型的特异性，可进行血清学鉴定分型。另外可根据荚膜的有无鉴别细菌。

2. 鞭毛 是某些细菌表面附着的细长呈波状弯曲的丝状物。经特殊鞭毛染色后在普通显微镜下可见。根据鞭毛数目和位置不同，可将鞭毛菌分为四种类型（图3-7）。①单毛菌：只有一根鞭毛，位于菌体的一端，如霍乱弧菌。②双毛菌：菌体两端各有一根鞭毛，如空肠弯曲菌。③丛毛菌：菌体的一端或两端有一丛鞭毛，如铜绿假单胞菌。④周毛菌：菌体周身遍布鞭毛，如大肠埃希菌、伤寒沙门菌等。

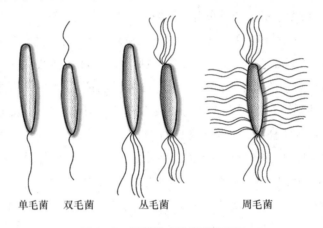

単毛菌　　双毛菌　　丛毛菌　　　　周毛菌

图3-7　细菌鞭毛的类型示意图

鞭毛的作用：①细菌的运动器官。有鞭毛的细菌能进行位移运动，无鞭毛细菌则不能，可鉴别细菌。②参与细菌致病。某些细菌的鞭毛与致病性有关，如霍乱弧菌通过鞭毛运动可穿过小肠黏膜表面的黏液层而黏附于肠黏膜上皮细胞，产生毒素而致病。③鉴别细菌和分型。鞭毛的化学成分为蛋白质，具有免疫原性，称H抗原，依据H抗原的不同可鉴别细菌并分型。另外，也可依据鞭毛的有无、数目和位置来鉴别。

3. 菌毛 许多革兰阴性菌和少数革兰阳性菌表面存在着比鞭毛更细、短而直的丝状物，称为菌毛。菌毛只能用电子显微镜观察。菌毛的化学成分为蛋白质。根据功能不同，菌毛可分为普通菌毛和性菌毛两种类型。

（1）普通菌毛　遍布菌体表面，数量多，可达数百根。有黏附作用，细菌借助菌毛黏附在呼吸道、消化道、泌尿生殖道黏膜细胞表面，进而侵入黏膜。因此，普通菌毛与某些细菌的致病性密切相关。

（2）性菌毛　仅见于少数革兰阴性菌。数量少，一个菌只有1~4根。比普通菌毛长而粗，中空呈管状，由F质粒编码。有性菌毛的细菌称为雄性菌或F⁺菌，无性菌毛的细菌称为雌性菌或F⁻菌。F⁺菌可通过性菌毛将遗传物质（如R质粒）传递给F⁻菌，从而引起F⁻菌某些性状的改变。

4. 芽胞 是某些细菌在一定条件下胞质脱水浓缩，在菌体内形成有多层膜包裹、通透性低、折光性强的圆形或椭圆形小体。芽胞是细菌的休眠体，保持有细菌全部的生命活性。一个细菌细胞形成一个芽胞，一个芽胞也只能形成一个菌体细胞。细菌是否形成芽胞是由芽胞形成基因和形成条件决定的。不同细菌形成芽胞的大小、形态和位置不同（图3-8），可用于鉴别细菌。

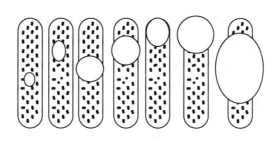

图 3-8 细菌芽胞的大小、形态和位置示意图

芽胞的作用：①增强细菌抵抗力。芽胞对高温、干燥、化学消毒剂和辐射等理化因素有强大的抵抗力，故芽胞在自然界可存活几年甚至几十年。某些致病菌（如破伤风梭菌）常以芽胞形式存在于土壤中，一旦进入人体可转化为繁殖体而致病，因此防止芽胞的形成或避免芽胞污染环境在医学上具有重要意义。②作为灭菌效果的判定依据。若医疗用具、敷料、手术器械等被芽胞污染，用一般消毒方法难以将其杀灭。杀灭芽胞最可靠的方法是高压蒸汽灭菌。进行消毒灭菌时，以杀死芽胞作为判断灭菌效果的指标。③鉴别细菌。根据芽胞大小、形态和位置不同，鉴别细菌。

 知识链接 ....

细菌芽胞抵抗力强大的原因

细菌芽胞抵抗力强与其特殊的结构和成分有关：①芽胞具有多层致密厚膜，理化因素不易透入；②芽胞含水量少，蛋白质受热后不易变性；③芽胞内含有一种特殊的化学组分吡啶二羧酸（占芽胞干重的 5%～15%），与钙结合生成吡啶二羧酸钙盐，能提高芽胞中各种酶的热稳定性。芽胞在适宜条件下形成繁殖体时，该物质从芽胞内渗出，其耐热性随之丧失。

三、细菌的形态学检查方法

细菌形态学检查是指利用显微镜观察细菌大小、形态、排列和结构等特征。常用的形态学检查方法有不染色标本检查法和染色标本检查法两种。

（一）不染色标本检查法

细菌标本不经过染色，直接镜下观察活菌的形态及其运动，常采用悬滴法和压滴法。

（二）染色标本检查法

染色标本检查法是最常用的细菌形态学检查方法。经染色的细菌标本，可看清细菌的外形与某些结构。细菌等电点为 pH 2～5 之间，易与带正电荷的碱性染料结合，故细菌染色常用碱性染料，如亚甲蓝、碱性复红、结晶紫等。染色方法可分单染色法和复染色法。

1. 单染色法 仅用一种染料使细菌着色。用于观察细菌的大小、形态及排列。

2. 复染色法 用两种或以上的染料先后染色，既能观察细菌大小、形态及排列，又能鉴别细菌。常用的复染色法有革兰染色法、抗酸染色法。基本操作过程为：制备标本片（涂片—干燥—固定）—初染—媒染—脱色—复染。

（1）革兰染色法 是广泛应用的最经典的细菌鉴别染色法。其操作步骤为：制备好标本片后，第一步用结晶紫初染 1 分钟；第二步用碘液媒染 1 分钟，生成结晶紫-碘复合物，细菌被染成深紫色；第三步用95%乙醇脱色15～30秒，有些细菌被脱色，有些细菌仍保留紫色；第四步用稀释复红复染30秒。显微镜观察呈紫色者为革兰阳性菌（G⁺菌），呈红色者为革兰阴性菌（G⁻菌）。

通过革兰染色，将细菌分为G⁺菌与G⁻菌两大类，进而有利于选择抗菌药物和分析细菌致病性。

即学即练 3-3

经革兰染色之后，革兰阳性菌被染色成（　）

答案解析
A. 红色　　　　B. 绿色　　　　C. 蓝色　　　　D. 紫色　　　　E. 黑色

（2）抗酸染色法　用于鉴别抗酸性细菌与非抗酸性细菌。操作步骤为：标本片制备好后，用石炭酸复红加温染色5～10分钟，再用盐酸酒精脱色1～3分钟，最后用亚甲蓝复染1分钟，镜检呈红色的为抗酸菌，蓝色的为非抗酸菌。结核分枝杆菌为抗酸菌。

第二节　细菌的生理与代谢

PPT

一、细菌的营养类型

各种细菌的酶系统不同，代谢活性各异，对营养物质的需求不同。根据细菌利用能源和碳源的不同，将细菌分为自养菌和异养菌两大营养类型。

1. 自养菌　是以简单的无机物为原料，合成菌体成分。其中所需能量来自无机物氧化的称为化能自养菌，通过光合作用获得能量的称为光能自养菌。

2. 异养菌　是以多种有机物为原料合成菌体成分，包括腐生菌和寄生菌。腐生菌以动植物尸体、腐败食物等作为营养物质；寄生菌寄生于活体内，从宿主的有机物中获取营养。所有的病原菌都是异养菌，大部分是寄生菌。

二、细菌的生长与繁殖

（一）细菌生长繁殖条件

细菌的种类繁多，生长繁殖需要的条件不尽相同，其基本条件有四个方面。

1. 充足的营养物质　包括水、碳源、氮源、无机盐及生长因子（某些细菌生长繁殖所必需的，但自身不能合成的物质）等。充足的营养物质可以为细菌的新陈代谢及生长繁殖提供必要的原料和充足的能量。

2. 适宜的酸碱度　多数细菌的最适pH为7.2～7.6。个别细菌如霍乱弧菌在pH 8.4～9.2中生长良好，结核杆菌最适pH为6.5～6.8。多数细菌在代谢过程中会产生酸性代谢产物，使培养基pH下降，影响细菌生长，可在培养基中加入缓冲剂以稳定pH。

3. 适宜的温度　细菌生长繁殖的最适温度因种类而异。嗜冷菌在10～20℃生长最好，嗜热菌在50～60℃生长最好，嗜温菌在30～37℃生长最好。病原菌（属于嗜温菌）在长期进化过程中已适应了人体环境，最适生长温度为37℃。

4. 气体　与细菌生长有关的气体是氧气和二氧化碳。根据细菌对氧气的需要与否，分为四种类型。

（1）**专性需氧菌** 必须在有氧条件下才能生存。如结核杆菌、霍乱弧菌等。

（2）**微需氧菌** 在低氧压（5%~6%）生长最好，氧浓度>10%则抑制生长。如空肠弯曲菌、幽门螺杆菌。

（3）**专性厌氧菌** 缺乏完善的呼吸系统，利用氧以外的其他物质作为受氢体，只能在无氧条件下才能生存，游离氧对其有毒害作用。如破伤风梭菌、脆弱类杆菌。

（4）**兼性厌氧菌** 在有氧或无氧条件下都能生存。大多数病原菌属于此类。

CO_2对细菌生长也很重要。一般细菌在代谢过程中产生的CO_2和空气中CO_2足够满足其需要。少数细菌如脑膜炎奈瑟菌和牛布鲁菌初次分离培养时，需人工供给5%~10%CO_2才能生长良好。

（二）细菌生长繁殖的方式与规律

1. 细菌的繁殖方式与速度 细菌以无性二分裂方式进行繁殖，繁殖速度快，大多数细菌20~30分钟即可繁殖一代，经过18~24小时在固体培养基上肉眼可见细菌菌落。

2. 细菌的生长规律曲线 在培养条件保持稳定的状况下，将一定量的细菌接种于定量的液体培养基中培养，间隔不同的时间取样，测定培养液中的活菌数目，发现细菌群体的生长过程具有规律性。如果以培养时间为横坐标，以活菌数的对数值为纵坐标，可绘制一条细菌生长曲线（图3-10），以反映细菌从生到死的一般生长繁殖规律。

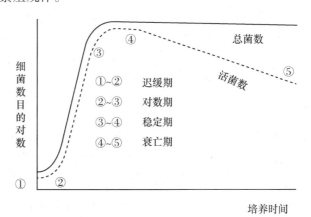

图3-10　细菌的生长曲线示意图

一般将生长曲线划分为四个时期，即迟缓期、对数期、稳定期和衰亡期。

（1）**迟缓期** 是菌种被接种于培养基后适应新环境的最初阶段。处于该期的细菌，其代谢活跃，体积增大，胞质内蓄积了足够量的酶、辅酶和中间产物，但分裂不活跃。迟缓期的长短与细菌的种类、菌龄和接种前后培养基成分的差异等因素有关，一般为1~4小时。为了提高生产效率，发酵工业中常采取措施缩短迟缓期，常用的方法有：①以对数期的菌体作种子菌；②适当增大接种量；③采用营养丰富的天然培养基。

（2）**对数期** 该期细菌生长迅速，细胞每分裂一次的代时短，菌体内酶系活跃，代谢旺盛，呈几何级数增加，在生长曲线图上活菌数的数量呈直线上升，达到顶峰。一般对数期是在培养后8~18小时阶段。该期细菌的形态、染色性、生理活性较典型，群体的形态与生理特征一致，对外界因素如抗生素作用比较敏感。

应用意义：①此时期的菌种比较健壮，是增殖噬菌体的最适菌龄，生产上用作接种的最佳菌龄。②发酵工业上尽量延长该期，以达到较高的菌体密度。③是生理代谢及遗传研究的最佳时期。④观察研究细菌的性状（形态染色、生化反应及药物敏感试验等），均选用该期的细菌以获得准确的结果。

（3）稳定期　由于对数期细菌大量增殖，使营养物质消耗，有害代谢产物累积，pH、氧化还原电势等环境条件改变，导致细菌繁殖速度下降。此期细菌的繁殖数与死亡数大致平衡。稳定期的细菌形态和生理性状常有改变（变异），如革兰阳性菌的染色性可变为阴性，细菌芽胞形成，合成较多的代谢产物，如外毒素、酶、抗生素、维生素、色素等。

应用意义：①发酵生产产物形成的重要时期（抗生素、氨基酸等），产物积累达到最高，生产上应尽量通过补充营养物质（补料）、调节温度和 pH 等措施，延长稳定期，以提高产量。②活细胞数目稳定，用于计数细菌的最大生长量。

（4）衰亡期　稳定期后，生长环境越来越差，细菌死亡率逐渐增加，大大超过新生数，群体中活菌数目急剧下降。细胞出现衰退型变化，形态显著改变，出现不规则的多样退化形态，如梨形、丝形、气球状等；代谢趋于停滞甚至发生自溶；有的细菌在这时产生抗生素等次级代谢产物。此期革兰染色性也发生改变，所以此期难以变身细菌，能形成芽胞的细菌，芽胞释放也在此期。

生长曲线是在体外人工培养的条件下，反映细菌群体繁殖特点，当细菌在自然界，或人和动物体内生长繁殖时，受多种环境因素和机体免疫因素影响和制约，情况复杂，不存在上述典型的生长曲线。

即学即练 3 - 4

细菌的生长曲线中不包括（　　）

答案解析　A. 迟缓期　　　B. 对数期　　　C. 稳定期　　　D. 衰亡期　　　E. 调整期

（三）细菌的人工培养

获得细菌的纯培养物是研究利用细菌的先决条件，因此，适宜的培养基是细菌分离纯化、培养与保藏以及制备细菌产物的重要物质基础。培养基是人工方法配制的，适合细菌生长繁殖所需的营养基质。

1. 培养基的种类　培养基的种类较多，依据不同的分类方法可分为不同类型。

（1）按培养基物理性状不同分类　分为固体、半固体和液体培养基三大类。在液体培养基中加入 2% ~ 3% 的琼脂即成固体培养基，若加入 0.3% ~ 0.5% 琼脂则为半固体培养基。固体培养基又分为平板、斜面和高层斜面三种形式。固体培养基常用于细菌分离、鉴定和计数等方面；半固体培养基可用于观察细菌的动力、鉴定或保存菌种和测定噬菌体的效价等方面；液体培养基适用于细菌生理研究或发酵工业。

（2）按培养基的用途不同分类

1）基础培养基：含有能满足一般细菌生长繁殖所必需的营养物质，如肉汤培养基。若在肉汤中加入 2%~3% 的琼脂即为普通琼脂培养基。

2）营养培养基：在基础培养基中加入特殊的营养物质，如葡萄糖、血液、血清、酵母浸膏等，以供某些营养要求较高或有特殊营养要求的细菌生长繁殖。如培养肺炎球菌、链球菌一般要用血液琼脂培养基，才能使之生长繁殖。

3）选择培养基：在培养基中加入某种抑制剂，以抑制某些细菌的生长，促进目的细菌的繁殖，从而达到选择和分离的目的。如在分离酵母菌时，可加入青霉素、链霉素等以抑制细菌的生长；SS 培养基，因含有胆盐、煌绿等，能抑制标本中 G^+ 菌和非致病性肠道杆菌的生长，利于肠道中 G^- 致病菌（目的菌）的繁殖。

4）鉴别培养基：在基础培养基中加入特殊底物和指示剂，根据在培养过程中出现的特征性生化反应来鉴定和鉴别不同的细菌，如在蛋白胨水培养基中加入某种糖类和指示剂，培养后可根据产酸产气的情况来鉴别细菌。

5）厌氧培养基：专性厌氧菌必须在无氧环境中生长，一般采用两种培养方法：①将细菌接种在血平板培养基上，然后放入厌氧袋、厌氧罐或厌氧箱中培养；②培养基中加入还原剂以降低微环境中的氧化还原电位，接种细菌后在培养基表面用石蜡或凡士林封口以隔绝空气保持无氧环境。常用的厌氧培养基有疱肉培养基和硫乙醇酸钠培养基等。

2. 细菌在培养基上的生长现象 将细菌接种到培养基上，置于37℃孵箱中培养18～24小时后，即可呈现出肉眼可见的生长现象。生长现象的特征有助于鉴定细菌。

（1）细菌在固体培养基上的生长现象 将细菌划线接种在琼脂平板培养基上，经培养后，由单个细菌分裂繁殖形成一堆肉眼可见的细菌集团，称为菌落。菌落融合称为菌苔。不同种细菌的菌落，其大小、形状、色泽、边缘、表面光滑或粗糙、透明度、黏稠度、湿润度以及是否有溶血现象等各不相同，是鉴别细菌的重要依据之一。

细菌菌落一般分三型：①光滑型菌落（S型）：新分离的细菌大多呈光滑型菌落，表面光滑、湿润、边缘整齐。②粗糙型菌落（R型）：菌落表面粗糙、干燥，呈皱纹或颗粒状，边缘多不整齐。R型细菌多由S型细菌变异失去菌体表面多糖或蛋白质形成，R型细菌抗原不完整，毒力和抗吞噬能力都比S型菌弱。但也有少数细菌如炭疽芽胞杆菌、结核分枝杆菌等，其R型细菌毒力强于其S型细菌。③黏液型菌落（M型）：黏稠、有光泽，似水珠样，多见于有厚荚膜或丰富黏液层的细菌，如肺炎克雷伯菌等。

（2）在半固体培养基中的生长现象 半固体培养基中琼脂含量少，硬度低。将细菌直接穿刺在半固体培养基中经培养后，有鞭毛的菌能沿穿刺线向四周扩散生长，使培养基混浊，穿刺线模糊不清；无鞭毛细菌只沿穿刺线生长，周围的培养基仍透明。半固体培养基主要用于检查细菌有无动力，以推测有无鞭毛。

（3）在液体培养基中的生长现象 不同细菌在试管液体培养后出现不同的生长现象。①混浊生长：大多数细菌培养后培养基由澄清透明变为明显的混浊状态。②菌膜生长：某些专性需氧菌如枯草芽胞杆菌可在培养基液面形成菌膜。③沉淀生长：培养基呈现轻度混浊，甚至肉眼看不出混浊，但在管底可看到有絮状或颗粒状沉淀物，如链球菌。

3. 人工培养细菌的意义 细菌培养可获得大量的菌体和相应代谢产物，对疾病的诊断、预防、治疗和科学研究以及生产应用都具有重要的作用。

（1）感染性疾病的诊治 明确感染性疾病的病原菌必须取病人的有关标本进行细菌分离培养、鉴定和药物敏感试验，其结果可帮助临床病原学诊断，指导临床用药，并且可根据病原资料进行流行病学调查。

（2）细菌学的研究 有关细菌的生理、遗传变异、致病性和耐药性等研究都离不开细菌的培养和菌种的保存。

（3）生物制品的制备 供防治用的疫苗、类毒素、抗毒素、免疫血清以及供诊断用的菌液、抗血清等均来自细菌或其代谢产物的培养。

（4）在工农业生产中的应用 细菌培养和发酵过程中多种代谢产物在工农业生产中有广泛用途，均须依赖于人工选育良好菌种，扩大菌种培养。

（5）在基因工程中的应用 细菌容易培养，繁殖快，其基因表达产物易于提取纯化，故需要进行基因工程菌的培养。

三、细菌的代谢

细菌的新陈代谢包括能量代谢和物质代谢。

（一）能量代谢

细菌在生命活动中需要能量，主要通过生物氧化而获得能量。根据生物氧化时最终受氢体的不同，细菌的生物氧化可分为需氧呼吸、厌氧呼吸、发酵三种类型。

1. 需氧呼吸　以分子氧作为最终受氢体的生物氧化过程，称为需氧呼吸。许多异养菌在有氧条件下，将底物彻底氧化而获得较多的能量。

2. 厌氧呼吸　以无机物（除分子氧外）作为最终受氢体的生物氧化过程，称为厌氧呼吸。能起这种作用的化合物有硫酸盐、硝酸盐和碳酸盐。这是少数细菌的呼吸过程。

3. 发酵　以有机物为受氢（或电子）体的氧化过程称为发酵。在发酵过程中，有机物既是被氧化的基质，又是最终的电子受体。由于氧化不彻底，所以产能比较少。

（二）物质代谢

1. 分解代谢　各种细菌具有不同的酶系统，所以对糖、蛋白质等营养物质的分解能力不同，其代谢产物也各异。根据此特点，医学上常利用生物化学方法检测细菌的代谢产物以鉴别细菌，称为细菌的生化反应。主要的生化反应有：

（1）吲哚试验　又称靛基质试验。大肠埃希菌、普通变形杆菌、霍乱弧菌等因含有色氨酸酶，可将色氨酸分解成无色的吲哚（靛基质），与加入的对二甲氨基苯甲醛反应，生成红色的玫瑰吲哚，为吲哚试验阳性。伤寒沙门菌为阴性。

（2）甲基红试验　培养基中的葡萄糖被细菌分解后产酸，使培养液的 pH 降低，加入甲基红来证实产酸情况，称甲基红试验。如大肠埃希菌能分解葡萄糖产生甲酸、乙酸等，使培养液的 pH 降到 4.5 以下，加入甲基红后呈红色为甲基红试验阳性；产气肠杆菌分解的产物主要为乙酰甲基甲醇，培养液 pH 在 5.4 以上，加入甲基红后呈橙黄色，为甲基红试验阴性。

（3）V-P 试验　产气肠杆菌在含有葡萄糖的培养基中，分解葡萄糖产生丙酮酸，丙酮酸进一步脱羧生成乙酰甲基甲醇，在碱性溶液中被空气氧化成二乙酰，可与培养基中含胍基的化合物发生反应，生成红色的化合物，为 V-P 试验阳性；大肠埃希菌分解葡萄糖不生成乙酰甲基甲醇，则无此反应。

（4）枸橼酸盐利用试验　产气肠杆菌能利用枸橼酸盐作为唯一碳源，分解枸橼酸盐生成碳酸盐，并分解培养基中的铵盐生成氨，使培养基由中性变成碱性，导致含有溴麝香草酚蓝（BTB）指示剂的培养基由绿色变为蓝色，为枸橼酸盐利用试验阳性；大肠埃希菌不能利用枸橼酸盐，故不能在枸橼酸盐培养基上生长，为阴性。

以上四种试验合称为 IMViC 试验，常用于 G⁻ 菌的鉴别。如大肠埃希菌和产气肠杆菌，两者大小、形态相似，均为革兰阴性菌，难以用形态学方法区别，而其 IMViC 试验则显著不同。前者 IMViC 试验结果为：＋＋－－，后者结果则为：－－＋＋。

（5）糖发酵试验　不同种类的细菌对糖的分解利用不同，一般以能否分解某种糖，是否产酸产气等现象来鉴别。如大肠埃希菌能分解葡萄糖、乳糖，产酸又产气；而伤寒沙门菌则不能分解乳糖，但能分解葡萄糖产酸不产气。

（6）硫化氢试验　有些细菌能分解培养基中的含硫氨基酸（如胱氨酸、甲硫氨酸等）产生硫化氢气体，如遇到醋酸铅或硫酸亚铁，可形成黑色的硫化物沉淀，为硫化氢试验阳性。本试验常用于区别肠道杆菌的种类，如沙门菌属通常为阳性，而大肠埃希菌、产气肠杆菌、志贺菌属则为阴性。

（7）尿素分解试验　普通变形杆菌有尿素酶，可将尿素分解成氨，使培养基中的酚红指示剂呈现红色，为阳性；而痢疾志贺菌、伤寒沙门菌不能分解尿素，为阴性。

现代临床细菌学已普遍采用微量、快速的生化鉴定方法，同时，也可用细菌鉴定软件分析细菌的生化反应谱。更为先进的如 VITEK 全自动细菌鉴定及高级专家系统药敏报告仪实现了细菌生化鉴定的自动化。此外，应用气相、液相色谱法鉴定细菌分解代谢产物中挥发性或非挥发性有机酸和醇类，能快速确定细菌的种类。

2. 合成代谢　细菌利用分解代谢中的产物和能量不断合成菌体自身成分，如细胞壁、多糖、蛋白质等，同时还合成一些在医学上有重要意义的代谢产物，如热原质、毒素和侵袭物质、细菌素、色素、抗生素及维生素等。

（1）热原质　又称致热原，是一种微生物合成的、极微量注入人体或恒温动物体内引起发热反应的物质。产生热原质的多是革兰阴性菌（如伤寒沙门菌、大肠埃希菌、铜绿假单胞菌），个别革兰阳性菌的某些多糖成分亦有此作用。热原质耐高温，高压蒸汽灭菌 121℃ 20 分钟亦不被破坏，必须以 250℃ 30 分钟或 180℃ 2 小时的高温处理，或用强酸、强碱、强氧化剂煮沸 30 分钟才可将其破坏。在制药过程中原料、药液、容器等若被细菌污染，则可能产生热原质，注射用药液、器皿等若被热原质污染，可引起输液反应。因此，在制备注射药物时，必须严格无菌操作，防止细菌污染。对液体中可能存在的热原质可用吸附剂和特殊石棉滤板过滤，蒸馏法效果更好。玻璃器皿需在 250℃ 高温干烤 30 分钟，以破坏热原质。

（2）毒素　是致病菌产生的对机体有毒害作用的物质，可分为内毒素和外毒素两类。二者均有毒性作用，尤以外毒素为甚。外毒素是革兰阳性菌（如破伤风梭菌、白喉棒状杆菌等）及少数革兰阴性菌合成并分泌到菌体外的蛋白质；内毒素是革兰阴性菌细胞壁的脂多糖，在细菌死亡或崩解后释放出来。

（3）侵袭性酶　是细菌合成的能损伤机体组织，促使细菌在机体内生存和扩散的酶类，与细菌致病性有重要关系。

（4）抗生素　是由某些生物在代谢过程中产生的一类能抑制或杀死某些生物细胞的物质。抗生素大多由放线菌（如链霉素、红霉素）和真菌（如青霉素、头孢菌素）产生，细菌产生的较少，只有多黏菌素（损害菌体的原生质膜）、杆菌肽（干扰菌体蛋白合成）数种。

（5）细菌素　是某些细菌产生的一类抗菌蛋白，但抗菌谱较窄，仅对同种近缘关系的细菌有杀伤作用。细菌素的名称按产生菌命名，如大肠埃希菌产生的大肠菌素，葡萄球菌产生的葡萄球菌素等。由于细菌素的作用具有特异性，利用细菌素或与噬菌体方法结合，可对某些细菌进行分型。

（6）色素　某些细菌在营养丰富、氧气充足、温度适宜时，能产生不同颜色的色素。脂溶性色素，可使菌落呈现一定的颜色，不弥散到培养基中，如金黄色葡萄球菌的金黄色色素；水溶性色素能弥散至培养基中，如铜绿假单胞菌的绿色色素，可使培养基呈现绿色，其感染的脓液及纱布等敷料也均带绿色。细菌的色素有助于鉴别细菌。

（7）维生素　细菌能合成某些维生素，除供自身所需外，还能分泌至周围环境中。如人体肠道内的大肠埃希菌，合成的 B 族维生素和维生素 K 可被人体吸收利用。

PPT

第三节　细菌的遗传与变异

遗传与变异是所有生物的共同生命特征。细菌的遗传性是指细菌子代与亲代之间生物学性状的相似性，遗传具有相对的稳定性，可维持细菌种属的基本生物学特征，如形态、结构、致病性及免疫性等；细菌的变异性是指细菌子代与亲代之间生物学性状的差异性，变异使细菌产生新种，促进细菌的进化。变异有遗传型变异和非遗传型变异。遗传型变异是基因结构发生了改变，可稳定地传给子代，也称基因型变异；非遗传型变异是指外界环境改变引起的变异，遗传物质并未改变，当外界环境恢复到原来的状态时，细菌可恢复原来的生物学性状，这种变异是可逆的，不能遗传给子代。

了解细菌的遗传和变异对研究细菌的致病机制和耐药机制，以及临床上对感染性疾病的诊断和防治具有重要意义。在医药学领域，常利用细菌的遗传和变异性来选育医药工业用菌种和工程菌。

一、常见的变异现象

细菌的变异现象在自然界非常普遍，其多种生物学性状均可发生变异，主要包括形态结构变异、菌落变异、毒力变异及耐药性变异。

（一）形态结构变异

1. 形态变异　细菌在适宜的环境中呈典型形态，若环境改变或处于不同生长时期，其形态、大小常发生改变。如鼠疫耶尔森菌在含有 30~60g/L 氯化钠的琼脂培养基的陈旧培养物上，形态由球杆状变为球形、棒状、哑铃型等多种形态。某些细菌在青霉素、溶菌酶或补体、免疫血清等因素影响下，细胞壁合成受阻，成为细胞壁缺陷型细菌（L 型细菌），L 型细菌因无细胞壁故呈多形态，且大小不一，其菌落细小，呈油煎蛋样。

2. 结构变异　细菌的一些特殊结构，如荚膜、芽胞和鞭毛可发生变异。

（1）荚膜变异　从患者体内分离的肺炎链球菌一般都有荚膜，致病性较强，但在普通培养基上传代后便失去荚膜，毒力也减弱。

（2）芽胞变异　将能形成芽胞的炭疽芽胞杆菌置于 42℃ 培养 10~20 天后，则失去形成芽胞的能力，其毒力也相应减弱。

（3）鞭毛变异　有鞭毛的变形杆菌在含1%苯酚的培养基上培养可失去鞭毛；如果再将其接种至不含苯酚的培养基上，鞭毛又可恢复。有鞭毛的变形杆菌在固体培养基上呈弥漫性生长，称为 H 型菌落；无鞭毛的细菌形成单个菌落，称为 O 型菌落。通常将这种变异称为 H－O 变异。

（二）菌落变异

肠道杆菌的菌落变异较为常见。由光滑型转向粗糙型的变异，称为 S－R 变异。一般而言，S 型菌落的细菌，致病性比 R 型菌落细菌强。但有少数细菌如炭疽芽胞杆菌和结核分枝杆菌，其 R 型菌落毒力强，如变为 S 型菌落则毒力减弱。

（三）毒力变异

细菌的毒力变异包括毒力增强和毒力减弱两种。

1. 毒力增强　无毒的白喉棒状杆菌被 β－棒状杆菌噬菌体感染发生溶原性转换后，可产生白喉外毒素而致病。

2. 毒力减弱　Calmette 和 Guérin 二位科学家将有毒力的牛型结核分枝杆菌接种在含有胆汁、甘油、马铃薯培养基上连续传代 230 次，历时 13 年，获得毒力减弱而保留免疫原性的变异株，即卡介苗（Bacillus Calmette－Guérin，BCG），用于预防结核病。

（四）耐药性变异

细菌对某种抗菌药物由敏感变成耐药的变异称为耐药性变异。自从抗菌药物在临床广泛应用以来，耐药菌株逐年增加，如耐青霉素的金黄色葡萄球菌，已从 1946 年的 14% 上升至目前的 90% 以上。特别是多重耐药菌株的出现，给临床感染性疾病的治疗带来了极大的困难。为减少耐药菌株的出现，避免盲目用药，用药前应先做药敏试验，根据药敏试验的结果选用敏感药物。

二、遗传变异的物质基础

细菌遗传变异的物质基础是 DNA，包括染色体、质粒、噬菌体及转座因子等。

（一）细菌染色体

细菌的遗传物质存在于核质中，核质由裸露的环状双链 DNA 分子反复折叠卷曲而形成的麻花状负超螺旋紧实结构，不含组蛋白，无核膜，不能形成真正的核小体及染色体的形态结构，为方便叙述及与真核微生物进行比较，通常亦称为染色体。细菌染色体上的基因是连续的、无内含子，转录后形成的mRNA 不必再剪切加工就可直接翻译成多肽，细菌基因可边转录边翻译。人类基因数 65 000～80 000 个，含有 4288 个基因，包含了约 31.6 亿个 DNA 碱基对，而细菌染色体分子量较小，如大肠杆菌为 4.7×10^6 bp。典型的原核微生物只有一条染色体，染色体 DNA 是双向复制，即一条链按顺时针方向复制，另一条链按逆时针方向复制，再通过 DNA 连接酶共价连接成完整的一条链。

（二）质粒

质粒是指存在于细菌细胞质中，染色体以外、能自主复制的环状双链 DNA 分子。质粒作为遗传物质，具有独特的生物学特性。质粒作为基因工程的常用载体备受关注。

1. 质粒的基本特性

（1）质粒的化学本质是共价、闭合、环状的双链 DNA 分子。

（2）质粒不受染色体 DNA 影响而独立进行自主复制。

（3）两种不同类型的质粒稳定地共存于一个宿主细胞内的现象称为质粒的相容性。反之则称为不相容性。

（4）质粒携带的基因赋予宿主菌某些特性，如抗药性、致育性、合成抗生素、细菌素、毒素的能力等，但质粒并非宿主细胞生存所必需。

（5）质粒可从宿主细胞中自发丢失与消除，在高温、紫外线等理化因素影响下，可提高质粒的消除率。

（6）某些质粒可通过接合或转导等方式在不同细菌间进行转移。

2. 常见的质粒

（1）F 质粒（Fertility plasmid）　即致育性质粒，又称致育因子。F 质粒具有编码性菌毛、介导细菌间接合的能力。含有 F 质粒的细菌，能长出性菌毛，称为雄性菌或 F⁺ 菌。反之，称为雌性菌或 F⁻ 菌。F 质粒可在染色体外游离存在，也可整合入宿主菌的染色体。

（2）R质粒（resistance plasmid） 即耐药性质粒，又称R因子。使宿主菌产生对多种抗生素和重金属的耐药性。由于质粒可自主复制，能将抗药性传递给子代。此外，可通过接合或噬菌体传递在不同宿主菌间传递耐药基因，使敏感菌变成耐药菌，如金黄色葡萄球菌的青霉素酶质粒可通过转导方式在细菌间转移。

（3）Col质粒（colicinogenic plasmid） 即大肠菌素质粒，存在于大肠埃希菌和某些其他细菌中，所产生的大肠菌素是蛋白类抗菌物质，能杀死或溶解同种属或近缘细菌的不同型菌株。

（4）Vi质粒（virulence plasmid） 即毒力质粒。有些致病菌带有编码毒素的质粒，如金黄色葡萄球菌产生的剥脱性毒素，致病性大肠埃希菌产生的肠毒素等。

（5）代谢质粒 该类质粒携带有降解某些基质的酶的基因。含这些质粒的细菌通过产生的酶将复杂的有机化合物降解成可利用的简单形式。如沙门菌发酵乳糖的能力，铜绿假单胞菌降解有害物质的酶类。

（三）噬菌体

噬菌体（phage）是感染细菌、真菌、放线体或螺旋体等微生物的病毒。噬菌体感染宿主后，赋予宿主菌某些生物学形状，其遗传物质可在宿主菌之间，以及宿主菌与噬菌体之间传递。

1. 噬菌体的生物学特性 噬菌体具有病毒的特性，个体微小，无细胞结构，须借助电子显微镜观察。有蝌蚪形、微球形和细杆形三种形态，多数呈蝌蚪形，由头部和尾部两部分组成，头部内含核酸，外壳为呈二十面体立体对称结构蛋白质，尾部为蛋白质组成，有尾领、尾鞘和尾髓之分，尾部末端有尾板、尾刺和尾丝（图3-11）。

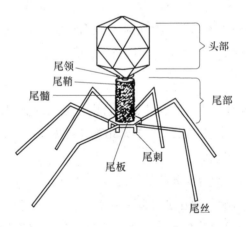

头部
尾领
尾鞘
尾髓
尾部
尾板
尾刺
尾丝

图3-11 蝌蚪形噬菌体的结构模式图

2. 噬菌体与细菌的相互关系 噬菌体感染细菌后有两种结果，一是裂解细菌；二是噬菌体基因与细菌染色体整合。根据噬菌体与宿主菌的相互关系，将其分为两种类型。

（1）毒性噬菌体（virulent phage） 噬菌体感染细菌后在菌体内增殖，并裂解细菌的噬菌体称为毒性噬菌体。毒性噬菌体在宿主菌体内增殖的过程与病毒的复制过程相同。从噬菌体吸附宿主菌，子代噬菌体进行大量增殖，最后裂解细菌释放出成熟噬菌的全过程，称为噬菌体的溶菌性周期。毒性噬菌体只有溶菌性周期。

（2）温和噬菌体（temperate phage） 即溶原性噬菌体。感染细菌后将其基因整合于细菌染色体中的噬菌体称为温和噬菌体。整合在细菌染色体中的噬菌体核酸称为前噬菌体。染色体上带有前噬菌体的细菌称为溶原性细菌。溶原性细菌在生长繁殖时将前噬菌体传给子代的过程称为溶原性周期。前噬菌体偶尔可自发或在某些因素诱导下，脱离宿主菌染色体进入溶菌周期，导致细菌裂解。此时，温和噬菌体即转变为毒性噬菌体。因此，温和噬菌体既有溶原性周期，又有溶菌性周期。

（四）转座因子

转座因子（transposable element）是一段具有自行转位特性的 DNA 序列。转座因子自身携带基因，赋予细菌新的生物学性状，可作为遗传学和基因工程的重要工具。细菌转座因子可在染色体、质粒或噬菌体间自行移动，主要包括：

1. 插入序列（insertion sequence，IS） IS 是最小的转位因子，长度一般在 2000bp 以下，仅携带自身转座所需酶的基因，不含任何其他基因。

2. 转座子（transposon，Tn） 长度一般超过 2kb，除携带转座有关的基因外，还携带其他一些特殊功能的基因，如耐药性基因、外毒素基因、糖发酵基因等。因此 Tn 插入某个基因后，除了使原基因失活，还会使细菌获得耐药性等新性状。

3. 转座噬菌体（transposable phage） 即突变噬菌体（Mu 噬菌体）是一类具有转座功能的温和噬菌体，能将 DNA 插入宿主染色体的任意位置，并导致宿主菌产生变异。Mu 噬菌体已成为研究细菌变异的工具之一，常用作生物诱变剂。

三、细菌变异的机制

细菌的遗传性变异存在基因突变和基因的转移与重组两种主要机制。

（一）基因突变

突变是微生物的遗传基因在结构上发生稳定且可遗传的变化。突变在细菌生长繁殖过程中是经常发生的，通常指一个基因内部由于一对或少数几对碱基的置换、缺失或插入而引起，涉及的变化范围较小，又称为点突变。有时也可发生大片段染色体 DNA 的缺失、重复、易位或倒位，引起较大范围内遗传物质结构的改变，称为染色体畸变。没有发生突变的细菌称为野生株，发生突变的细菌称为突变株。

1. 突变的规律 细菌基因的突变多种多样，但也有一定的规律。①突变是随机发生的。②突变具有相对稳定性。③突变诱因和突变性状之间无直接对应关系。④突变是独立发生的，一种突变不会影响其他突变的发生。⑤突变可发生回复，即由突变型再次突变恢复野生株的表现。

2. 突变的类型 ①自发突变：指在正常条件下微生物的遗传物质自然发生结构变化引起的变异。该突变频率极低，每一世代 $10^{-10} \sim 10^{-6}$；②诱发突变：指通过人工方法如施加高温、X 射线、紫外线等物理因素或金属离子、化学试剂、抗生素及药物等化学因素诱导产生的突变。诱发突变的概率比自发突变高 $10 \sim 10\,000$ 倍，达到 $10^{-6} \sim 10^{-4}$。

（二）基因的转移与重组

基因转移，即遗传物质由一个细菌转入另一个细菌的过程。转入的基因与受体菌基因组整合在一起称为重组，使受体菌获得新的性状。基因转移和重组的方式有转化、转导、接合、溶原性转换及原生质体融合等。

1. 转化 是指受体菌直接摄取环境中供体菌裂解所释放的 DNA 片段，并将其整合至自身基因组中，从而获得供体菌的部分遗传性状的方式。例如Ⅱ型无荚膜无毒力的肺炎链球菌摄取Ⅲ型有荚膜有毒力的肺炎链球菌 DNA 后，即转化为有荚膜有毒力的Ⅲ型肺炎链球菌。

2. 转导 是指以噬菌体为媒介，将供体菌的遗传物质转移到受体菌，使受体菌获得供体菌的某些遗传性状。由于噬菌体有宿主特异性，转导仅发生于同种细菌内。根据转化 DNA 片段范围，分为普遍性转导和局限性转导。

（1）普遍性转导　由毒性噬菌体和温和噬菌体介导，供体菌染色体任何部位的 DNA 都有可能被装配入噬菌体，从而转入受体菌。

（2）局限性转导　由温和噬菌体介导，只局限于前噬菌体两侧的基因，即当前噬菌体从宿主菌染色体脱离时，只将其两侧的部分基因带入受体菌。由于转移的只限于供体菌 DNA 上的某些特定基因，故称为局限性转导。

3. 接合　是指细菌通过性菌毛相互沟通，将遗传物质（质粒或染色体 DNA）从供体菌直接转移给受体菌的方式。包括 F 质粒、R 质粒、Col 质粒及毒力质粒等。

4. 溶原性转换　当细菌被温和噬菌体感染而成为溶原状态时，噬菌体的遗传物质整合到宿主菌的染色体 DNA 中，使宿主菌获得新的遗传性状，这种方式称为溶原性转换。例如 β - 棒状杆菌噬菌体感染白喉杆菌时，通过溶原性转换使得白喉杆菌变成产白喉外毒素的致病菌。

5. 原生质体融合（protoplast fusion）　原生质体通过人工方法诱导融合将两个不同遗传性状的细胞，分别去除细胞壁形成原生质体，然后在高渗条件下通过融合剂如聚乙二醇的作用下使两者融合，融合后的细胞通过基因交换与重组而产生新的遗传性状。

四、细菌变异的意义

（一）与疾病诊断与防治有关

1. 疾病诊断　细菌在形态结构、染色性、生化反应、抗原性及毒力等方面常可发生变异，给病原菌的鉴定带来一定困难。如金黄色葡萄球菌应以产生金黄色色素为其特点，但耐药菌株多产生灰白色色素。所以在临床细菌学检查中不仅要熟悉细菌的典型特性，还要了解其变异规律，这样才能做出正确的诊断。

2. 疾病治疗　由于抗生素的广泛使用，耐药菌株日益增多，甚至出现了多重耐药菌株。而且有些耐药性质粒同时带有编码毒力的基因，使其致病性增强。这些变异的后果给疾病的治疗带来了很大的困难。

3. 疾病预防　将毒力减弱而保留免疫原性的菌株制成减毒活疫苗，已成功地用于某些传染病的预防。如卡介苗、狂犬疫苗、炭疽疫苗、鼠疫疫苗等，均已取得良好的免疫效果。

（二）与筛选致癌物质有关

肿瘤一般是正常细胞的遗传物质发生了改变所致。而能诱导细菌基因发生突变的物质均有可能是致癌剂。因此，细菌可用来筛选致癌物质，例如污染物致突变性检测（Ames 试验）就是利用可使鼠伤寒沙门菌基因突变的诱变剂来筛选可疑致癌物。

（三）基因工程中的应用

目前，通过基因工程技术已获得某些从天然生物体内难以大量提取的生物活性物质，如胰岛素、生长激素、干扰素、乙肝表面抗原等，为基因工程药物、基因工程疫苗等生物制药和基因精准治疗技术开辟了新的途径。

（四）流行病学中的应用

基因工程是根据细菌可通过基因转移和重组获得新性状的原理设计的。目前通过基因工程已能大量生产胰岛素、干扰素、生长激素、白介素等生物活性物质和乙肝疫苗等生物制品，并已在探索用基因工程技术治疗基因缺陷型疾病。

第四节　细菌的感染与防治

PPT

 实例分析3 1

实例　患者，39岁。主诉：咳嗽1个月余，近1周咳嗽加重，并伴有胸痛、低热、痰中带血丝。医生高度怀疑其为肺结核，并对该患者进行痰液标本涂片检查。

问题　1. 医生高度怀疑患者为肺结核的依据是什么？

2. 进行痰液标本涂片检查，应选用什么染色方法？

答案解析

细菌侵入宿主体内与宿主防御机制相互作用并引起不同程度的病理损伤的过程称为细菌感染。致病菌入侵机体，在引起感染的同时，激活宿主的防御能力称为抗感染免疫。细菌感染与宿主抗感染免疫是同时发生、此消彼长的，故一个细菌能否引起机体产生疾病取决于细菌致病性、机体免疫力和环境因素三方面的综合作用。

一、细菌的致病性

细菌引起机体发生疾病的能力称为细菌的致病性。细菌致病性的强弱取决于细菌的毒力、侵入数量和侵入部位。

（一）细菌的毒力

细菌的毒力是指细菌致病性的强弱程度。测定细菌毒力的传统方法为半数致死量（LD_{50}）或半数感染量（ID_{50}），即在一定条件下能引起半数实验动物死亡或感染的最小微生物量。细菌的毒力表现为侵袭力和毒素。

1. 侵袭力　是指病原菌突破机体的防御功能，在机体内定居、繁殖与扩散的能力。具有侵袭力的致病物质主要有菌体表面结构、侵袭性酶类及细菌的生物膜。

（1）菌体表面结构　①菌体表层黏附素：细菌表面具有黏附作用的物质称为黏附素或黏附因子。包括菌毛黏附素与非菌毛黏附素（外膜蛋白、脂磷壁酸等）。病原菌首先通过菌体表面的黏附素与宿主体表或黏膜上皮细胞的特异性受体结合，进而侵入机体定植。黏附作用是细菌感染的首要条件，可抵御由于分泌物的冲刷、上皮细胞纤毛的摆动及肠蠕动等的清除作用，与细菌致病密切相关；②侵袭性结构：包括荚膜和微荚膜，具有保护细菌、抗吞噬及抗体液中杀菌物质的作用，以如伤寒沙门菌的 Vi 抗原等。

（2）侵袭性酶类　许多致病菌能产生多种具有协助细菌抗吞噬、促使细菌在体内扩散、溶解组织等功能的侵袭性胞外酶，如金黄色葡萄球菌产生的血浆凝固酶，能使感染局限化，抗吞噬细胞的吞噬；A 族链球菌产生的透明质酸酶，能溶解组织中的透明质酸，使病原菌易于在结缔组织扩散。

（3）细菌生物膜　又称为生物被膜，是单一或多种细菌为适应环境而聚集成的微菌落集团。生物被膜可促使细菌黏附于宿主，阻止抗菌素的杀灭和宿主的免疫清除作用，细菌在生物被膜内可传递耐药基因、毒力基因等。生物被膜的黏附现象是某些毒力较弱的机会致病菌引起医院感染的重要原因，尤其有利于耐药菌的产生。

 知识链接

医用器械表面的生物被膜

侵入性医用器械表面形成生物被膜几乎不可避免，相关的感染已成为限制其广泛使用的关键因素，如何防止生物被膜形成呢？首先，要严格操作规程，严格监护室管理，尽可能缩短病人的住院时间，以减少病人接触和感染致病菌、条件致病菌的机会，切断生物被膜形成的细菌来源；用抗生素或其他化学杀菌剂包被导管等医用材料表面，但用抗生素包被有很多缺陷，可能会诱导细菌耐药性的产生，广谱抗生素的选用也受限制。使用氯己定（洗必泰）等化学杀菌剂则难以控制其毒性。研究表明，银包被的生物材料可抑制革兰阳性球菌、革兰阴性杆菌及白色念珠菌生物被膜的形成。低浓度银对人体无任何急、慢性毒副作用，也无致突变和致癌作用，其体外实验和临床实验均在进行中，有着良好的应用前景。

2. 毒素　是指细菌在代谢过程中合成和释放的、对宿主组织细胞有毒性作用的物质。按其来源、性质和作用等不同，分为外毒素和内毒素两种。

（1）外毒素　主要由革兰阳性菌和少数革兰阴性菌合成并释放到菌体外的毒性蛋白质，如破伤风梭菌的痉挛毒素、霍乱弧菌的肠毒素。外毒素易被蛋白酶分解破坏，绝大多数不耐热60℃经30分钟可被破坏。外毒素由 A 和 B 两个亚单位组成。A 亚单位是毒性部位，发挥毒性效应；B 亚单位是结合部位，能与宿主靶细胞表面的特异受体结合，介导 A 亚单位进入细胞。A 或 B 亚单位单独对宿主无致病作用，因而外毒素分子的完整性是致病的必要条件。大多数外毒素的免疫原性强，可被 0.3%～0.4%甲醛脱毒为类毒素，类毒素保留外毒素的免疫原性。

外毒素的毒性作用强，极少量的外毒素即可使易感动物死亡。如 1mg 肉毒毒素能杀死 2 亿只小鼠，对人的最低致死量为 0.1μg。不同细菌产生的外毒素对宿主组织器官具有选择性毒性作用，引起特殊的临床病变。按照与宿主细胞亲和性和作用靶点不同可将外毒素分为细胞毒素、神经毒素、肠毒素等。

（2）内毒素　是革兰阴性菌细胞壁的脂多糖（LPS），只有当细菌裂解时才释放出来。各种内毒素的临床表现和病理变化大致相同，引起发热反应、白细胞增多、内毒素血症和内毒素休克、弥漫性毛细血管内凝血（DIC）等。

外毒素与内毒素主要区别见表 3-2。

表 3-2　外毒素与内毒素的主要区别

区别要点	外毒素	内毒素
来源	G⁺菌及部分 G⁻菌	G⁻菌
存在部位	活菌分泌，少数菌崩解后释放	细胞壁组分，细菌崩解后释放
化学成分	蛋白质	脂多糖（热原质）
稳定性	60～80℃，30 分钟被破坏	160℃，2～4 小时才被破坏
毒性作用	强，对组织器官有选择性作用，引起特殊临床表现	较弱，毒性作用大致相同，引起发热、白细胞变化、内毒素血症、内毒素休克、DIC 等
免疫原性	强，刺激机体产生抗毒素，甲醛处理可脱毒形成类毒素	较弱，不可被甲醛脱毒形成类毒素

（二）细菌侵入的数量

感染发生与否，除了与病原菌的毒力有关，还与其侵入机体的数量有关。通常细菌的毒力愈强，引起感染所需菌量愈少；反之，所需菌量愈大。例如鼠疫耶尔森菌，几个细菌侵入机体就可引起感染，而沙门菌需要上亿个才能导致肠热症。

（三）细菌侵入的部位

病原菌能否致病，还需要通过合适的部位侵入机体才能造成感染，这与致病菌必须在适宜的微环境中生存有关。

即学即练 3 - 5

目前已知的，毒性最强的物质是（　　）

答案解析　　A. 热原质　　　　B. 肉毒毒素　　　　C. 内毒素　　　　D. 氰化钾　　　　E. 砒霜

二、细菌的感染

（一）感染的来源

根据引起机体感染的细菌来源分为外源性感染、内源性感染和其他形式感染。

1. 外源性感染　是指来自宿主机体以外的病原菌所引起的感染。引起外源性感染的病原菌主要来自患者、带菌者（健康带菌者、恢复期带菌者）以及携带病原菌或患病的动物等传染源。因带菌者无临床症状不易被察觉，是重要的传染源。

2. 内源性感染　是指因抗生素滥用、正常菌群寄居部位改变、机体免疫力低下等因素的影响，宿主体内的微生物引发的感染。常由条件致病菌引发，在老年人、婴幼儿、癌症晚期患者、应用免疫抑制剂的病人等人群中发生。有些内源性感染为多重耐药菌引发，广大医务工作者应特别重视。

3. 其他形式感染　在日常活动中，还有一些特殊形式的感染来源。如医院内感染，也称医疗机构相关性感染，是指在医院内诊治过程中获得的感染，感染对象包括住院病人、医护人员、门诊病人及探视人员等；如实验室感染，是指在从事生物实验活动中获得的感染，其传播途径主要是通过呼吸、皮肤接触含有感染因子的气溶胶而被感染。

（二）感染的途径

病原菌不同，其感染途径亦不同。有的病原菌可有多种感染途径。

1. 呼吸道感染　病原菌由病人或带菌者通过咳嗽、喷嚏或大声说话等喷出的飞沫或呼吸道分泌物散布到空气中，被他人吸入而造成感染。也可通过吸入沾有病菌的尘埃而造成的感染。如白喉、肺结核、百日咳等疾病的传播。

2. 消化道感染　病原菌随病人或带菌者的粪便排出，污染食物或饮用水后，经口食入而发生的感染，流行病学上称为粪－口途径传播。如霍乱、伤寒、细菌性痢疾等疾病的传播。苍蝇及污染的手是病原菌传播的重要媒介。

3. 创伤感染　病原菌经破损的皮肤、黏膜侵入宿主体内导致的感染。如局部伤口的化脓性感染、破伤风等。

4. 接触感染　通过人与人或人与动物之间的密切接触而引起的感染。其感染方式有直接接触感染和通过用具等间接接触感染，如淋病奈瑟菌感染等。

5. 节肢动物叮咬感染　通过吸血昆虫的叮吸在人群中引发的感染。如鼠疫、斑疹伤寒等。

有些致病菌的传播可有呼吸道、消化道、皮肤创伤等多种途径。例如结核分枝杆菌、炭疽芽胞杆菌等。

（三）感染的类型

病原菌通过适宜的感染途径侵入易感机体后，能否引起感染、对机体造成的损伤程度，取决于病原菌的致病力和宿主的免疫力，二者相互作用，决定了感染的发生、发展与结局。

1. 隐性感染　感染对机体造成的损害较轻，不出现或仅出现不明显的临床症状，又称为亚临床感染。这种情况是由于机体免疫力较强，或侵入的病原菌数量较少或毒力较弱，此类型在传染病流行中占有绝大多数，隐性感染可使机体获得特异性免疫力。

2. 显性感染　感染使机体的组织细胞受到不同程度的损害，生理功能发生改变并出现一系列的临床症状和体征，称为显性感染。这种情况是由于机体免疫力较弱，或侵入的病原菌数量较多或毒力较强，显性感染可有不同的表现形式。

（1）根据病情缓急分为急性感染和慢性感染。急性感染起病急、病程短，常见菌有肺炎链球菌、脑膜炎奈瑟菌等；慢性感染起病慢、病程长，可持续数月至数年，常见菌有结核分枝杆菌、淋病奈瑟菌等。

（2）根据感染部位不同分为局部感染和全身感染。局部感染是病原菌侵入机体仅局限在一定部位生长繁殖，引起局部病变。如化脓性球菌引起的疖、痈等；全身感染是感染的病原菌或其毒性产物向全身扩散引起的全身症状。全身感染分为四种类型。①毒血症：致病菌侵入机体后只在局部生长繁殖，致病菌不入血，但其产生的外毒素入血，外毒素经血到达易感的组织和细胞，引起特殊的毒性症状。如白喉棒状杆菌和破伤风梭菌产生的外毒素可引起毒血症。②菌血症：病原菌由局部侵入血流，未在血液中生长繁殖，只是一过性或间断性侵入血液，到达适宜部位再进行繁殖而致病。如伤寒早期菌血症，布鲁菌的波浪热等。③败血症：病原菌侵入血液，并在其中大量生长繁殖，产生毒性代谢产物，引起全身中毒症状，如高热、皮肤和黏膜瘀斑、肝脾大等，如鼠疫耶尔森菌、炭疽芽胞杆菌等可引起败血症。④脓毒血症：指化脓性病原菌侵入血流，在其中大量繁殖，并通过血流扩散至宿主的其他组织或器官，产生新的化脓性病灶。例如金黄色葡萄球菌引起的脓毒血症，常导致多发性肝脓肿、皮下脓肿和肾脓肿等。另外，内毒素血症是指革兰阴性菌在感染病灶内或侵入血液增殖，菌体死亡裂解后释放大量内毒素入血，引起高热、内毒素性休克、DIC 等严重症状。如小儿急性中毒性菌痢。

3. 带菌状态　是指在隐性感染或显性感染痊愈后，病原菌并未完全清除而在体内继续存在，并不断向体外排出病原菌的状态。处于带菌状态的人称为带菌者，隐性感染的带菌者称为"健康"带菌者，患传染病后临床症状消失，但短期内机体仍有病原菌者，称为恢复期带菌者。由于带菌者经常或间歇性排出病原菌，因此在流行病学上是重要的传染源。

三、抗菌免疫

当病原菌一旦入侵机体，机体的免疫系统立即启动发挥抗菌免疫，以保护机体免遭伤害。抗菌免疫通过固有免疫和适应性免疫共同发挥，固有免疫是人类先天具有的抵御各种病原菌侵害的第一道防线，可以在短时间内发挥效用。适应性免疫是人体在受到病原菌抗原刺激后才产生的抵御机制，产生慢，但是在预防病原菌再次感染中可发挥重要作用。具体发生过程将在免疫应答章节详细介绍，此处简要介绍抗菌免疫作用。

（一）抗胞内菌免疫

有些细菌寄居在宿主细胞中，称为胞内寄生菌，简称胞内菌，如结核分枝杆菌、麻风分枝杆菌、军团菌等。胞内菌能抵抗吞噬作用，导致慢性感染。因抗体不能进入细胞内，故抗胞内菌感染除依靠吞噬细胞、补体、溶菌素等固有免疫机制外，主要依靠 T 细胞介导为主的细胞免疫。

（二）抗胞外菌免疫

有些细菌寄居在宿主细胞外的体液、血液中，称为胞外寄生菌，简称胞外菌，如葡萄球菌、链球菌、大肠杆菌等。胞外菌能引起局部化脓性炎症，破坏组织。抗胞外菌感染除依靠皮肤黏膜、吞噬细胞、天然杀菌物质如溶菌酶等的固有免疫防护外，主要依靠产生特异性抗体为中心的体液免疫。

（三）抗毒素免疫

细菌在生长繁殖过程中产生的外毒素或人工制备的类毒素可刺激机体产生特异性抗体称抗毒素。抗毒素和游离的外毒素结合，从而阻止外毒素和靶细胞的结合而发挥中和外毒素的作用。破伤风梭菌、产气荚膜梭菌等就是以外毒素致病为主的细菌感染。

四、细菌感染的治疗

（一）抗菌药物的种类

细菌感染的治疗可用抗菌药物，主要包括抗生素类药物和抗菌化学药物。按化学结构和性质可将抗菌药物分为：①β-内酰胺类：包括青霉素类、头孢菌素类、碳青霉烯类、单环β-内酰胺类、β-内酰胺酶抑制剂等；②大环内酯类：如红霉素、螺旋霉素、阿奇霉素等；③氨基糖苷类：如阿米卡星、链霉素、庆大霉素、妥布霉素、卡那霉素等；④四环素类：如四环素、土霉素、多西环素等；⑤氯霉素；⑥人工合成的抗菌药物：包括喹诺酮类、磺胺类；⑦其他：如多肽类、万古霉素、林可霉素、异烟肼、利福平等。

（二）抗菌药物的杀菌机制

主要包括：①抑制细胞壁的合成：如β-内酰胺类药物；②抑制蛋白质的合成：如氨基糖苷类、四环素类、大环内酯类药物；③抑制核酸的合成：如喹诺酮类、利福平、磺胺类药物；④影响细胞膜的功能：如多黏菌素。

（三）临床用药原则

1. 诊断为细菌性感染的患者，方可使用抗菌药物。

2. 根据药敏试验结果选择合适的抗菌药物；治疗某些慢性细菌感染时，应选择不同的抗菌药交替使用，以避免耐药性细菌的产生。

3. 严格掌握药物适应证，用药剂量要适当、足量。

4. 合理的联合规范用药，可提高疗效，又可减少或延迟耐药菌株出现。

PPT

第五节　常见致病性细菌

自然界中细菌种类和数量众多，虽然大多数细菌对人类有益，但少数细菌能危害人和动物的健康，我们把引起人体或动物疾病的细菌称为致病菌或病原菌。通过本节的学习，可帮助药学及其相关专业的学生了解引起人类感染性疾病的常见病原菌及其致病机制，为药物制剂生产、流通和保存过程中的微生物污染防护和监测提供理论依据，同时还有利于理解抗菌药物的作用机制并合理使用。

 实例分析 3 - 2

实例　海南岛某部官兵准备在端午节前进行一次实弹演习，为鼓舞士气，炊事员在过节前将面和好，第二天早晨做成糖糕，上蒸笼蒸了 30 分钟。官兵吃完糖糕就到靶场训练。2 个小时后，突然一个士兵出现呕吐，继之出现腹痛、腹泻，其他吃过糖糕的人也陆续出现同样症状，致使训练终止。

问题　1. 最有可能是什么细菌引起的食物中毒？为什么？

　　　　2. 该菌是怎样致病的？

答案解析

一、病原性球菌

病原性球菌是指具有致病作用的球菌，因其主要引起化脓性炎症，又称为化脓性球菌。常见的病原性球菌包括葡萄球菌属、链球菌属以及奈瑟菌属等。

（一）葡萄球菌属

葡萄球菌属是一群呈葡萄串状排列的革兰阳性球菌，种类繁多，广泛分布于自然界、人和动物的体表以及和外界相通的腔道中。多数不致病，并构成人和动物的正常菌群，但致病性葡萄球菌在正常人体鼻咽部也有较高的带菌率，尤其是医务人员带菌率可高达 70%，是医院交叉感染的重要传染源。临床约 80% 以上化脓性感染由葡萄球菌所致。

1. 生物学特征

（1）形态与染色　菌体球形，直径 1.0μm，呈葡萄串状排列，革兰染色阳性（图 3 - 12）。

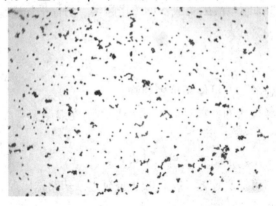

图 3 - 12　葡萄球菌（革兰染色阳性）

（2）分离培养　营养要求不高，需氧或兼性厌氧，菌株不同产生的脂溶性色素亦不同，如金黄色、白色或柠檬色等。金黄色葡萄球菌在琼脂平板上经35℃ 24 ~ 48 小时培养形成金黄色、圆形、凸起、边缘整齐、湿润、不透明的光滑型菌落，表皮葡萄球菌形成白色菌落。在血琼脂平板上，致病性葡萄球菌的菌落周围可形成完全透明的溶血环。

（3）生化试验　触酶试验阳性。多数葡萄球菌能分解葡萄糖、麦芽糖、蔗糖产酸。致病菌株能分解甘露醇产酸、血浆凝固酶试验和耐热 DNA 酶试验阳性。

（4）分类　葡萄球菌属分为32个种、15个亚种。临床上通常根据凝固酶实验将葡萄球菌属分为凝固酶阳性的金黄色葡萄球菌和凝固酶阴性的表皮葡萄球菌、腐生葡萄球菌等。三种葡萄球菌的主要性状（表 3 - 4）。

表 3 - 4　三种葡萄球菌的主要性状

主要性状	金黄色葡萄球菌	表皮葡萄球菌	腐生葡萄球菌
菌落色素	金黄色	白色	白色或柠檬色
血浆凝固酶	+	-	-
甘露醇	+	-	-
溶血素	+	-	-
耐热核酸酶	+	-	-
致病性	强	条件致病	条件致病

（5）抵抗力　葡萄球菌在无芽胞细菌中抵抗力最强。耐干燥，耐热，80℃加热 30 分钟才被杀死，耐盐性强，能在含10% ~ 15%的氯化钠培养基上生长。对碱性染料类消毒剂敏感。对青霉素、庆大霉素等抗生素敏感，但易产生耐药性。目前临床上耐青霉素的金黄色葡萄球菌高达90%以上。近年随着抗生素的广泛使用，多重耐药菌株也迅速增多，其中耐甲氧西林金黄色葡萄球菌（methicillin resistant staphylococcus aureus，MRSA）已经成为医院内感染最常见的致病菌。

即学即练 3 - 6

无芽胞细菌中，抵抗力最强的是（　　）

答案解析
A. 金黄色葡萄球菌　　　　　B. 链球菌　　　　　C. 痢疾志贺菌
D. 脑膜炎奈瑟菌　　　　　　E. 大肠埃希菌

2. 临床意义

（1）致病与免疫　人类对葡萄球菌有一定的天然免疫力，当机体免疫力下降时易导致感染，且病愈后不能建立牢固免疫力。金黄色葡萄球菌作为主要致病菌，其毒力强，产生多种侵袭性酶类（如血浆凝固酶、触酶、耐热核酸酶等）和多种外毒素，引起侵袭性和毒素性两类疾病。其致病物质及所致疾病主要如下。

1）血浆凝固酶：是能使人或兔血浆发生凝固的酶类物质，致病菌株绝大多数能产生此酶，常作为鉴别葡萄球菌有无致病性的重要标志。凝固酶能使纤维蛋白原转化为纤维蛋白引起血浆凝固，纤维蛋白沉积于菌体表面，保护细菌不被吞噬细胞吞噬和不受血清中杀菌物质的作用。另外，葡萄球菌引起的感染易于局限化和形成血栓，也与此酶的作用有关。

2）葡萄球菌溶素：依据抗原性不同，分为 α、β、γ、δ、ε 五种，对人致病的主要是 α 溶素。α 溶素对多种哺乳动物红细胞有溶血作用，对白细胞、血小板、肝细胞、成纤维细胞、血管平滑肌细胞等也有损伤作用。

3）杀白细胞素：能导致中性粒细胞和巨噬细胞的损伤和死亡。

4）肠毒素：约1/3的临床分离株可产生肠毒素。它是一种耐热外毒素，100℃ 30分钟不被破坏，也能抵抗胃肠液中蛋白酶的水解作用，引起以呕吐为主的急性胃肠炎。

5）表皮剥脱毒素和毒性休克综合征毒素-1：表皮剥脱毒素引起剥脱性皮炎；毒性休克综合征毒素-1引起毒素休克综合征。

以上致病物质引起的疾病主要有：①化脓性感染：金黄色葡萄球菌可通过多种途径侵入机体，导致皮肤或器官的多种感染，如疖、痈、伤口化脓、肺炎等，甚至可引起败血症、脓毒血症等全身感染。感染的特点是病灶多局限，与周围组织界限清楚，脓汁黏稠。②食物中毒是因食入葡萄球菌肠毒素污染的食物所致，表现为恶心、呕吐、腹痛、腹泻等急性胃肠炎症状，发病急，一般2~6小时可出现症状，但1~2天可自行恢复。③假膜性肠炎是一种菌群失调性肠炎，病理特点是肠黏膜被一层由炎性渗出物、肠黏膜坏死组织和细菌组成的假膜所覆盖。人群中10%~15%的人其肠道中有少量金黄色葡萄球菌寄居，当肠道优势菌因应用抗菌药物被抑制或杀灭时，耐药金黄色葡萄球菌便大量繁殖产生毒素，引起以腹泻为主的临床症状。

 知识链接

凝固酶阴性的葡萄球菌（CNS）

CNS是不产生血浆凝固酶的葡萄球菌，作为正常菌群寄居在人和动物的体表及与外界相通的腔道黏膜上。随着临床上各种侵入性诊疗措施的施行，CNS已成为医院感染重要的条件致病菌，如表皮葡萄球菌引起的人工瓣膜性心内膜炎、静脉导管感染、腹膜透析性腹膜炎等；腐生葡萄球菌引起的泌尿系感染、前列腺炎和败血症等；溶血葡萄球菌引起心内膜炎、腹膜炎、尿路感染和败血症等。

（2）诊断与防治　主要通过临床表现和实验室病原学检查进行诊断。病原学检查的程序是：①采集标本：根据病变部位采集标本，如穿刺液、脓汁、分泌物、脑脊液、胸腹水、血液等。②标本直接涂片镜检：取标本直接涂片经革兰染色后镜检，根据形态、排列及染色性，做出初步诊断。③分离培养和鉴定：将标本接种血平板，但血液标本需先增菌再接种，35℃培养18~24小时，观察菌落特征、色素、溶血现象，对可疑菌落涂片染色镜检，并做血浆凝固酶试验等进行鉴定。如果镜下结果为革兰阳性、球菌、葡萄串状排列，菌落呈金黄色、周围有透明溶血环，触酶试验、血浆凝固酶试验阳性，即可诊断为"金黄色葡萄球菌"。

人类对葡萄球菌普遍易感，无特殊预防方法，只能采取一般性预防：注意个人卫生，对皮肤创伤进行及时严格的消毒处理；严格无菌操作，防止医源性感染；加强卫生监督管理等；根据药敏试验结果，合理选用抗菌药物进行治疗。

（二）链球菌属

链球菌属也是临床上常见的革兰阳性的化脓性球菌。广泛分布于自然界、健康人鼻咽部、人及动物肠道中，多为正常菌群，少数可引起人类重要疾病。

1. 生物学特征

（1）形态与染色　球形或卵圆形，0.6~1.0μm，呈链状（图3-13）或成对排列，革兰阳性，无芽胞，无鞭毛，有菌毛样结构。肺炎链球菌有明显荚膜（图3-14）。

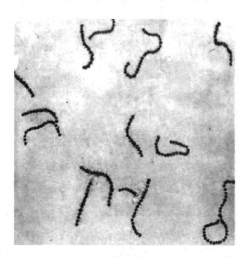

图3-13　链球菌（革兰染色阳性）

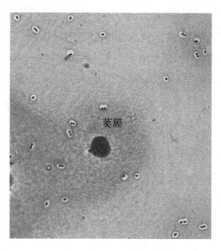

荚膜

图3-14　肺炎链球菌荚膜（革兰染色阳性菌体的外围不着色区域）

（2）培养特性与生化反应　营养要求较高，在含有血液、血清的培养基中才能生长良好。需氧或兼性厌氧，少数菌株专性厌氧。在血清肉汤中易形成长链而呈絮状沉于管底。在血琼脂平板上形成灰白色、圆形、边缘整齐、表面光滑、透明或半透明的细小菌落。不同菌株有不同溶血情况。触酶试验阴性，可区别于葡萄球菌。一般不分解菊糖，不被胆汁溶解，但肺炎链球菌分解菊糖，胆汁溶菌试验阳性，据此可鉴别肺炎链球菌与甲型溶血性链球菌。

（3）抗原构造　抗原构造复杂，主要有存在于细胞壁表面的蛋白质抗原（即表面抗原）和多糖抗原（即C抗原），以及核蛋白抗原（即P抗原）。

（4）分类　主要的分类方法有：①根据血平板上溶血现象分为甲型溶血性链球菌、乙型溶血性链球菌、丙型链球菌三种。甲型溶血性链球菌又称草绿色链球菌，菌落周围有1~2mm宽的草绿色溶血环，称甲型溶血或α溶血，多为条件致病菌；乙型溶血性链球菌的菌落周围形成2~4mm宽的完全透明溶血环，称乙型溶血或β溶血，致病性强；丙型链球菌不溶血，一般不致病。②根据多糖抗原的不同分为20个群（A~H，K~V），对人致病的链球菌90%为A群。每个群可根据表面抗原的不同分为若干型。

（5）抵抗力　较弱。加热60℃、30分钟即被杀死，对一般消毒剂敏感。在干燥尘埃中生存数月。对青霉素、红霉素、四环素、磺胺类等多种抗生素敏感，耐药菌株发现较少。

2. 临床意义　对人致病的链球菌主要是A群链球菌和肺炎链球菌。引起亚急性细菌性心内膜炎的病原菌的是甲型溶血性链球菌。

（1）致病与免疫　①肺炎链球菌主要通过荚膜致病，当机体抵抗力降低时，寄居在正常人上呼吸道的肺炎链球菌可侵入下呼吸道和肺部，引起大叶性肺炎，并可继发胸膜炎、脓胸，也可引起中耳炎、鼻窦炎、乳突炎、心内膜炎、脑膜炎和败血症等。②A群链球菌致病力最强。其致病物质有：

1）侵袭性酶类：一是能分解细胞间质透明质酸的透明质酸酶；二是能使血液中纤维蛋白酶原变成纤维蛋白酶，从而溶解血凝块或阻止血浆凝固的链激酶；三是能降解脓液中的DNA，使脓液变稀薄的链道酶。通过三种酶的作用帮助细菌扩散，导致其化脓性感染病灶与正常组织界限不清，脓汁稀薄带血性。

2）链球菌溶血素：具有溶解红细胞、白细胞和血小板作用的外毒素。根据对氧的稳定性分为链球菌溶血素 O（streptolysin O，SLO）和链球菌溶血素 S（streptolysin S，SLS）：①SLO 溶血活性易被氧灭活，但抗原性强，可刺激机体产生抗"O"抗体。测定抗"O"抗体，可辅助诊断链球菌引起的超敏反应性疾病（如风湿热）及链球菌感染后的肾小球肾炎。②SLS 对氧稳定，无免疫原性，血琼脂平板上的 β 溶血环是由 SLS 所致。

3）致热外毒素：是引起人类猩红热的猩红热毒素或红疹毒素，能直接作用于下丘脑引起发热反应，也可导致毒性休克综合征等。

4）M 蛋白：是 A 族链球菌细胞壁表面的蛋白质，具有抗吞噬作用和免疫原性，与心肌、肾小球基底膜有共同的抗原，链球菌引起的超敏反应与此有关。

A 群链球菌性疾病约占人类链球菌感染的 90%。表现为：①化脓性感染：如丹毒、脓疱疮、蜂窝组织炎等皮肤及皮下组织感染。经呼吸道感染引起扁桃体炎、咽炎、咽峡炎、鼻窦炎，并继发中耳炎、脑膜炎等。经产道感染引起产褥热。细菌经淋巴管和血液扩散，引起淋巴管炎、淋巴结炎和败血症。②猩红热：是儿童急性呼吸道传染病，临床主要表现为发热、咽峡炎、全身弥漫性鲜红色皮疹等。③超敏反应性疾病：临床主要表现为风湿热和急性肾小球肾炎，其发生与链球菌 M 蛋白引起的 II 型或 III 型超敏反应有关。

链球菌感染后可获得一定的免疫力，主要为抗 M 蛋白抗体。由于链球菌型别多，各型别间无交叉免疫，常反复感染。但患过猩红热后可建立牢固的同型免疫。

（2）诊断与防治　主要通过临床症状和实验室检查结果进行诊断。实验室检查技术主要有病原学检查和血清学诊断。

病原学检查方法有：①直接涂片镜检：取感染部位标本进行涂片革兰染色后镜检，发现有典型的链状排列革兰阳性球菌，可初步判断。②分离培养与鉴定：标本接种血琼脂平板，37℃孵育 24 小时后，根据溶血现象初步判断。A 族溶血性链球菌形成 β 溶血，应与葡萄球菌及其他溶血性链球菌相鉴别。甲型溶血性链球菌和肺炎链球菌均形成 α 溶血，通过形态学和生化试验进行鉴别，甲型溶血性链球菌球形、链状排列、菊糖发酵和胆汁溶菌试验阴性，而肺炎链球菌矛头状、成双排列、有荚膜、菊糖发酵和胆汁溶菌试验阳性。

血清学诊断技术是进行抗"O"试验，检测患者血清中抗链球菌溶血素"O"抗体的含量来辅助诊断风湿热。抗"O"抗体在 1:400 以上具有诊断价值。

链球菌感染主要经飞沫传播，应早期彻底治疗病人及带菌者，从而减少传染源和防止急性肾小球肾炎、风湿热等超敏反应的发生。治疗首选青霉素。肺炎链球菌的特异性预防可注射肺炎链球菌荚膜多糖多价疫苗，接种人群主要为儿童、老人和慢性病患者。治疗采用青霉素、林可霉素。进行药物治疗前最好作常规药物敏感试验，指导临床合理用药。

即学即练 3-7

肺炎链球菌的主要致病物质是（　）

答案解析　　A. 内毒素　　B. 外毒素　　C. 鞭毛　　D. 荚膜　　E. 菌毛

（三）奈瑟菌属

奈瑟菌属是一群形态相似，无鞭毛和芽胞，有菌毛的革兰阴性双球菌。对人致病的主要有脑膜炎奈瑟菌、淋病奈瑟菌等。

1. 生物学特征 脑膜炎奈瑟菌和淋病奈瑟菌在生物学特征上相似。

（1）形态与染色 菌体呈肾形，成双排列，凹面相对，革兰染色阴性。在急性感染者标本中，多位于中性粒细胞内。新分离菌株多有荚膜和菌毛。

（2）培养特性与生化反应 营养要求高，在含有血清、血液的培养基中才能生长，常用巧克力色血平板培养。专性需氧，初次分离需 5% ~ 10% CO_2，形成圆形、无色透明、似露滴状的光滑型菌落。奈瑟菌氧化酶和触酶试验均阳性。脑膜炎奈瑟菌可分解葡萄糖和麦芽糖，只产酸不产气。淋病奈瑟菌只分解葡萄糖产酸。

（3）分类 脑膜炎奈瑟菌根据其荚膜多糖抗原的不同分 13 个血清群，对人致病的多是 A、B、C 群，我国以 A 群为主。

（4）抵抗力 极弱。对干燥、热、寒冷、消毒剂等均敏感，在室内 3 小时即可死亡。对磺胺、青霉素、氯霉素和链霉素等抗菌药物敏感。

即学即练 3-8

下列抵抗力最弱的菌是（ ）

答案解析
A. 金黄色葡萄球菌　　　　B. 大肠埃希菌　　　　C. 脑膜炎奈瑟菌
D. 破伤风梭菌　　　　　　E. 结核分枝杆菌

2. 临床意义 脑膜炎奈瑟菌是流行性脑脊髓膜炎（简称流脑）的病原菌。淋病奈瑟菌是人类淋病的病原菌。

（1）脑膜炎奈瑟菌的临床意义 ①致病与免疫：其致病物质有荚膜、菌毛和内毒素，其中内毒素是主要致病物质。经飞沫传播，依靠菌毛黏附在上呼吸道黏膜上生长繁殖，引起上呼吸道感染。当患者免疫力降低或病菌毒力强、数量多，病原菌可侵入血液引起菌血症或败血病，病人突发寒战高热、恶心呕吐、皮肤黏膜出现出血点或瘀斑。少数病人因细菌突破血-脑屏障侵犯脑脊髓膜，引起化脓性炎症，表现为剧烈头痛、喷射性呕吐、颈项强直等脑膜刺激症状。严重者可危及生命。以体液免疫为主。6个月内婴儿可通过母体获得抗体，产生自然被动免疫，极少患流脑。②诊断与防治：一是通过临床症状诊断；二是病原学检查和血清学诊断。病原学检查是通过对标本直接染色镜检进行形态学鉴定及分离培养、生化鉴定等，检查病人的脑脊液、血液或渗出物等标本中是否有脑膜炎奈瑟菌。采集标本时应注意保温、保湿并立即送检，最好是床边接种。血清学诊断，即通过检测抗原进行快速诊断。儿童等易感人群可接种流脑群特异性荚膜多糖疫苗进行特异性预防。流行期间成人可口服磺胺类药物预防。治疗首选青霉素。

（2）淋病奈瑟菌的临床意义 ①致病与免疫：人类是淋病奈瑟菌的唯一宿主，其致病物质主要为菌毛，通过接触感染（性接触为主）引起泌尿生殖系统的化脓性感染。临床表现为尿道炎、前列腺炎、输精管炎、附睾炎、子宫颈炎、阴道炎等。新生儿可通过产道感染引起淋菌性结膜炎，即脓漏眼。人类对淋病奈瑟菌无天然免疫力。病后免疫力不强，再感染和慢性者较多见。②诊断与防治：通过病原学检查进行诊断。取患者感染部位的脓性分泌物进行革兰染色镜检，若检查到中性粒细胞内有革兰阴性成双排列的球菌可初步诊断为急性感染；慢性感染者细菌常在中性粒细胞外。若需进一步鉴定可做生化试验。

开展广泛防治性病知识的宣传教育是预防淋病的重要环节。治疗可选用青霉素、淋必治等，近年来因耐药菌株的增加，最好依据药敏试验指导临床合理用药。此外，新生儿出生后用1%硝酸银滴眼以预防脓漏眼的发生。

二、肠道杆菌

肠道杆菌是指寄居在人和动物肠道内的一大群生物学性状相似的革兰阴性杆菌，归属于肠杆菌目。与人类感染有关的肠杆菌目细菌主要有埃希菌属、沙门菌属、志贺菌属、克雷伯菌属和变形杆菌属等15个菌属。肠杆菌多数为肠道正常菌群，当机体抵抗力下降或细菌寄居于肠外其他器官时可成为条件致病菌，如大肠埃希菌、变形杆菌等；少数是病原菌，如伤寒沙门菌、志贺菌、致病性大肠埃希菌等。

肠杆菌目细菌具有以下共同特性：①是中等大小的革兰阴性杆菌（图3-15），无芽胞，多数有菌毛和周鞭毛，少数有荚膜或包膜。②营养要求不高，需氧或兼性厌氧，液体培养基中呈均匀浑浊生长；在普通培养基上生长良好，形成直径2～3mm、中等大小、灰白色的光滑型菌落；在肠道鉴别培养基（如SS、麦康凯、伊红美蓝等）上，根据是否分解乳糖，形成不同颜色的菌落，可作为初步鉴定依据。③生化反应活泼，能分解多种糖类、醇类和蛋白质，形成不同代谢产物。其共同特征是：葡萄糖发酵（＋），硝酸盐还原酶试验（＋），氧化酶（－），触酶（＋）；多数非致病菌分解乳糖产酸，致病菌一般不分解乳糖，可用乳糖发酵试验进行初步鉴别。④抗原结构复杂，包括菌体（O）抗原、鞭毛（H）抗原、荚膜或包膜抗原（如K抗原、Vi抗原）等。⑤抵抗力不强，对热、化学消毒剂敏感。在粪便、污水或水中可生存数周至数月。对胆盐和煌绿等染料的耐受因菌种不同有差异，故在选择性培养基中常加入胆盐和煌绿等，以抑制球菌和多数非致病菌生长，有利于肠道致病菌生长。

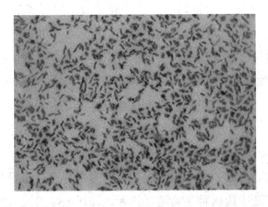

图3-15　大肠埃希菌（革兰染色阴性）

（一）埃希菌属

埃希菌属为肠道正常菌群，包括5个种，其中大肠埃希菌最为常见。

1. 生物学特征　大肠埃希菌简称大肠杆菌，在肠道选择性培养基上发酵乳糖形成有色菌落。典型生化反应特征为氧化酶试验阴性，硝酸盐还原酶试验阳性；发酵葡萄糖、乳糖产酸产气，动力阳性，靛基质试验阳性，脲酶试验、枸橼酸盐利用试验和硫化氢试验阴性。

2. 临床意义　大肠埃希菌在人出生数小时后进入肠道，并伴随终生，是肠道中重要的正常菌群。当机体免疫力降低或细菌侵入肠外组织或器官，可条件致病引起肠外感染。大肠埃希菌某些血清型为致病菌，引起人类腹泻，称致病性大肠埃希菌。另外《中国药典》规定，口服药品不得检出大肠埃希菌。

 知识链接

生活饮用水卫生标准规定

1. 细菌总数：是评价水质清洁和净化效果的一项指标。饮用水细菌总数不超过100cfu/ml的标准。细菌总数增多，说明水已被污染的可能性大。

2. 大肠菌群：卫生学上把大肠菌群作为粪便污染的指示菌。我国《生活饮用水卫生标准》（GB574985）中规定每升水中不得超过3个。

（1）致病物质主要有 ①定植因子：即黏附素，大肠埃希菌的普通菌毛，具有黏附肠道、泌尿道等黏膜的作用。②肠毒素：为产毒性大肠埃希菌产生的外毒素，分耐热肠毒素（ST）和不耐热肠毒素（LT）两种，能引起小肠黏膜上皮细胞分泌功能增加，导致腹泻。③K抗原：有抗吞噬和抗补体溶菌作用。

（2）所致疾病 ①大肠埃希菌引起的肠外感染以条件致病为主，多见于女性泌尿系统感染，如尿道炎、肾盂肾炎等，也可引起腹膜炎、胆囊炎和手术伤口感染等。②致病性大肠埃希菌主要引起肠道内感染，如腹泻，但不同的致病性大肠埃希菌其毒力和致病机制有所不同，临床表现也不相同（表3-5）。

表3-5 致病性大肠埃希菌的种类及致病性

菌株	致病物质	所致疾病
肠产毒性大肠埃希菌（ETEC）	肠毒素、定植因子	旅游者及婴幼儿腹泻
肠致病性大肠埃希菌（EPEC）	黏附因子	婴儿腹泻
肠侵袭性大肠埃希菌（EIEC）	侵袭力、内毒素	儿童、成人菌痢样腹泻
肠出血性大肠埃希菌（EHEC）	菌毛、志贺毒素	出血性结肠炎
肠集聚性大肠埃希菌（EAEC）	黏附因子	婴儿持续性腹泻

（3）诊断与防治 结合临床感染特点和病原学检查进行诊断。无菌采集标本，防止正常菌群污染，生化鉴定是确定肠杆菌属、种的主要方法。预防应以防止医院内感染为主，注意个人卫生，加强饮食卫生监督和管理。治疗应根据药敏试验合理使用抗生素，如磺胺、链霉素、氨苄西林等药物，避免耐药菌产生。

（二）沙门菌属

沙门菌属是肠杆菌科中最复杂的菌属，目前已知有2500多个血清型。绝大多数对动物致病，仅少数对人致病，如伤寒沙门菌、副伤寒沙门菌等，部分沙门菌对人和动物均致病，如猪霍乱沙门菌、肠炎沙门菌、鼠伤寒沙门菌等。

1. 生物学特征 不发酵乳糖，在肠道选择性培养基上形成透明或半透明的无色菌落，产硫化氢的菌株在SS琼脂上的菌落中心呈黑色。对胆盐和煌绿等染料抵抗力强。典型的生化反应为动力阳性，硝酸盐还原酶试验阳性，发酵葡萄糖产酸，枸橼酸盐利用试验和硫化氢试验多为阳性；氧化酶试验阴性，不分解乳糖，靛基质试验阴性，脲酶试验阴性。

2. 临床意义 沙门菌是致病性肠杆菌，通过污染食品和水源经消化道感染，引起人和动物的沙门菌病。沙门菌通过病人或患病动物的粪便直接或间接污染药品生产环境及生产的各个环节，特别是以动物、脏器为原料的药品，污染率较高。《中国药典》规定，口服药品不得检出大肠埃希菌和沙门菌。

（1）致病与免疫 其致病物质主要是内毒素，其次是菌毛、Vi 抗原等侵袭性因子，某些沙门菌，如鼠伤寒沙门菌能产生肠毒素导致水样腹泻。内毒素能引起发热、白细胞减少和中毒性休克等。菌毛使细菌黏附于小肠黏膜上皮细胞。Vi 抗原有抗吞噬作用。

沙门菌引起的疾病有：①肠热症：即伤寒和副伤寒。伤寒由伤寒沙门菌引起，副伤寒由甲、乙、丙副伤寒沙门菌所致。细菌经消化道进入小肠，穿过肠黏膜上皮细胞侵入肠壁淋巴组织生长繁殖，然后释放入血，引起第一次菌血症，病人出现发热、全身不适、乏力等前驱症状。细菌随血流进入全身各脏器和组织，如肝、肾、脾、骨髓、胆囊等，在其吞噬细胞中繁殖后再次释放入血引起第二次菌血症，病人出现持续高热、肝脾大、皮肤玫瑰疹等典型症状，血中白细胞数明显下降。胆囊中的细菌由胆汁排入肠腔，部分随粪便排出体外，部分细菌再度侵入肠壁淋巴组织，使已致敏的组织发生超敏反应，引起肠壁表层坏死、脱落和溃疡，发生肠出血，甚至肠穿孔；肾脏中的细菌随尿排出。第 3 周是病程的转折时期，如无并发症，病人的各种症状逐渐缓解进入缓解期。第 4 周后进入恢复期。部分伤寒或副伤寒患者可成为携带者，其粪便中可持续排菌长达 1 年及以上，成为重要传染源。②急性胃肠炎（食物中毒）：是最常见的沙门菌感染。主要由猪霍乱沙门菌、鼠伤寒沙门菌和肠炎沙门菌感染所致。表现为低热、恶心、呕吐、腹痛和腹泻等症状。③败血症：多由猪霍乱沙门菌、鼠伤寒沙门菌、丙型副伤寒沙门菌等所致。多见于儿童和免疫力低下的成人。

伤寒或副伤寒病后可获得牢固免疫力，以细胞免疫为主。sIgA 在消化道局部发挥体液免疫作用。

（2）诊断与防治 主要依据病原学检查，肠热症还可用肥达试验辅助诊断。病原学检查时，肠热症应根据病程采集标本，即第 1 周采血，第 2、3 周取粪便或尿液，第 3 周也可取尿液，全程可采集骨髓。将标本接种在肠道选择性培养基上进行分离培养，挑取可疑菌落进行形态学鉴定和生化试验鉴定为肠杆菌目、属和种。沙门菌还需进行血清学鉴定确定其血清型。

肥达试验：一种试管直接凝集反应。用已知伤寒沙门菌的 O、H 抗原及甲、乙、丙型副伤寒沙门菌的 H 抗原与患者血清作定量凝集试验，以测定受检血清中有无相应的抗体及其含量，以辅助诊断肠热症。若检测结果显示：伤寒沙门菌 O 抗体效价≥1∶80，H 抗体效价≥1∶160，甲、乙、丙型副伤寒沙门菌 H 抗体效价≥1∶80 才有诊断意义；或在疾病早期及中后期分别采集两次血清，若第二份血清比第一份的效价增高 4 倍以上也具有诊断价值。

预防：加强粪便管理，加强饮食卫生管理，对患者及带菌者及时发现、隔离、治疗；接种伤寒沙门菌 Ty21a 活疫苗、新型副伤寒 Vi 荚膜多糖疫苗能特异性预防肠热症的发生。治疗可选氯霉素、氨苄青霉素、环丙沙星等。

（三）志贺菌属

志贺菌属细菌又称痢疾杆菌，是人类细菌性痢疾的病原菌。

1. 生物学特征 志贺菌无鞭毛，只有 O 抗原，根据 O 抗原不同，将志贺菌属分为 A、B、C、D 4 个血清群和 40 余个血清型（表 3-6），我国以福氏志贺菌最多见，其次为宋内志贺菌。

表 3-6 志贺菌属的分群

菌种	群	型	亚型
痢疾志贺菌	A	1-10	8a，8b，8c
福氏志贺菌	B	1-6，x，y 变型	1a，1b，2a，2b，3a，3b，3c，4a，4b
鲍氏志贺菌	C	1-18	
宋内志贺菌	D	1	

在肠道鉴别培养基上除了宋内志贺菌迟缓发酵乳糖以外，其他因不发酵乳糖形成无色透明或半透明的菌落；分解葡萄糖产酸不产气；动力阴性，靛基质试验阴性，脲酶试验阴性，枸橼酸盐利用试验阴性，不产生硫化氢。

2. 临床意义 志贺菌仅对人致病，经粪 - 口途径传播，引起细菌性痢疾。

（1）致病与免疫 致病物质为菌毛和内毒素。志贺菌通过菌毛黏附于肠黏膜上皮细胞，并侵入上皮细胞内生长繁殖引起炎症反应；内毒素作用于肠黏膜，使其通透性增强，促进对内毒素的吸收，引起全身中毒症状（内毒素血症），导致发热、意识障碍，甚至中毒休克；内毒素作用于肠壁自主神经系统，导致肠功能紊乱，出现腹痛、里急后重等症状；内毒素直接破坏肠黏膜，引起炎症、溃疡和出血，出现黏液脓血便。A 群志贺菌Ⅰ型和Ⅱ型可产生志贺毒素。志贺毒素是一种具有细胞毒性、肠毒性和神经毒性的外毒素。

病人和带菌者为传染源，主要经粪 - 口途径传播引起细菌性痢疾（简称菌痢）。其临床形式有：①急性细菌性痢疾：发病急，有发热、腹痛、腹泻、黏液脓血便和里急后重等典型症状，如治疗及时，预后良好。②慢性痢疾：病程 2 个月以上，迁延不愈，反复发作。③中毒性痢疾：多见于儿童，消化道症状不明显，主要表现为严重的全身中毒症状，病情凶险，病死率高。免疫以 sIgA 为主，志贺菌各型间无交叉免疫，病后不能获得牢固的免疫力。

（2）诊断与防治 志贺菌对理化因素的抵抗力较低，且对酸敏感，采集标本宜在抗菌药物使用前进行，志贺菌极少进入血液。进行病原学检查时，可在发病早期采集黏液脓血便或肛拭子并立即接种肠道鉴别培养基上，取无色可疑菌落进行生化试验和血清学试验确定菌群和型；也可用免疫荧光菌球法、协同凝集试验及分子生物学方法进行快速鉴定。

预防：加强食品卫生管理，对患者及带菌者要应做到早发现、早隔离和早治疗；治疗选用庆大霉素等敏感抗菌药物。

（四）其他肠杆菌

1. 变形杆菌属 变形杆菌广泛分布于自然界，以及人和动物的肠道中。形态呈多形性，运动活泼，无荚膜，有菌毛。在普通琼脂平板和血平板上呈扩散生长，形成以接种部位为中心的厚薄交替、呈同心圆排列的波纹状菌苔，称为迁徙生长现象，这是此菌属的特征。能产生硫化氢，大部分能分解尿素。

变形杆菌为条件致病菌，是医院感染的常见病原菌之一。主要引起泌尿系感染，其次引起创伤感染、食物中毒、中耳炎、脑膜炎、肺炎及婴幼儿腹泻等疾病。

普通变形杆菌某些菌株的菌体抗原与立克次体间存在共同抗原，临床上利用该菌体抗原（诊断试剂）检测病人体内抗立克次体的抗体，用以辅助诊断立克次体病，此试验即外斐反应。

2. 克雷伯菌属 克雷伯菌为革兰阴性的粗短杆菌，常成双排列，无鞭毛，多数有菌毛，其显著特点是有较厚的多糖荚膜。在普通琼脂平板上形成较大、灰白色、黏液型菌落，用接种环挑取易拉成丝。发酵乳糖产酸，在肠道选择鉴别培养基上形成有色菌落。

引起医院感染的重要病原菌是肺炎克雷伯菌，是一种条件致病菌，主要寄居于人的呼吸道和肠道内，可引起多种感染，如呼吸道、泌尿道和创伤感染。

三、弧菌属

弧菌属是一群菌体短小、弯曲呈弧形的革兰阴性细菌，有端生鞭毛，运动活泼，氧化酶阳性。对人类致病的主要有霍乱弧菌和副溶血性弧菌。

（一）霍乱弧菌

霍乱弧菌是引起人类消化道烈性传染病——霍乱的病原菌。

1. 生物学特征　菌体呈弧形或逗点状、革兰阴性（图 3 – 16），无荚膜与芽胞，有菌毛，有单端鞭毛，运动活泼，呈穿梭样或流星状运动。营养要求不高，兼性厌氧，在 pH 8.4 ~ 9.2 的碱性蛋白胨水或碱性琼脂平板中生长良好。

霍乱弧菌有特异性较高的菌体（O）抗原和鞭毛（H）抗原。根据 O 抗原的不同将弧菌分为 155 个血清群，其中 O_1 群、O_{139} 群引起霍乱。O_1 群霍乱弧菌又因其生物学特征的差异，分为古典生物型和 El-tor 生物型两型。霍乱弧菌对热、干燥、日光、消毒剂、酸敏感，但耐碱。加热 100℃ 1 ~ 2 分钟死亡，在正常胃酸中仅生存 4 分钟，但在水中存活 1 ~ 3 周。霍乱弧菌对链霉素、氯霉素、四环素等敏感。

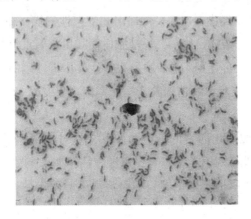

图 3 – 16　霍乱弧菌（革兰染色阴性）

2. 临床意义　人类是霍乱弧菌的唯一易感者，患者或带菌者为传染源，主要通过污染的水源或食物经消化道感染。细菌通过鞭毛运动穿过肠黏膜表面的黏液层，由菌毛定植于肠黏膜上皮细胞表面生长繁殖，产生霍乱肠毒素，这是一种致病力很强的外毒素，导致小肠黏膜上皮细胞分泌功能亢进，引起剧烈的呕吐、腹泻，呈米泔水样便。病后获得牢固免疫力，以体液免疫为主。

诊断：以病原学检查为主，由于其传染性和致病力强，采集、运送标本以及微生物检验时应严格注意生物安全。取病人"米泔水样"便或呕吐物进行涂片染色镜检和动力试验，如发现鱼群状排列的革兰阴性弧菌和穿梭状运动的细菌，可作初步诊断。将标本用碱性琼脂平板或 TCBS 选择性培养基进行分离培养，挑取可疑菌落（碱性琼脂平板为无色的似水滴状菌落，TCBS 为黄色菌落）进行生化反应和血清学鉴定，可鉴定到种、群和型。

预防：加强饮食卫生监督和管理是防止该菌感染的关键，对患者及带菌者应做到早发现、早隔离和早治疗。治疗：以补液和补电解质为主，同时辅以抗菌药物，如氯霉素、四环素、复方 SMZ – TMP 等杀菌。

即学即练3–9

答案解析

下列属于革兰阴性菌，却通过外毒素致病的是（　　）

A. 金黄色葡萄球菌　　　　　　B. 破伤风梭菌　　　　　　C. 肉毒杆菌

D. 霍乱弧菌　　　　　　E. 乙型溶血性链球菌

（二）副溶血性弧菌

副溶血性弧菌是我国沿海地区食物中毒最常见的病原菌，是一种嗜盐性弧菌，主要分布于海水、海产品以及盐渍食品中。人常因食入未煮熟的海产品或污染本菌的盐腌制品而感染，引起食物中毒。该菌为革兰阴性、直或微弯的杆菌，单鞭毛，运动活泼。营养要求不高，在无盐培养基中不生长，生长最适NaCl 浓度为 3.5%，最适 pH 为 7.7~8.0，pH 9.5 时仍能生长。因不发酵蔗糖，在 TCBS 平板形成绿色菌落，可与霍乱弧菌相区别。

四、分枝杆菌属

分枝杆菌属是一类细长略弯曲、呈分枝状生长的杆菌。其显著特点是细胞壁含有大量脂质，导致该属细菌在染色性、致病性、抵抗力等方面不同于一般细菌。因其着色后能抵抗盐酸酒精的脱色，故又名抗酸杆菌。分枝杆菌种类较多，对人致病的主要有结核分枝杆菌和麻风分枝杆菌。在此仅介绍结核分枝杆菌。

结核分枝杆菌俗称结核杆菌，是引起人和动物结核病的病原体，其中对人致病的有人型、牛型和非洲型结核杆菌。

（一）生物学特征

1. 形态与染色 典型的结核分枝杆菌为直或稍弯曲的杆菌，大小为 (0.3~0.6) μm ×(1~4) μm，单个散在、束状或分枝状排列，无芽胞、无鞭毛，电镜下观察发现细胞壁外有一层荚膜。革兰阳性，但不易着色。抗酸染色法染成红色，为抗酸染色阳性（图 3-17），非抗酸菌染成蓝色。

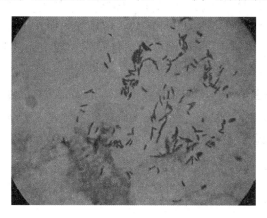

图 3-17 结核分枝杆菌（抗酸染色阳性）

2. 培养特性 营养要求高，常用改良罗氏培养基培养，专性需氧，最适生长温度为 37℃，最适 pH 为 6.5~6.8。生长缓慢，一般需 2~4 周始见菌落。菌落粗糙、凸起、颗粒状或结节状、边缘不规则，呈菜花状。在液体培养基表面形成褶皱的菌膜，有毒菌株呈索状生长。

3. 抵抗力 耐干燥，在干燥的痰中可存活 6~8 个月。对酸（3%盐酸、6%硫酸）、碱（4%氢氧化钠）有较强的抵抗力；对湿热、紫外线、70%~75%酒精敏感。对异烟肼、利福平、链霉素、乙胺丁醇等药物敏感，易产生耐药性。

4. 变异性 结核分枝杆菌可发生形态、菌落、毒力和耐药性等变异。卡介苗（BCG）就是牛型结核杆菌的毒力变异株，该减毒变异株作为活疫苗已广泛应用于结核病的预防接种。

（二）临床意义

1. 致病与免疫 结核分枝杆菌不产生内毒素、外毒素以及侵袭性酶。其致病性主要与菌体的某些成分对机体的刺激、菌体在细胞内大量繁殖引起的炎症、有毒代谢产物以及菌体成分造成的免疫损伤等有关。

（1）与致病有关的菌体成分 ①荚膜：具有抗吞噬作用。②脂质：索状因子、磷脂、硫酸脑苷脂和蜡质D等脂质成分与致病有关。索状因子能抑制粒细胞游走和引起慢性肉芽肿；磷脂能刺激单核细胞增生，使病灶中巨噬细胞转变为类上皮细胞，形成结核结节和干酪样坏死；硫酸脑苷脂能抑制吞噬细胞中的吞噬体与溶酶体结合，使细菌能在吞噬细胞内长期存活。③蛋白质与蜡质D结合，诱发机体产生超敏反应。

（2）所致疾病 结核分枝杆菌通过多途径，如呼吸道、消化道或损伤的皮肤侵入易感机体，引起多种组织器官的结核病。以肺结核最多见。肺结核分为原发感染和继发感染两大类：①原发感染：是初次感染结核分枝杆菌，多见于儿童。因机体缺乏特异性免疫，经呼吸道侵入肺内的细菌不能被吞噬细胞吞噬，反而在细胞内大量生长繁殖，引起局部炎症，称为原发灶。原发灶内的结核分枝杆菌可经淋巴管扩散至肺门淋巴结，引起淋巴管炎和肺门淋巴结肿大。原发灶、淋巴管炎和肺门淋巴结肿大合称为原发综合征，是原发感染的典型病变特征。原发感染一般无明显临床症状。随细菌感染、机体免疫力的建立，原发灶大多纤维化或钙化而自愈，少数患者其原发灶的少量结核分枝杆菌可长期潜伏，成为以后继发感染的来源。只有少数免疫力低下者，结核分枝杆菌经淋巴液、血液扩散至全身，导致全身粟粒性结核或结核性脑膜炎。②继发感染：多见于成年人。由原发感染灶潜伏的结核分枝杆菌或再次经呼吸道感染所致。因原发感染特异性免疫力的建立，继发感染时病灶多局限，一般不累及附近的淋巴结。局部发生慢性肉芽肿性炎症，形成结核结节、干酪样坏死和纤维化等病理变化。

（3）免疫性 结核分枝杆菌为胞内寄生菌，故机体抗结核免疫主要是细胞免疫。细胞免疫与迟发型超敏反应伴随发生。机体抗结核免疫属传染性免疫，称为有菌免疫，即当机体内有结核分枝杆菌存在时才建立免疫力，一旦体内细菌消失，抗结核免疫也随之消失。机体抗结核分枝杆菌免疫特点是感染、细胞免疫、超敏反应三者相伴存在，基于这种特点，临床实验室建立了结核菌素试验，检测机体的抗结核免疫状态和细胞免疫功能情况。

结核菌素试验：是应用结核菌素（超敏原）检测受试者是否发生迟发型超敏反应的皮肤试验。将一定量的结核菌素注入前臂皮内，48~72小时观察局部反应。若局部出现红肿硬结且直径在5~15mm为阳性，表明局部发生了迟发型超敏反应，提示机体建立了抗结核免疫，有细胞免疫功能；若局部未出现红肿硬结或硬结直径在5mm以下，表示未发生迟发型超敏反应，提示机体可能缺乏抗结核免疫或细胞免疫功能低下，如老年人即使被结核分枝杆菌感染，因其免疫力低下，结核菌素试验可呈现阴性。结核菌素试验可用于：①选择卡介苗接种对象及卡介苗接种效果测定，结核菌素试验阴性者应接种BCG；②辅助诊断婴幼儿结核病；③间接检测肿瘤患者的细胞免疫功能；④在未接种BCG的人群中做结核分枝杆菌感染的流行病学调查。结核菌素试验阳性者，表示曾有结核分枝杆菌感染；结核菌素试验强阳性者，即硬结直径≥15mm者，表示活动性结核，应进一步检查。

2. 诊断与防治 病原学检查是诊断结核分枝杆菌感染的金标准。采集感染部位的分泌物或组织作为标本。标本直接涂片进行抗酸染色、镜检，若发现抗酸染色阳性的细长杆菌可进行初步诊断。分离培养常用罗氏培养基，37℃培养3~4周。由于结核分枝杆菌培养时间长、阳性率低，临床上已广泛使用分子生物学技术用于结核病的病原学诊断，如聚合酶链反应（PCR）技术、核酸探针技术等鉴定结核分枝杆菌 DNA。

接种卡介苗是预防结核病最有效的措施，接种对象是结核菌素试验阴性的儿童和新生儿。目前，我国规定出生后即接种卡介苗，7 岁、12 岁结核菌素试验阴性者还应进行复种。

结核病治疗原则是早期、全程、足量、联合用药。目前常用的抗结核药物有链霉素、异烟肼、利福平、乙胺丁醇等。为了防止结核分枝杆菌产生耐药性变异，在治疗过程中应定期做药物敏感性试验，选择敏感药物进行治疗。

五、厌氧性细菌

厌氧性细菌是一大群必须在无氧条件下才能生长繁殖的细菌。根据是否能形成芽胞，将厌氧性细菌分为两大类：厌氧芽胞梭菌和无芽胞厌氧菌。

（一）厌氧芽胞梭菌

厌氧芽胞梭菌是一群专性厌氧、能形成芽胞的革兰阳性粗大杆菌。因芽胞直径多大于菌体宽度，使菌体膨大呈梭形而得名。厌氧芽胞梭菌的芽胞形态、大小和位置因菌种而异，具有鉴别意义。厌氧芽胞梭菌主要分布于土壤以及人和动物肠道中，多数为腐生菌，少数为致病菌。对人类有致病作用的主要有破伤风梭菌、产气荚膜梭菌和肉毒梭菌。

1. 破伤风梭菌 破伤风梭菌俗称破伤风杆菌，是引起破伤风的病原菌。该菌多以芽胞形式存在于土壤中，并可存活数十年。芽胞通过创口进入，若创口有适宜的厌氧环境，芽胞发育为细菌繁殖体而致病。制药生产中，以根茎类植物为原料的药品常易污染该菌芽胞，芽胞对热抵抗力很强，湿热 100℃ 1 小时尚能存活，干热 150℃ 1 小时尚能存活，故《中国药典》规定用于深部组织、创伤、溃疡面的外用制剂不得检出破伤风梭菌。

（1）生物学特征 破伤风梭菌为革兰阳性细长杆菌，周鞭毛。芽胞位于菌体顶端且大于菌体，形似鼓槌状（图 3-18），专性厌氧。在葡萄糖疱肉培养基中因消化肉渣，使肉渣变黑，有特殊臭味。新霉素葡萄糖血平板上菌落蔓延生长，呈雾状、细丝状或羽毛状，边缘不整齐，常有 β 溶血环。芽胞抵抗力强，高压蒸汽灭菌可杀灭。

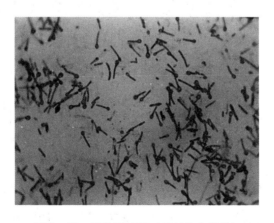

图 3-18 破伤风梭菌（革兰染色阳性）

（2）临床意义 创口的厌氧微环境是破伤风梭菌感染的关键条件。厌氧微环境形成的条件为：①窄而深，且伴有泥土或异物污染的伤口。②伤口内坏死组织较多、局部组织缺血。③同时伴有需氧菌或兼性厌氧菌的混合感染。④芽胞在创口的厌氧微环境中发育为细菌繁殖体，生长繁殖产生外毒素，其中破伤风痉挛毒素是引起破伤风的主要致病物质。破伤风痉挛毒素由伤口局部进入血液，形成毒血症，作用于中枢神经系统，阻止抑制性突触释放抑制性神经递质，破坏正常抑制性神经元的抑制调节作用，使骨骼肌出现强直性痉挛，导致破伤风病的发生。典型的临床表现为：咀嚼肌痉挛造成牙关紧闭、苦笑面容，颈项强直等症状；躯干及四肢肌肉痉挛致角弓反张；最终可因呼吸肌痉挛而窒息死亡。该病治疗效果差，死亡率很高。

（3）免疫　以体液免疫为主，主要是抗毒素的中和作用。抗毒素仅能结合游离外毒素发挥中和作用，对已与易感组织细胞结合的外毒素则无作用。由于痉挛毒素毒性强，微量即可使人致病，不足以引起免疫应答，故病愈后免疫力不强。

（4）诊断与防治　一般不作病原学检查，根据破伤风的典型症状即可诊断。破伤风一旦发病其疗效不佳，故预防特别重要。伤口的处理及治疗：①及时清创、扩创，避免厌氧微环境的形成，是重要的非特异性预防措施。②接种类毒素，可有效预防破伤风的发生。目前我国采用百白破三联疫苗制剂，对3~6个月的婴儿进行计划免疫。③伤口污染严重者，应立即注射破伤风抗毒素（TAT）进行紧急预防。④破伤风的治疗包括使用抗毒素和抗生素，治疗原则是早期、足量、皮试、综合。

2. 产气荚膜梭菌　该菌广泛存在于土壤、人和动物肠道中，是引起气性坏疽的主要病原菌，亦可引起食物中毒。气性坏疽是一种严重的急性创伤性感染，以局部组织坏死、恶臭、水肿、气肿及全身中毒症状为特征。

（1）生物学特征　产气荚膜梭菌为革兰阳性粗大杆菌，无鞭毛，有明显的荚膜。芽胞呈椭圆形，位于菌体的次极端，小于菌体。专性厌氧，最适生长温度为42℃，在血平板上多数菌株有双层溶血环，内环是由θ毒素引起的完全溶血，外环为α毒素引起的不完全溶血。该菌生化反应活泼，能分解多种糖类产酸产气，在牛乳培养基中能分解乳糖产酸而使酪蛋白凝固，同时产生大量气体将凝固的酪蛋白冲成蜂窝状，气势凶猛，称为汹涌发酵，该试验具有重要的鉴别意义。

（2）临床意义　除荚膜外，该菌还能产生多种外毒素和侵袭性酶。产气荚膜梭菌可经创口感染引起气性坏疽；若食用污染了产气荚膜梭菌的食物则引起食物中毒。气性坏疽起病急、进展快、后果严重，应及时对伤口进行清创、扩创，防止厌氧微环境的形成；治疗则使用大剂量青霉素等敏感抗生素杀菌；目前无尚无有效的类毒素进行人工主动免疫。

3. 肉毒梭菌　肉毒梭菌是一种厌氧性腐物寄生菌，主要存在于土壤中，偶尔存在于动物粪便中。该菌污染食物后，在厌氧环境中生长繁殖，产生毒性极强的肉毒毒素，引起肉毒中毒。

（1）生物学特征　肉毒梭菌为革兰阳性粗大杆菌，有周鞭毛，无荚膜，专性厌氧。芽胞呈椭圆形，位于次极端，宽于菌体，使菌体呈网球拍状。芽胞抵抗力很强，高压蒸气121℃、30分钟才能杀死。

（2）临床意义　封闭保存或腌制的食品（如罐头、腊肠等）在制作过程中被肉毒梭菌芽胞污染，芽胞在厌氧环境中发芽繁殖，产生肉毒毒素。人因食用未经加热的、含有该毒素的食品而引起食物中毒。肉毒梭菌的致病物质——肉毒毒素是一种强烈的嗜神经外毒素，是已知毒素中毒性最强的，其毒性比氰化钾强1万倍，对人的致死量约为0.1μg。肉毒毒素作用于外周胆碱能神经，阻止神经－肌肉接头处乙酰胆碱的释放，影响神经冲动的传递，导致肌肉松弛性麻痹。因此，肉毒梭菌所致起的食物中毒，其胃肠道症状很少见，主要表现为神经末梢麻痹的症状，如视物模糊不清、眼睑下垂、全身无力、吞咽及呼吸困难，严重者因呼吸衰竭或心力衰竭而死亡。肉毒毒素不耐热，煮沸1分钟即失去毒性，故可通过加热破坏食物中的肉毒毒素而预防肉毒中毒。

对肉毒中毒的病人应尽早注射多价肉毒抗毒素血清，同时加强护理和对症治疗，尤其是维持呼吸功能，以降低死亡率。

（二）无芽胞厌氧菌

无芽胞厌氧菌是一大类寄生在人和动物腔道内，占绝对优势的正常菌群。其种类多，包括革兰阳性、阴性的杆菌和球菌。在某些特定条件下可作为条件致病菌引起内源性感染。临床厌氧菌感染中，无芽胞厌氧菌感染率占90%以上，其中又以无芽胞、革兰阴性脆弱类杆菌为主。

1. 生物学特征 无芽胞厌氧菌种类繁多，生物学特性各异，常见的有：

（1）革兰阴性脆弱类杆菌 具有多形性，长短不一。严格厌氧，生化反应弱。主要分布在肠道和泌尿生殖道，在临床厌氧菌分离率中，该菌高达70%~80%。

（2）革兰阳性无芽胞厌氧杆菌 在临床厌氧菌分离菌株中占22%左右，其中约57%为丙酸杆菌、23%为真杆菌。丙酸杆菌为小杆菌，常呈链状或成簇排列，无鞭毛，能发酵糖类产生丙酸。与人类有关的丙酸杆菌有3种，临床标本中以痤疮丙酸杆菌最常见。双歧杆菌呈多形态，长短不一，部分菌种一端或两端分叉，无动力，严格厌氧，耐酸。具有营养、增强免疫和抗衰老等作用。只有齿双歧杆菌与龋齿和牙周炎有关；乳杆菌属细菌呈细长杆状，单个或短链状排列，是口腔、肠道和阴道的正常菌群，致病菌株极少；真杆菌属细菌呈多形性，生化反应活泼，生长缓慢，常需培养7天，部分菌种能致病，最常见的为迟钝真杆菌。双歧杆菌和真杆菌均为重要的肠道正常菌群，

（3）韦荣菌属 为厌氧性、革兰阴性球菌，成双、成簇或短链状排列，是咽喉部主要的厌氧菌。在临床厌氧菌分离标本中，分离率小于1%，且多为混合感染。

（4）消化链球菌属 为厌氧性、革兰阳性球菌，成对或链状排列。生长缓慢，需培养5~7天，是口腔、呼吸道、肠道和阴道的正常菌群。在临床厌氧菌分离株中，仅次于脆弱类杆菌，占25%~30%。

2. 临床意义 无芽胞厌氧菌为条件致病菌。当其寄居部位改变、机体免疫力下降、菌群失调和局部形成厌氧环境时引起感染。无芽胞厌氧菌可累及全身组织器官，其中以肺部、腹腔感染的发生率为最高。有下列特征之一者可考虑该菌感染：①内源性感染，感染部位可遍及全身，多呈慢性过程。②无特定病型，大多为化脓性感染，形成局部脓肿或组织坏死，也可侵入血流导致败血症。③分泌物或脓液黏稠，呈乳白、粉红、血色或棕黑色，有恶臭，有时有气体。④使用氨基糖苷类抗生素（如链霉素、卡那霉素、庆大霉素）长期治疗无效者。⑤标本直接涂片可见细菌，但常规细菌培养无细菌生长。

微生物检查：该菌本身属于正常菌群，采集标本时应从感染中心或深部采集，尽量避免接触空气，标本应立刻放入厌氧标本瓶中，并立即送检。

目前尚无特异性预防方法。外科清创引流，维持局部良好的血液循环是预防厌氧菌感染的重要措施。大多数无芽胞厌氧菌对青霉素、氯林可霉素、头孢菌素等敏感。目前发现脆弱类杆菌可产生β-内酰胺酶，能破坏青霉素及头孢菌素，故应先做药敏试验以指导临床合理用药。

六、其他常见细菌

其他常见细菌特征（表3-7）。

表 3-7　其他常见致病菌的主要生物学性状及致病性

菌名	主要生物学性状		致病性
	形态结构与染色	培养特性	
幽门螺杆菌	革兰阴性菌，菌体弯曲呈螺旋状、U状、S状，一端有2~6根鞭毛，运动活泼	微需氧，营养要求高，生长缓慢	致病机制不清，但已确定其感染与大多数胃炎、胃、十二指肠溃疡、胃癌关系密切
白喉棒状杆菌	革兰阳性杆菌，菌体细长，一端或两端膨大呈棒状，美兰染色可见异染颗粒	需氧或兼性厌氧，常用吕氏血清培养基培养，在亚碲酸钾血琼脂培养基上菌落呈黑色	致病物质：白喉毒素 所致疾病：白喉（毒血症）
百日咳鲍特菌	革兰阴性小杆菌，有菌毛、荚膜	专性需氧，营养要求高，生长缓慢，在含甘油、马铃薯、血液的鲍-金培养基上培养3~5天形成细小、光滑、隆起、有珠光色泽的菌落	致病物质：荚膜、菌毛、百日咳毒素等 所致疾病：百日咳
炭疽芽胞杆菌	革兰阳性粗大杆菌，有氧条件下在菌体中央形成椭圆形芽胞	需氧或兼性厌氧，在普通琼脂培养基上形成灰白色粗糙菌落	致病物质：荚膜、炭疽毒素等，所致疾病：炭疽病
铜绿假单胞菌	革兰阴性小杆菌，一端有1~3根鞭毛，运动活泼	专性需氧，营养要求不高，产生绿脓素和荧光素等水溶性色素	致病物质：内毒素、外毒素、荚膜等所致疾病：是医院内感染的重要病原菌，条件致病引起局部或全身化脓性感染
军团菌	革兰阴性杆菌，有鞭毛、菌毛和微荚膜	专性需氧，营养要求特殊，常用含L-半胱氨酸和铁盐的BCYE培养基培养，生长缓慢	致病物质：内毒素是主要致病物质 所致疾病：军团菌病
布鲁菌	球杆状，革兰染色阴性，无鞭毛，无芽胞，光滑型菌株有荚膜	专性需氧，营养要求高，生长缓慢	致病物质：内毒素、荚膜和侵袭性酶 所致疾病：布鲁菌病

目标检测

答案解析

一、单项选择题

1. 革兰阳性菌细胞壁的特有成分是（　　）

　　A. 磷壁酸　　　　　　　　B. 外膜　　　　　　　　C. 肽聚糖

　　D. 脂多糖　　　　　　　　E. 脂蛋白

2. 测量细菌大小的单位是（　　）

　　A. m　　　　　　　　　　B. cm　　　　　　　　　C. mm

　　D. μm　　　　　　　　　 E. nm

3. 用普通光学显微镜无法观察到的细菌结构是（　　）

　　A. 荚膜　　　　　　　　　B. 鞭毛　　　　　　　　C. 菌毛

　　D. 芽胞　　　　　　　　　E. 异染颗粒

4. 革兰阴性菌内毒素的有效毒性成分是（　　）

　　A. 脂质双层　　　　　　　B. 核心多糖　　　　　　C. 特异性多糖

　　D. 脂蛋白　　　　　　　　E. 脂质A

5. 作为判断灭菌效果的指标是（　　）

A. 荚膜   B. 鞭毛   C. 普通菌毛

D. 性菌毛   E. 芽胞

6. 青霉素的杀菌机制是（   ）

    A. 破坏细胞壁的肽聚糖   B. 增强细胞膜的通透性   C. 抑制菌体蛋白合成

    D. 抑制 DNA 复制   E. 降低细胞膜的通透性

7. 关于细菌 L 型的描述，错误的是（   ）

    A. 是遗传性变异的细菌

    B. 可在体内或体外形成

    C. 在高渗培养基中可生长繁殖

    D. 在脱离抑制剂后可恢复为原来的细菌

    E. 是细菌失去细胞壁所形成的细胞壁缺陷型

8. 细菌的特殊结构中具有传递遗传物质作用的是（   ）

    A. 荚膜   B. 鞭毛   C. 普通菌毛

    D. 性菌毛   E. 芽胞

9. 具有抗吞噬作用的细菌特殊结构是（   ）

    A. 荚膜   B. 芽胞   C. 鞭毛

    D. 性菌毛   E. 普通菌毛

10. 细菌的运动器官是（   ）

    A. 荚膜   B. 鞭毛   C. 普通菌毛

    D. 性菌毛   E. 芽胞

11. 在适宜的条件下，多数病原菌繁殖一代所需的时间为（   ）

    A. 20～30s   B. 20～30min   C. 2～3h

    D. 20～30h   E. 30～60min

12. 下列细菌代谢产物对人体无害的是（   ）

    A. 热原质   B. 内毒素   C. 外毒素

    D. 侵袭性酶   E. 维生素

13. 去除热原质最好的方法是（   ）

    A. 煮沸法   B. 高压蒸汽灭菌   C. 吸附滤过法

    D. 巴氏消毒法   E. 160℃干烤法

14. 制备预防结核病的卡介苗（BCG），是利用了细菌的（   ）

    A. 菌落变异   B. 结构变异   C. 毒力变异

    D. 耐药性变异   E. 形态变异

15. 性菌毛参与的基因转移重组方式是（   ）

    A. 转化   B. 接合   C. 基因突变

    D. 溶原性转换   E. 原生质体融合

16. 关于细菌外毒素的特性，正确的是（   ）

    A. 是革兰阳性菌胞壁中的组分

    B. 毒性作用强，对组织器官有高度选择性

    C. 性质稳定，耐热

    D. 毒性相对较弱，对组织无选择性

    E. 不能用甲醛液脱毒而成为类毒素

17. 细菌内毒素的化学成分是（　　）

    A. 脂多糖　　　　　　　　B. 蛋白质　　　　　　　　C. 氨基酸

    D. 核酸　　　　　　　　　E. 无机盐

18. 细菌检验的方法正确的是（　　）

    A. 形态学检查　　　　　　B. 生化试验　　　　　　　C. 血清学检测

    D. 分离培养　　　　　　　E. 以上均正确

19. 化脓性感染最常见的病原菌是（　　）

    A. 葡萄球菌　　　　　　　B. 变形杆菌　　　　　　　C. 产气荚膜梭菌

    D. 结核分枝杆菌　　　　　E. 无芽胞厌氧菌

20. 引起猩红热的细菌是（　　）

    A. 甲型链球菌　　　　　　B. 乙型溶血性链球菌　　　C. 丙型链球菌

    D. 肺炎链球菌　　　　　　E. 脑膜炎奈瑟球菌

21. 辅助诊断伤寒常用的血清学试验是（　　）

    A. 外斐反应　　　　　　　B. OT 试验　　　　　　　C. 抗"O"试验

    D. 肥达反应　　　　　　　E. 胶乳凝集抑制试验

22. 急性细菌性痢疾的病原体是（　　）

    A. 沙门菌　　　　　　　　B. 志贺菌　　　　　　　　C. 金葡菌

    D. 大肠埃希菌　　　　　　E. 霍乱弧菌

23. 淋病奈瑟菌的主要传播途径是（　　）

    A. 呼吸道传播　　　　　　B. 消化道传播　　　　　　C. 创伤伤口感染

    D. 性接触传播　　　　　　E. 节肢动物叮咬

24. 我国沿海地区食物中毒最常见的病原菌是（　　）

    A. 金黄色葡萄球菌　　　　B. 副溶血性弧菌　　　　　C. 变形杆菌

    D. 沙门菌　　　　　　　　E. 产气荚膜梭菌

25. 下列细菌引起霍乱的是（　　）

    A. 大肠埃希菌　　　　　　B. 金黄色葡萄球菌　　　　C. 霍乱弧菌

    D. 伤寒沙门菌　　　　　　E. 不动杆菌

26. 卡介苗是（　　）

    A. 经甲醛处理后的人型结核杆菌

    B. 保持抗原性的人型结核杆菌

    C. 发生了抗原变异的牛型结核杆菌

    D. 保持免疫原性的减毒牛型结核杆菌

    E. 保持免疫原性的减毒人型结核杆菌

27. 结核杆菌侵入人体的方式是（　　）

    A. 呼吸道　　　　　　　　B. 消化道　　　　　　　　C. 皮肤

D. 泌尿道　　　　　　　E. 以上均可

28. 白喉外毒素最易侵犯的组织器官是（　　）

A. 心肌和外周神经　　　　B. 腮腺　　　　　　　C. 甲状腺

D. 中枢神经　　　　　　　E. 肾脏

二、思考题

患者，男性，20岁。自诉大约在1个月前逐渐开始疲乏、食欲减退、发热、咳嗽，每天咳出带血丝痰，近1个月内，体重下降。查体：T38℃，BP120/70mmHg。右上肺叶可闻及啰音。胸部X线片提示右上肺叶后段空洞。取痰作抗酸染色发现大量细长红色杆菌。

（1）鉴于上述状况，患者可能感染什么细菌？

（2）该菌的主要传播途径是什么？如何预防？治疗原则是什么？常用的药物包括哪些？

书网融合……

知识回顾　　　习题

（汪晓艳　钟秀丽　谭国强）

第四章　其他原核型微生物

学习引导

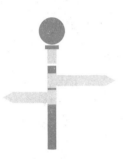

除细菌外，还有一些原核细胞型微生物也与人类息息相关。它们中有的呈菌丝状生长，很多抗生素都由它而来。有的许多生物学特性与细菌相似，但大多不能在人工培养基上培养，只能在活的细胞中才能生长繁殖。因此，它们又有自己的生物学特性与特殊的致病性。本章主要介绍放线菌的生物学特性和主要放线菌；支原体、衣原体、立克次体、螺旋体的生物学特性和致病性。

学习目标

1. **掌握**　放线菌的形态与结构；衣原体、支原体的致病性、免疫性及防治原则。
2. **熟悉**　放线菌的繁殖方式与生活史；螺旋体、立克次体的致病性。
3. **了解**　放线菌主要菌属；支原体、衣原体、立克次体、螺旋体的生物学特性。

第一节　放线菌

PPT

　　放线菌是一类无典型的细胞核、主要以孢子繁殖、呈分支状生长、菌落呈放射状、革兰染色阳性的原核细胞型微生物。对青霉素、四环素、磺胺类药物敏感。

　　放线菌大部分为腐生，少数为寄生，广泛分布于自然界，主要分布于土壤，在中性或偏碱性、有机质丰富的土壤中较多，土壤特有的泥腥味主要是放线菌产生的代谢产物引起的。在空气、淡水、海水等处放线菌也有一定的分布。

▶▶ 实例分析 4-1

　　实例　1875 年 Cohn 从人泪腺感染病灶中分离出一株丝状病原菌，即链丝菌（*Streptothrix*），其菌落中的菌丝常从一个中心向四周辐射生长，并因此而得名。1877 年，Harz 从牛颚肿病的病灶中分离得到类似的病原菌，并命名为牛型放线菌（*Actinomyces bovis*）。

　　问题　1. 放线菌的结构由什么组成？

　　　　　　2. 放线菌生长繁殖需要哪些条件？以什么方式进行繁殖？

答案解析

一、生物学特性

放线菌在固体培养基上的生长状态似真菌，19世纪前，人们将其归属于真菌。后用近代分子生物学手段研究表明放线菌生物学性状更接近于细菌，故将其归属于具有分支状菌丝体的细菌（即广义的细菌）。

（一）形态与结构

放线菌结构主要由菌丝和孢子两部分组成。

1. 菌丝 根据菌丝着生部位、形态和功能不同，可分为基内菌丝、气生菌丝和孢子丝。

（1）基内菌丝 基内菌丝是孢子在适宜的条件下吸收水分，萌发出芽，进一步向培养基内部伸展形成。其主要生理功能是吸收营养，又称为营养菌丝或一级菌丝。基内菌丝较细、颜色浅，可形成分支，大多数无横隔、不断裂。有的发育到一定阶段后，可产生脂溶性或水溶性色素，色素在放线菌的分类鉴定上具有重要作用。

（2）气生菌丝 气生菌丝是基内菌丝发育到一定阶段，向空中生长形成的，又称二级菌丝，简称气丝，较基内菌丝粗、颜色深，分支较少，长度相差悬殊，呈直形或弯曲形。不同种类放线菌的气生菌丝发育程度不同，也可产生色素，主要是脂溶性色素。

（3）孢子丝 孢子丝是气生菌丝发育成熟后，在其顶端分化形成孢子的菌丝。孢子成熟后，从孢子丝中飞散逸出进行繁殖。故孢子丝又称繁殖菌丝或产孢菌丝。孢子丝的形态以及在气生菌丝上的排列方式，随菌种不同而不同，这是放线菌分类鉴定上的一个重要依据。

2. 孢子 孢子是孢子丝发育成熟到一定阶段分化形成，其中无性孢子是放线菌的主要繁殖方式。

（1）孢子的形态特征 光学显微镜下，孢子呈圆形、椭圆形、杆形等。同一孢子丝上分化出来的孢子，其形状和大小存在一定差异。但其排列方式、电镜下的表面结构以及成熟孢子堆的颜色等，在一定条件下比较稳定，可以作为菌种鉴定的依据之一。

（2）孢子的形成过程 根据电镜对放线菌超薄切片观察，孢子是孢子丝经横割分裂后形成的。孢子丝中出现横隔膜，每两个横隔膜通过细胞膜内陷或细胞壁和质膜同时内陷方式将孢子丝分割成孢子，游离释放到周围环境中。

（3）孢子的萌发 散落在周围环境中的孢子，遇到适宜的条件便开始萌发。首先孢子长出芽管，芽管进一步延长，长出分支，最后发育为成熟的菌丝体。

（二）放线菌的生长与繁殖

1. 培养条件 放线菌多为需氧菌，生长最适温度为28～30℃，最适pH为7.0～7.6，营养要求不高，能在一般培养基上生长。

2. 繁殖方式 放线菌的繁殖方式简单，只有无性繁殖，即菌丝细胞通过其自身的无性孢子和菌丝断裂两种方式完成。

（1）无性孢子 放线菌产生无性孢子主要有三种方式：①多数放线菌以气生菌丝分化形成的孢子丝，产生的分生孢子；②高度分化的孢囊成熟释出的孢囊孢子；③基内菌丝分化成的孢子囊梗发育形成的单个着生的孢子。

（2）菌丝断裂 放线菌在液体培养基中由于振荡、机械搅拌等原因，导致菌丝断裂成的小片段，重新生长为新的菌丝体。

3. 生活史 放线菌为原核细胞型微生物，生活史简单，只有无性世代。孢子在适宜条件下萌发生长形成基内菌丝，基内菌丝向空气中生长形成气生菌丝，气生菌丝成熟分化成孢子丝，孢子丝又分化发育成孢子。简单来说就是孢子→菌丝→孢子的循环过程。

4. 菌落特征 放线菌生长缓慢，一般需要 3~7 天才能形成菌落，菌落由菌丝体组成。一般圆形、光滑或有许多皱褶，光学显微镜下观察，菌落周围具辐射状菌丝，介于霉菌与细菌之间，其菌落特征主要有两种类型。

（1）**气生菌丝型** 此种菌落以链霉菌属的放线菌菌落为代表。幼龄菌落与细菌菌落相似，表面光滑、干燥、有皱褶。当孢子丝成熟时，形成的大量孢子布满菌落表面，使菌落呈绒毛或絮状。菌丝和孢子产生的色素都能使菌落呈现各种颜色。

（2）**基内菌丝型** 此种菌落以诺卡菌属的放线菌菌落为代表。该类放线菌的气生菌丝不发达或不长气生菌丝，其基内菌丝紧贴培养基表面生长，菌落较小，与培养基结合不紧密，粉状易碎。

二、主要菌属

（一）链霉菌属

链霉菌属共 1000 多种，其中包括很多不同的种别和变种。它们具有发育良好的菌丝体，菌丝分支，无隔膜，直径 0.4~1 微米，长短不一，多核。菌丝有营养菌丝、气生菌丝和孢子丝之分，孢子丝再形成分生孢子。孢子丝和孢子的形态因种而异，是链霉菌属分种的主要识别性状之一。

链霉菌主要生长在含水量较低、通气较好的土壤中。研究表明，抗生素主要由放线菌产生，而其中 90% 又由链霉菌产生，如链霉素、土霉素，抗肿瘤的博来霉素、丝裂霉素，抗真菌的制霉菌素，抗结核的卡那霉素，能有效防治水稻纹枯的井冈霉素等都是链霉菌的次生代谢产物。

 知识链接

放线菌与抗生素

放线菌与人类关系密切，其次级代谢产物种类丰富，最重要的是抗生素。在微生物产生的抗生素中，来源于放线菌的占 70% 左右。自从 20 世纪 40 年代初 Waksman 用链霉菌进行系统筛选新抗生素以来，放线菌已被认为是新抗生素产生菌的主要来源。其中许多具有重要医用价值的抗生素已用于临床，如氨基糖苷类、蒽环类、氯霉素类、β-内酰胺类、大环内酯类等。

（二）诺卡菌属

诺卡菌属又名原放线菌属，在培养基上形成典型的菌丝体，严重弯曲如树根或不弯曲，具有长菌丝。其特点是在培养 15 小时至 4 天内，菌丝体产生横隔膜，分枝的菌丝体突然全部断裂成长短近于一致的杆状或球状体或带权的杆状体。每个杆状体内至少有一个核，因此可以复制并形成新的多核的菌丝体。多数菌种无气生菌丝，只有营养菌丝，以横隔分裂方式形成孢子。少数菌种在营养菌丝表面覆极薄的一层气生菌丝枝——子实体或孢子丝。孢子丝直形、个别菌种呈钩状或螺旋，具横隔膜。以横隔分裂形成孢子，孢子杆状、柱形两端截平或椭圆形等。

菌落外貌与结构多样，一般比链霉菌菌落小，表面崎岖多皱，致密干燥，一触即碎，或者为面团；有的种菌落平滑或凸起，无光或发亮呈水浸状。

诺卡菌主要分布于土壤。现已报道100余种，能产生30多种抗生素。如对结核分枝杆菌和麻风分枝杆菌有特效的利福霉素，对引起植物白叶枯病的细菌，以及原虫、病毒有作用的间型霉素，对革兰阳性细菌有作用的瑞斯托菌素等。另外，诺卡菌还用于石油脱蜡、烃类发酵以及污水处理中分解腈类化合物。

（三）放线菌属

放线菌属多为致病菌，只有营养菌丝，直径小于1微米，有横隔，可断裂成"V"形或"Y"形体。无气生菌丝，也不形成孢子菌丝。一般为厌气菌或兼性厌气菌。引起牛颚肿病的牛型放线菌是此属的典型代表。另一类是衣氏放线菌，寄生于人体，可引起后颚骨肿瘤和肺部感染。它们的生长需要较丰富的营养，通常在培养基中加放血清或心、脑浸汁等。

（四）小单孢菌属

小单孢菌属菌丝体纤细，直径0.3～0.6微米，无横隔膜、不断裂、菌丝体侵入培养基内，不形成气生菌丝。只在菌丝上长出很多分枝小梗，顶端着生一个孢子。

菌落比链霉菌小得多，一般2～3毫米，通常橙黄色，也有深褐、黑色、蓝色者；菌落表面覆盖着一薄层孢子堆。此属菌一般为好气性腐生，能利用各种氮化物的碳水化合物。大多分布在土壤或湖底泥土中，堆肥的厩肥中也有不少。此属30多种，也是产抗生素较多的一个属。例如庆大霉素由绛红小单孢菌和棘孢小单孢菌产生，有的能产生利福霉素、卤霉素等共30余种抗生素。医学认为，此属菌产生抗生素的潜力较大，而且有的种还积累维生素 B_{12}，应予重视。

（五）链孢囊菌属

链孢囊菌属主要特点是能形成孢囊和孢囊孢子，还可形成螺旋孢子丝，成熟后分裂为分生孢子。此属菌的营养菌体分枝很多，横隔稀少，直径0.5～1.2微米，气生菌丝体成丛、散生或同心环排列。此属菌约15种以上，其中因不少种可产生广谱抗生素而受到重视。粉红链孢囊菌产生的多霉素（polymycin），可抑制革兰阳性细菌、革兰阴性细菌、病毒等，对肿瘤也有抑制作用。绿灰链孢囊菌产生的绿菌素，对细菌、霉菌和酵母菌均有作用。由西伯利亚链孢囊菌产生的两性西伯利亚霉素，对肿瘤有一定疗效。

（六）游动放线菌属

游动放线菌属通常在沉没水中的叶片上生长。气生菌丝体一般有或极少；营养菌丝分枝或多或少，隔膜或有或无，直径0.2～2.6微米；以孢囊孢子繁殖，孢囊形成于营养菌丝体上或孢囊梗上，孢囊梗直形或分枝，每分枝顶端形成一至数个孢囊，孢囊孢子通常略有棱角，并有一至数个发亮小体或几根端生鞭毛，能运动，是此属菌最特殊之处。

第二节　四体类原核细胞型微生物

PPT

一、螺旋体

螺旋体是一类细长、柔软、弯曲呈螺旋状、运动活泼的原核细胞型微生物。其基本结构有细胞壁、原始核质，以二分裂方式繁殖，对抗生素等药物敏感。

螺旋体在自然界和动物体内广泛存在，种类繁多，有8个属（Ⅰ～Ⅷ），其中对人致病的三个属：

密螺旋体属、疏螺旋体属（又名包柔螺旋体属）和钩端螺旋体属。

（一）钩端螺旋体

钩端螺旋体简称钩体，属于钩端螺旋体属，能引起人和动物的钩端螺旋体病，简称钩体病。该病属于自然疫源性疾病，呈世界性分布，我国主要以南方各省最为严重，对人体健康危害很大，是我国重点防治的传染病之一。

1. 生物学特性　钩端螺旋体细长呈丝状，螺旋细密而规则，一端或两端呈钩状，常使菌体呈 C、S 或 8 字形。革兰染色阴性，但不易着染。常用镀银染色法，菌体被染成棕褐色，运动活泼。

钩端螺旋体是唯一可以用人工培养基培养的螺旋体。需氧或微需氧，营养要求复杂，常用柯索夫（Korthof）培养基培养，该培养基内含基本成分外，需加 10% 兔血清或牛血清。适宜生长温度为 28～30℃，最适 pH 为 7.2～7.6。生长缓慢，接种 3～4 天开始繁殖，1～2 周后在液体培养基中出呈半透明云雾状浑浊生长。钩端螺旋体对热抵抗力弱，60℃1 分钟即死亡。

2. 致病性与免疫性　钩端螺旋体病是一种人畜共患传染病。钩端螺旋体以鼠类和猪为主要传染源和储存宿主，带菌率高并可长期排菌，可随动物尿液排出，污染水源和土壤等周围环境。当人类与污染的水或土壤接触时，钩端螺旋体能穿透完整的黏膜或经皮肤破损处进入人体而被感染。

钩端螺旋体进入人体后首先在局部迅速繁殖，并经淋巴系统或直接进入血循环引起菌血症。钩端螺旋体在血液中存在大约 1 个月，随后侵入肝、肺、脾、肾、心、淋巴结和中枢神经系统等。钩体病的特点是起病急、高热、乏力、全身酸痛、眼结膜充血、腓肠肌压痛、表浅淋巴结肿大等三大症状和体征。钩端螺旋体隐性感染或发病后 1～2 周，可产生特异性抗体，以体液免疫为主，产生持久免疫力。

3. 微生物学检查与防治原则　发病 10 天内取血液，第 1 周后可取尿液，有脑膜刺激征者取脑脊液。可直接涂片镜检，亦可分离培养后通过血清学鉴定。分子生物学方法则可用于快速诊断。

钩体病发展很快，有接触田水和洪水者，如果出现感冒样表现时，要争取早诊、早治、早愈，严防误诊、拖延而发展，造成重危的肺大出血型。

预防主要是做好防鼠、灭鼠工作，加强对带菌家畜的管理，保护好水源，避免或减少与疫水接触。在常年流行地区，对易感人群和与疫水接触者宜接种包含当地流行株在内的多价钩端螺旋体疫苗，一般注射后 1 个月即有预防效果。钩端螺旋体对多种抗生素敏感，治疗首选青霉素，也可使用庆大霉素、多西霉素或金霉素等药物。

（二）梅毒螺旋体 微课

>> **实例分析 4-2**

实例　患者自述经常出入娱乐场所，发病前数月有过多次嫖娼史，后在躯干、四肢出现不痛不痒的红色皮疹。2 个月前，其生殖器有过不痛的溃疡，溃疡未经治疗，1 个月后自愈。查体：见患者胸、背、腹、臀及四肢泛发红斑及红色斑丘疹，其表面有少许皮屑，皮疹排列无规律。手掌、足底处见有硬性脓疱，其边缘有鳞屑，颈、腋等处淋巴结肿大，外生殖器检查未见皮损。

实验室检查：TPHA 阳性，RPR 阳性。临床确诊为二期梅毒。

问题　1. 梅毒与螺旋体感染有关，那么螺旋体属何种病原微生物？

2. 螺旋体有何生物特性？可引起哪些疾病？

答案解析

梅毒螺旋体（TP）是引起梅毒的病原体，人是唯一宿主。因其透明不易着色，故又称为苍白螺旋体。

1. 生物学特性　梅毒螺旋体细长，有 8～14 个致密而规则的小螺旋，两端尖直，运动活泼，有移行、屈伸、滚动等运动方式。革兰染色呈阴性，但不易着染。镀银染色法可将螺旋体染成棕褐色。新鲜标本不用染色，在暗视野显微镜下，可观察到其形态和运动方式。

梅毒螺旋体的人工培养至今尚未成功，它不能在无活细胞的人工培养基中生长繁殖。在家兔睾丸和眼前房内能缓慢生长。抵抗力极弱。对温度和干燥特别敏感；血液中的梅毒螺旋体，在 4℃ 置 3 天后可死亡；离体后 1～2 小时将死亡。

2. 致病性和免疫性　自然情况下，人是梅毒的唯一传染源。梅毒有先天性和获得性两种，前者由母体通过胎盘传染胎儿，后者主要经性接触传播。

先天性梅毒，又称胎传梅毒，是孕妇感染后经胎盘传给胎儿，易导致流产、早产、先天性畸形或死胎。胎儿出生后称为梅毒儿，常呈锯齿形牙、马鞍鼻、基质性角膜炎、先天性耳聋等特殊的体征。

获得性梅毒，临床上分为三期，有反复、潜伏和再发的特点。①Ⅰ期（初期）梅毒：外生殖器局部出现无痛性硬下疳（硬结或溃疡）。②Ⅱ期梅毒：全身皮肤、黏膜出现梅毒疹，淋巴结肿大，有时亦累及骨、关节、眼及其他脏器，如不治疗，一般在 3 周或 3 个月后自然消失。此期传染性强，实验室诊断常呈阳性。③Ⅲ期（晚期）梅毒：病变可波及全身组织和器官，表现为皮肤黏膜的溃疡性坏死，并可损坏内脏器官或组织（肝、脾和骨骼常被累及）。若侵害中枢神经系统和心血管，可危及生命。此期的病灶中螺旋体极少，不易检查，传染性小。梅毒的免疫以细胞免疫为主，为传染性免疫。

3. 微生物学检查与防治原则　微生物学检查有：①形态学检查，即取Ⅰ期梅毒的硬下疳渗出液、Ⅱ期梅毒的梅毒疹渗出液或局部淋巴结抽出液，在暗视野显微镜下观察，梅毒螺旋体呈现活泼的运动。②血清学诊断，即常用 VDRL 试验、RPR 试验等方法检查人体感染梅毒螺旋体后产生一种称为反应素的抗体。

梅毒是一种性病，应加强性卫生教育和严格社会管理。梅毒确诊后，早期宜用青霉素或四环素等药物尽早予以彻底治疗。剂量要足，疗程要够。

即学即练 4 - 1

答案解析

关于梅毒感染特点的描述，错误的是（　　）

A. 可性接触传播　　　B. 病后可获得终生免疫　　　C. 人是唯一传染源

D. 可垂直传播　　　E. 可用青霉素治愈

二、立克次体

立克次体是一种以节肢动物为传播媒介、介于细菌和病毒之间的严格细胞内寄生的原核细胞型微生物。

知识链接

立克次体的发现

霍华德·泰勒·立克次是美国著名病理学家、立克次体的发现者。最早在西北大学研究芽生菌病，之后在蒙大拿州研究落矶山斑点热。立克次 1909 年发现了落矶山斑点热和鼠型斑疹伤寒的病原体（立克次体）和传播方式。后来，他因研究而被感染斑疹伤寒去世。人们为了纪念他，将他所发现的病原体命名为立克次体属。

（一）生物学特性

立克次体的共同特点是：①专性细胞内寄生，以二分裂方式繁殖，革兰染色阴性，大小介于细菌和病毒之间；②含有 DNA 和 RNA 两类核酸；③具有多种形态，主要为球杆状；④以节肢动物为（寄生宿主或储存宿主）传播媒介；⑤大多是人畜共患病的病原体；⑥对多种抗生素敏感。

（二）致病性与免疫性

由立克次体引起的疾病统称为立克次体病，多数是自然疫源性疾病，立克次体的致病物质主要是内毒素和磷脂酶 A，主要通过节肢动物如人虱、鼠蚤、蜱或螨的叮咬或含有立克次体的粪便经皮肤、消化道、呼吸道进入人体后，先在局部血管的内皮细胞中增殖，导致细胞破裂，引起第一次立克次体血症。通过血流在全身扩散进入各个脏器的血管内皮细胞并增殖，再次释放引起第二次立克次体血症，导致皮疹和脏器的损伤。在我国主要有流行性斑疹伤寒、地方性斑疹伤寒、恙虫病、Q 热等立克次体病。

1. 普氏立克次体 是流行性斑疹伤寒或称虱传斑疹伤寒的病原体。病人是普氏立克次体的储存宿主和传染源，人虱是传播媒介。传播方式是虱－人－虱。人虱感染普氏立克次体后 7 ~ 10 天死亡，且不经卵传代，故人虱只是传播媒介而非储存宿主。普氏立克次体随粪便排泄于人的皮肤，当感染的人虱叮咬人时，由于瘙痒而抓伤，普氏立克次体随破损的皮肤而侵入人体致病。也可经含普氏立克次体的气溶胶通过呼吸道和眼结膜感染。该病流行于冬春季节，与生活条件拥挤、不卫生有关，故多发生于战争、饥荒和自然灾害时期。普氏立克次体所致疾病为流行性斑疹伤寒。潜伏期 10 ~ 14 天，发病急，高热、剧烈头痛和周身痛，4 ~ 7 天出现皮疹。婴儿发病率低，感染多为成年人，50 岁以上的发病率高，60 岁以上的患者死亡率高。普氏立克次体严格细胞内寄生，抗感染免疫以细胞免疫为主，体液免疫为辅。病后患者可获得牢固免疫力。

2. 斑疹伤寒立克次体 又称莫氏立克次体，是地方性斑疹伤寒或称鼠型斑疹伤寒的病原体。啮齿类动物（主要为鼠）是斑疹伤寒立克次体的主要传染源和储存宿主。鼠蚤和鼠虱是主要的传播媒介，斑疹伤寒立克次体通过鼠虱和鼠蚤在鼠间传播。当鼠蚤叮吮人血时，可将斑疹伤寒立克次体传染给人，又通过人虱在人群中传播。地方性斑疹伤寒潜伏期 8 ~ 12 天，发病缓慢，病程较短，临床症状与流行性斑疹伤寒类似，但较轻，很少累及中枢神经系统和心肌，病死率低。斑疹伤寒立克次体感染的免疫以细胞免疫为主，体液免疫为辅，在发病后 1 ~ 2 周可检测到抗体。病后可获得较牢固的免疫力。

3. 恙虫病立克次体 又称恙虫病东方体或东方立克次体，是恙虫病或称丛林斑疹伤寒的病原体。主要流行于东南亚、西南太平洋岛屿、我国的西南与东南地区以及日本。该病是一种自然疫源性疾病，主要在啮齿类动物中传播。鼠类感染后常无症状，但因长期携带病原体而成为主要的传染源。

恙虫病东方体寄生在恙螨体内，人通过恙螨的幼虫叮咬而感染。叮咬处先出现红斑样皮疹，然后形成水疱，水疱破裂后形成溃疡，周围红润，上覆黑色痂皮（称为焦痂），是恙虫病的特征之一，病后有牢固免疫力。

4. Q 热柯克斯体 引起 Q 热，动物间传播媒介是蜱，感染动物的尿、粪便污染环境后，可经消化道或呼吸道使人受染，患者出现发热、头痛、腰痛等临床症状。感染后，机体获得牢固的免疫力，抗感染免疫以细胞免疫为主，体液免疫为辅。

（三）微生物学检查与防治原则

1. 微生物学检查 临床上常通过检测患者血清立克次体抗体进行实验室诊断。检测抗体的血清学反应为外斐反应，其抗体效价在 1∶160 以上或恢复期抗体效价比早期增高≥4 倍者有诊断意义。因立克次体特别容易引起实验室的感染，因此必须严格遵守实验室操作规程，注意防止感染事故的发生。

2. 防治原则 预防立克次体病的重点是控制或消灭其中间宿主以及储存宿主，加强个人的自身防护。特异性预防多采用灭活疫苗，如预防斑疹伤寒的鼠肺疫苗、鸡胚疫苗等。治疗可选用氯霉素、四环素类抗生素（包括强力霉素），磺胺类药物不能抑制立克次体生长，反而可促进其繁殖作用，因此要禁用磺胺类药。

三、支原体

支原体是一类缺乏细胞壁、呈高度多态性、能通过细菌滤器、能在无生命培养基中繁殖的最小的原核细胞型微生物。支原体在自然界分布广泛，已分离到 150 余种。该微生物是由 Noccard 等于 1898 年分离出来的，1967 年被正式命名为支原体。

（一）生物学特性

菌体大小一般在 0.3～0.5μm。支原体没有细胞壁，不能维持固有的形态而成高度多态性，有球形、杆状、丝状和分枝状等多种形态。革兰染色阴性，但不易着色，一般以 Giemsa 染色较佳，染为淡紫色。支原体的营养要求比一般的细菌高，培养基中必须加入 10%～20% 人或动物血清，以提供胆固醇与其他长链脂肪酸。多数支原体还需添加酵母浸液、核酸提取物、辅酶才能生长。培养 2～3 天后出现小的"油煎蛋"样菌落。支原体的繁殖方式多样，除二分裂繁殖外，还有分节、断裂、出芽或分枝等方式。

支原体有很多特性与 L 型细菌相似，如无细胞壁呈多态性、可以通过细菌滤器、对低渗敏感、"油煎蛋"样菌落。但 L 型细菌在无抗生素诱导等因素作用时容易返祖为原菌，而支原体则在遗传上与细菌无关，不能返祖（表 4-1）。

表 4-1 支原体与 L 型细菌的区别

生物学性状	支原体	细菌 L 型
存在位置	自然界中广泛存在	自然条件下很少存在
形态	多形性	多形性，大小相差悬殊
培养条件	多数需胆固醇	不一定需要胆固醇
菌落	菌落较小，0.1～0.3mm，结构精细，中央部分深入琼脂	菌落稍大，0.5～1.0mm，中央部分埋入琼脂较浅
遗传性	在遗传上与细菌无关，且无论在什么条件下也不能返祖	在遗传上与原菌相关，并在诱导因素去除后可返祖

由于支原体没有细胞壁，故对理化因素比细菌敏感，容易被消毒剂、抗生素灭活。支原体对强力霉素、氯霉素、红霉素、螺旋霉素、链霉素等抗生素均敏感，对四环素、青霉素不敏感，因此在细胞培养时，通过加入青霉素、链霉素等抗生素来抑制支原体和杂菌所造成的污染。

（二）致病性与免疫性

1. 致病性 支原体广泛分布于自然界，存在于人、动物体，大多不致病。对人致病的支原体主要通过以下机制引起细胞损伤：①黏附素，有些支原体具有黏附素，能黏附于呼吸道或泌尿生殖道上皮细胞的黏蛋白受体上，导致宿主细胞损伤；②荚膜或微荚膜；③毒性代谢产物，如神经毒素、核酸酶等；④超抗原，是支原体产生的一类具有免疫调节活性的蛋白。

支原体对人致病的种类主要有肺炎支原体，可引起原发性非典型肺炎。溶脲脲原体、人型支原体和生殖器支原体在一定条件下也能引起泌尿生殖系统感染和不育症。

2. 免疫性 支原体感染后可诱导机体产生细胞免疫和体液免疫。分泌型 IgA 及特异性细胞免疫在防止支原体的再感染上有一定的作用。

（三）微生物学检查与防治原则

肺炎支原体感染可取患者的咽拭子或痰，溶脲脲原体感染可取患者的中段尿、宫颈分泌物、前列腺液等接种于相应培养基中，培养 1～2 周后挑取菌落进行鉴定。在血清学鉴定中，临床则常采取冷凝集试验、生长抑制试验、代谢抑制试验和 PCR 技术。

肺炎支原体可以通过接种相关的疫苗进行预防。泌尿生殖道支原体感染的预防，主要以加强宣传教育、注意个人卫生、切断传播途径为主。支原体感染选用左氧氟沙星、红霉素、螺旋霉素、四环素治疗。

即学即练 4-2

能在无生命培养基上生长繁殖的最小原核细胞型微生物是（ ）

答案解析 A. 细菌　　　B. 衣原体　　　C. 支原体　　　D. 立克次体　　　E. 病毒

四、衣原体

衣原体是一类严格细胞内寄生，有独特发育周期，并能通过细菌滤器的原核细胞型微生物。

衣原体的共同特征是：①有细胞壁，革兰染色阴性，呈圆形或椭圆形；②有独特的发育周期，以二分裂方式繁殖；③含有 DNA 和 RAN 两类核酸，含有核糖体；④具有独立的酶系统，但不能产生代谢所需要的能量，必须利用宿主细胞提供能量，专性细胞内寄生；⑤对多种抗生素敏感。

（一）生物学特性

衣原体用普通光学显微镜观察，在宿主体内中可见两种不同的颗粒结构——原体和始体。

1. 原体 为衣原体的细胞外存在形式，呈球形、椭圆形或梨形，直径 0.2～0.4μm，有感染性。

2. 始体（网状体） 为衣原体的细胞内存在形式，大而疏松，呈圆形或椭圆形，直径 0.5～1.0μm，无感染性，能二分裂（表 4-2）。

表 4-2 原体和始体的比较

性状	原体	始体
大小（直径，μm）	0.2～0.4	0.5～1
细胞壁	+	-
胞外稳定性	+	-
感染性	+	-
繁殖能力	-	+
毒性	+	-

衣原体具有特殊的发育周期，当原体以胞饮的方式进入宿主易感细胞后，细胞膜围于原体外形成空泡。原体在空泡中逐渐发育、增大成为始体，进一步发育成许多子代原体。成熟的子代原体从被破坏的感染细胞中释放出来，再感染新的易感细胞，开始新的发育周期，每个发育周期为 24～72 小时。

衣原体为专性细胞内寄生，大多数衣原体能在 6～8 日龄鸡胚卵黄囊中繁殖，于感染后 3～6 天致鸡胚死亡，并可在鸡胚卵黄囊中找到包涵体、原体和始体颗粒。某些衣原体可用动物培养接种，如鹦鹉热衣原体经小白鼠腹腔接种，性病淋巴肉芽肿衣原体经小白鼠脑内接种，均可使其受到感染。组织细胞培养（海拉细胞、人羊膜细胞等）衣原体生长良好。

💿 知识链接 ··

汤飞凡与沙眼衣原体

沙眼衣原体是沙眼的病原体，是我国学者汤飞凡（1897 年 7 月 23 日～1958 年 9 月 30 日）在 1955 年采用鸡胚卵黄囊接种法在世界上首次分离培养成功的，为人沙眼的研究做出重大贡献，因此被称为"衣原体之父"，也被称为"东方巴斯德"。1981 年还被国际沙眼防治组织追赠颁发"沙眼金质奖章"。

···

（二）致病性和免疫性

衣原体侵入机体后，借助其表面的脂多糖和蛋白吸附并侵入易感细胞内。衣原体所致疾病主要有沙眼、包涵体结膜炎、泌尿道生殖道感染、性病淋巴肉芽肿，也可引起呼吸道感染，如肺炎、支气管炎、咽炎和鼻窦炎等，还可以引起心血管系统感染。

衣原体感染后能诱导机体产生特异性细胞免疫和体液免疫，但是保护性不强，维持时间短，故常常表现为持续性感染和反复性感染。

（三）微生物学检查与防治原则

衣原体感染结膜病灶刮片、泌尿生殖道上皮细胞和淋巴结脓液，经 Giemsa 染色或免疫荧光染色后，在病变的细胞中可找到不同位置、不同形态的包涵体可帮助鉴定。

预防沙眼关键在于做好个人卫生和服务性行业的卫生管理。沙眼治疗常用药物有磺胺醋酰钠液、利福平、酞丁胺液或新霉素液等。泌尿生殖道感染与其他性病的预防相同，治疗时可使用四环素及红霉素类的抗生素。

答案解析

目标检测

一、单项选择题

1. 绝大多数抗生素由（　　）产生

    A. 细菌　　　　　　　　　　B. 放线菌　　　　　　　　C. 真菌

    D. 病毒　　　　　　　　　　E. 衣原体

2. 沙眼由（　　）感染引起

    A. 支原体　　　　　　　　　B. 放线菌　　　　　　　　C. 衣原体

    D. 立克次体　　　　　　　　E. 螺旋体

3. 不能通过细菌滤器的微生物是（　　）

    A. 螺旋体　　　　　　　　　B. 支原体　　　　　　　　C. 噬菌体

    D. 衣原体　　　　　　　　　E. 朊粒

4. 人类原发性非典型肺炎的病原体是（　　）

    A. 支原体　　　　　　　　　B. 衣原体　　　　　　　　C. 螺旋体

    D. 立克次体　　　　　　　　E. 放线菌

5. 斑疹伤寒的病原体是（　　）

    A. 衣原体　　　　　　　　　B. 螺旋体　　　　　　　　C. 支原体

    D. 立克次体　　　　　　　　E. 放线菌

6. 支原体与细菌 L 型的不同点是（　　）

    A. 不能返祖　　　　　　　　B. 能通过滤菌器　　　　　C. 无细胞壁

    D. 可形成"油煎蛋"状菌落　E. 可人工培养

7. 梅毒传染性最强的病程是（　　）

    A. 潜伏期　　　　　　　　　B. 第一期　　　　　　　　C. 第二期

    D. 第三期　　　　　　　　　E. 恢复期

8. 常用于螺旋体染色的方法是（　　）

    A. 革兰染色　　　　　　　　B. 抗酸染色　　　　　　　C. 瑞氏染色

    D. 镀银染色　　　　　　　　E. Giemsa 染色

9. 能够人工培养的致病性螺旋体是（　　）

    A. 梅毒螺旋体　　　　　　　B. 雅司螺旋体　　　　　　C. 钩端螺旋体

    D. 回归热螺旋体　　　　　　E. 奋森螺旋体

10. 具有独特发育周期的病原体是（　　）

    A. 支原体　　　　　　　　　B. 衣原体　　　　　　　　C. 立克次体

    D. 螺旋体　　　　　　　　　E. 巴兴小体

书网融合……

知识回顾

微课

习题

（雷娟娟）

第五章　真　菌

学习引导

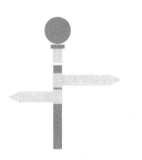

1928 年，英国科学家 Fleming 在实验研究中最早发现了青霉素（一种由霉菌分泌的高效、低毒的抑菌物质），在临床应用广泛。霉菌是一种什么生物？它有哪些种类？对人类是有益还是有害？

本章主要介绍真菌的概念、特点、种类以及真菌与医药的关系。

学习目标

1. **掌握**　真菌的概念和分类；与药物有关的真菌种类。
2. **熟悉**　真菌的形态结构和其致病机制、常见致病性真菌及所致疾病。
3. **了解**　真菌的繁殖特性和微生物学检查方法。

真菌在自然界分布极广、种类繁多，目前发现有 12 万余种，其中绝大多对人有益无害，有些已广泛地应用于医药工业生产以及酿造、食品、化工和农业生产，仅有少数真菌可导致动植物或人类的病害。真菌可以引起人类感染性、中毒性及超敏反应性疾病。条件致病性真菌感染近年来明显上升，这与临床上滥用抗菌药物、应用激素及免疫抑制剂和抗癌药物等导致机体免疫功能下降有关，已引起临床关注。

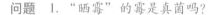

实例分析 5-1

实例　有些南方地区酷暑时节有"晒霉"的传统，即在梅雨季节之后，将冬季衣物和被褥置于阳光下曝晒，以防止家居用品的发霉。

问题　1. "晒霉"的霉是真菌吗？

　　　　2. 真菌繁殖的环境要求有哪些？

答案解析

第一节　真菌概述

PPT

真菌是一类无根、茎、叶，不含叶绿素，无光合色素，细胞壁含几丁质和纤维素的单细胞或多细胞异养真核细胞型微生物。细胞结构比较完整，细胞核有核膜和核仁，并有多种细胞器，如线粒体、内质网和高尔基体等。真核微生物包括真菌、单细胞藻类、原生动物，其中真菌又分为单细胞的酵母菌、多细胞的丝状霉菌（即霉菌）以及产生子实体的蕈菇三类。

一、生物学特性 e 微课

（一）形态结构

真菌可用普通光学显微镜观察到，比细菌大几倍至几十倍。结构与高等植物细胞基本相同，但无叶绿素。细胞壁是由壳多糖（又称几丁质）与 β-葡聚糖组成的微细纤维骨架和不定型多糖基质构建，不含有肽聚糖，因此真菌对青霉素或头孢菌素不敏感。细胞膜含有麦角固醇、蛋白质、脂类和无机物。

按形态可将真菌分为单细胞真菌和多细胞真菌两类。前者又称酵母型真菌，简称酵母菌；后者为多细胞的丝状物，故称为丝状真菌（霉菌）。另外还有一类特殊的真菌具有酵母型和霉菌型双向性，称之为二相真菌。所有真菌的革兰染色结果均为阳性。

1. 单细胞真菌 少数真菌为单细胞，形状通常为圆形或卵圆形，长 5~30μm，宽 3~5μm。单细胞真菌分为酵母型和类酵母型两类，对人类有致病性的新生隐球菌和白假丝酵母菌为类酵母型。

酵母型真菌具有典型的真核生物的细胞结构，以出芽方式繁殖，芽生孢子成熟后脱落成独立个体，可形成酵母型菌落，不产生菌丝。类酵母型真菌与酵母型真菌的区别主要在于其延长的芽管不与细胞脱落而形成假菌丝。

2. 多细胞真菌 由菌丝和孢子组成，因其生长时菌丝交织成团，故称丝状菌或霉菌。菌丝和孢子的形态是其分类和鉴别的重要依据。

（1）菌丝 真菌在适宜环境中，由孢子出芽长出芽管，逐渐延长呈丝状，称为菌丝。菌丝继续分支，交织成团，称菌丝体。菌丝体在基质上生长的形态称为菌落。菌丝在显微镜下观察时呈管状，具有细胞壁和细胞质，无色或有色。菌丝可无限生长，但直径是有限的，一般为 2~30μm，最大的可达100μm。菌丝分为营养菌丝和气生菌丝，气生菌丝中能形成孢子的叫做生殖菌丝。长入培养基质内吸收营养物质为营养菌丝，伸出培养基外向空中生长的为气生菌丝。

真菌菌丝按其有无横隔可分成无隔菌丝和有隔菌丝（图 5-1）。无隔菌丝中没有隔膜，有隔菌丝是由隔膜将其分隔成多个细胞，隔膜有小孔，可使细胞质自一个细胞流入另一个细胞。

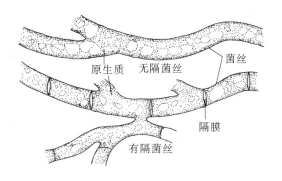

图 5-1 无隔菌丝和有隔菌丝

菌丝有螺旋状、结节状、球拍状、鹿角状和梳状等多种形态，真菌的种类不同，形态亦不同，根据菌丝形态有助于鉴别真菌（图5-2）。

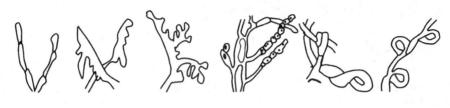

| 球拍状菌丝 | 破梳状菌丝 | 鹿角状菌丝 | 关节状菌丝 | 结节状菌丝 | 螺旋状菌丝 |

图5-2 各种真菌菌丝的形态

（2）孢子 生殖菌丝产生的繁殖体，是真菌的繁殖结构，抵抗力不强，60~70℃短时间即可死亡。一条菌丝可形成多个孢子，在适宜的条件下，孢子又发芽形成菌丝，并发育成菌丝体。真菌孢子与细菌芽胞不同，主要区别见表5-1。

表5-1 真菌孢子和细菌芽胞的区别

项目	真菌孢子	细菌芽胞
抵抗力	不强，60~70℃短时间即死亡	强，需高压蒸汽灭菌
形状	多种多样	圆形或椭圆形
形成数目	一个菌丝可形成多个孢子	一个细菌形成一个芽胞
结构本质	是繁殖方式	休眠体，不是繁殖方式

孢子分为无性孢子和有性孢子两大类，真菌种类不同，孢子的形态不同，是真菌分类和鉴定的主要依据。

1）无性孢子 是由菌丝上的细胞直接形成，不经过两性细胞的融合。大部分真菌既能形成有性孢子，又能形成无性孢子，但是病原性真菌多形成无性孢子。

根据形态不同可分为三种（图5-3）：①分生孢子，是真菌常见的一种无性孢子，由生殖菌丝末端细胞分裂或收缩形成，可为单个、成簇或链状，包括大分生孢子和小分生孢子两种。大分生孢子的大小、细胞数和颜色是鉴定的重要依据，小分生孢子体积较小，真菌都能产生小分生孢子，其诊断价值不大。②叶状孢子，由菌丝细胞直接形成，包括芽生孢子、关节孢子、厚膜孢子。③孢子囊孢子，由菌丝末端膨大形成一种囊状结构，即孢子囊，内含许多孢子，孢子成熟则破囊而出，如毛霉。

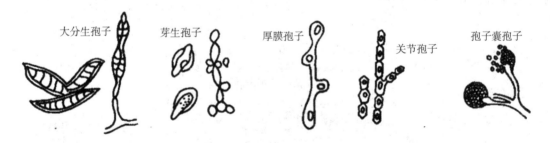

| 大分生孢子 | 芽生孢子 | 厚膜孢子 | 关节孢子 | 孢子囊孢子 |

图5-3 真菌各种类型的无性孢子

2）有性孢子 是由同一菌体或不同菌体上的细胞间（质配和核配）融合，经减数分裂形成。大多数非致病性真菌形成有性孢子，包括接合孢子、子囊孢子和担孢子。

3. 二相真菌 有些真菌可因环境条件（营养、温度、氧气等）的不同而交替出现两种形态。在室温中呈霉菌型，在37℃或体内呈单细胞的酵母菌。这类具有双相性特征的真菌称为二相真菌。

即学即练 5 - 1

真菌的繁殖结构是（ ）

A. 芽胞　　　B. 菌膜　　　C. 荚膜　　　D. 孢子　　　E. 菌丝

（二）繁殖

真菌的繁殖能力极强，以出芽、产生孢子、菌丝分支与断裂等多种方式进行繁殖，包括无性繁殖和有性繁殖。

1. 无性繁殖　无性繁殖是真菌繁殖的主要方式，指不经过两性细胞的结合就能产生新个体的繁殖方式，特点是简单、快速、产生新个体多。无性繁殖主要有以下几种形式（图 5 - 4）。

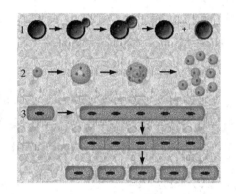

图 5 - 4　真菌的无性繁殖

1. 芽生　2. 裂殖　3. 菌丝断裂

（1）芽生　为酵母菌较常见的繁殖方式。成熟的酵母菌先长出一个小芽，长到一定程度时与母细胞分离，并在母细胞上留下一个芽痕。通过扫描电镜可以清晰地看到芽痕，根据芽痕的数目可确定该细胞曾产生过的芽体数。

（2）裂殖　类似于细菌二分裂，这种方式不多见。

（3）菌丝断裂　菌丝断裂成许多小片段，在适宜的环境条件下，每个小片段又能发育成新的菌丝体。

（4）隔殖　有些分生孢子是在分生孢子梗某一段落形成一隔膜，然后原生质浓缩而形成一个新的孢子。

2. 有性繁殖　有性繁殖是指通过两个性别不同的细胞结合后产生新个体的繁殖过程。繁殖方式见图 5 - 5。

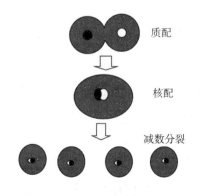

质配

核配

减数分裂

图 5 - 5　真菌的有性繁殖

（三）培养特性

1. 培养条件 真菌对营养要求不高，可用沙保弱培养基人工培养，沙保弱培养基营养成分主要为蛋白胨和葡萄糖（麦芽糖）；最适 pH 为 4.0~6.0；生长常需要较高的湿度与氧气环境；最适生长温度为 22~28℃，但深部感染的真菌则以 37℃ 为宜。真菌生长速度较慢，一般需 1~2 周长出菌落，但深部致病真菌 1~4 天即可形成菌落。

2. 菌落特征 真菌在不同的培养基上形成的菌落形态差别很大，故鉴定真菌时均以在沙保弱培养上形成的菌落形态为准。在沙保弱培养基上真菌可形成三种类型菌落（图 5-6）。①酵母型菌落：单细胞真菌培养后形成酵母型菌落，菌落特征与细菌相似，但比细菌菌落大而厚，菌落表面光滑、湿润，容易挑起，菌落质地均匀，边缘整齐，多呈乳白色。②类酵母型菌落：外观与酵母型菌落相似，但有芽生孢子与母细胞连接形成的假菌丝伸入到培养基中，如白假丝酵母菌的菌落。③丝状菌落：是多细胞真菌的菌落形式，由菌丝体组成。丝状菌落质地较疏松，呈棉絮状、粉末状、绒毛状等，菌落边缘和中心颜色深浅不一，且正反两面常呈现不同的颜色。丝状菌落的形态、结构和颜色常作为鉴定真菌的依据之一。

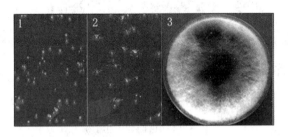

图 5-6 真菌的菌落特征
1. 酵母型菌落　2. 类酵母型菌落　3. 丝状菌落

（四）抵抗力与变异

真菌不耐热，一般 60℃ 经 1 小时菌丝和孢子均可被杀死。真菌对干燥、紫外线及一般消毒剂有较强的抵抗力。对 2% 石炭酸、25g/L 碘酊、10% 甲醛比较敏感。对抗细菌感染的抗生素不敏感，酮康唑、伏立康唑、灰黄霉素、制霉菌素、两性霉素 B、克霉唑、伊曲康唑等对多种真菌有抑制作用。

真菌易发生变异，人工培养过程中多次传代或培养时间过长，使用不同成分的培养基，或采用不同培养温度等，其形态、结构、菌落、孢子数或毒力等性状可发生改变。

二、致病性与免疫性

（一）真菌的致病性

真菌的致病力比细菌弱，根据感染部位不同可把真菌引起的疾病分为深部真菌感染和浅部真菌感染，浅部真菌感染多与致病性真菌感染有关，深部真菌感染多与条件致病性真菌感染有关。由致病性真菌和条件致病性真菌所引起的疾病统称为真菌病。

1. 致病性真菌感染 致病性真菌主要为外源性感染，可引起人体表皮、皮下、毛发、指（趾）甲和全身性感染。深部真菌如球孢子菌、组织胞浆菌等引起原发感染，多经呼吸道感染，可在吞噬细胞内繁殖，抑制机体的免疫反应，引起组织慢性肉芽肿和形成组织溃疡、坏死；浅部真菌又称皮肤癣菌，可引起局部炎症和组织病变，其中手足癣是人类最多见的真菌病。

2. 条件致病性真菌感染 白假丝酵母菌、曲霉菌、毛霉菌等为人体正常菌群，长期使用广谱抗生素、化学治疗剂或机体免疫力低下等原因时引起内源性感染，才会致病。另在手术等过程中也易继发感染，例如导管、插管入口为真菌入侵提供门户，真菌黏附其上，不断增殖并进入血液，播散至全身。在我国最常见的条件致病性真菌是白假丝酵母菌。

3. 超敏反应性疾病 过敏体质患者体内摄入或皮肤、黏膜接触一些真菌的孢子或菌丝等具有抗原性的菌体成分，可引起各型超敏反应性疾病如过敏性鼻炎、支气管哮喘、变应性皮炎、荨麻疹、农民肺等。

4. 真菌性中毒 人、畜、禽误食了霉米、霉花生后可发生真菌毒素中毒症。真菌毒素系真菌产生的毒性代谢产物，目前发现的已有百种以上，一般在谷物、花生、豆类等粮食未干入库或受潮发生霉变后产生。真菌性中毒与一般细菌性或病毒性感染不同。真菌是在粮食中产生毒素，受环境条件的影响，所以发病有地区性和季节性，但没有传染性，不引起流行。常见的有黄曲霉毒素中毒、黄变米中毒、灰变米中毒、赤霉毒素中毒、霉玉米中毒和霉变甘蔗中毒等，可引起肝、肾损害，血液系统变化和抽搐、昏迷等症状。

 知识链接

霉变甘蔗中毒

霉变甘蔗中毒是常见的真菌性食物中毒，目前认为引起甘蔗变质的霉菌为节菱孢菌，该菌为世界性分布的一种植物腐生菌，其产生的毒素为3-硝基丙酸。3-硝基丙酸为一种神经毒素，是引起霉变甘蔗中毒的主要毒性物质，进入人体后迅速吸收，短时间内引起广泛性中枢神经系统损害，干扰细胞内酶的代谢，增强毛细血管的通透性，从而引起脑水肿、脑疝等，严重者导致缺血坏死，出现各种有关的局灶症状，有些损害为不可逆性。在我国淮河以北地区比较多见，多发生于儿童和青年，每年2~3月为高发季节，可危及生命或遗留神经系统后遗症，病死率在10%以上。

5. 真菌与肿瘤 有些真菌毒素已经被证实有致癌作用，其中研究最多的是黄曲霉毒素。黄曲霉产生的黄曲霉毒素是毒性最强的真菌毒素，它可引起肝脏变性、肝细胞坏死或肝硬化，甚至诱发肝癌。黄曲霉毒素毒性稳定，耐热性强，加热至280℃以上才被破坏，因此用一般的烹饪方法不能去除毒性。由于黄曲霉毒素的毒性大，致癌力强，对人、畜的健康威胁很大，为了保障人们的健康，世界各国都制定了在各类食品和饲料中的最高允许量标准。我国原卫生部规定在婴儿食品和药品中不得检出黄曲霉毒素。另外近年来有研究发现，某些真菌感染后能够从肠道转移到胰腺，并在此将其种群规模扩大了千倍以上，间接促进了胰腺癌的发展。

即学即练5-2

与黄曲霉毒素关系最密切的肿瘤是（ ）

答案解析　　A. 原发性肝癌　　B. 食管癌　　C. 原发性肺癌　　D. 胃癌　　E. 胶质神经瘤

（二）免疫性

在抗真菌感染的免疫中，机体的天然免疫主要是皮肤屏障和正常菌群的拮抗作用，如学龄前儿童皮脂腺不完善易患头癣，成人的趾间和足底无皮脂腺易发生足癣；由于长期应用广谱抗生素引起菌群失调，使口腔、肠道、阴道正常菌群成员白假丝酵母菌大量繁殖引起感染致病。而获得性免疫主要以细胞免疫来清除真菌，同时可诱发迟发型超敏反应。

三、微生物学检查与防治

（一）微生物学检查方法

1. 标本采集 临床上浅部真菌感染可取皮屑、毛发、指（趾）甲屑、痂等样本。深部真菌的标本可根据情况取痰、尿液、粪便、脓液、口腔或阴道分泌物、血液、脑脊液、各种穿刺液和活检组织，采集标本时应注意无菌操作并及时检查，一般不超过 2 小时，以免变质污染。药物及其原料的真菌检查按《中国药典》规定取材和检测。

2. 直接镜检 临床上可取患者皮屑、毛发、指（趾）甲等样本置于玻片上，加 10% KOH 后用盖玻片覆盖，酒精灯火焰上微加温软化角质，轻压盖玻片使样本变薄变透明，用光学显微镜在低倍镜或高倍镜下检查，见孢子和菌丝可初步诊断真菌病。白假丝酵母菌涂片后需革兰染色，皮肤癣样本不需染色即可镜检。隐球菌取脑脊液样本离心沉淀后墨汁负染镜检，见有芽生菌体外围绕着宽厚的荚膜即可做出诊断。

3. 分离培养 直接镜检不能确诊时，通过分离培养可提高真菌检出率，同时确定致病菌的种类。常规鉴定把标本接种于沙保弱培养基上，为了防止细菌或腐生性真菌的污染，经常加入放线（菌）酮、青霉素、链霉素或其他抑制性抗生素。可疑深部真菌感染的标本可接种于血平板、肉渣培养基或硫酸钠肉汤内，分别在室温和 37℃ 培养数日至数周；如果是皮肤、毛发和甲屑等标本，需经 70% 乙醇或 2% 石炭酸浸泡 2～3 分钟杀死杂菌，再经无菌盐水洗净后接种于沙保弱培养基上，在 25～28℃ 的条件下培养数日至数周，观察菌落特征。

4. 血清学试验 系统性真菌病取血清或脑积液检测抗体，抗体效价呈现有意义升高可辅助诊断。球孢子真菌病、组织孢浆菌病等可用乳胶凝集试验等。疑新生隐球菌感染时可取脑脊液用乳胶凝集试验检测新生隐球菌荚膜多糖抗原。

5. 核酸杂交探针技术 从培养物中提取 RNA，加入标记化学发光化合物的单链 DNA 探针。本实验方法只需要最小量的真菌生长物（通常少于 5 天），与经典方法比较，更节省时间，可应用于丝状真菌或酵母型真菌的检查。

（二）防治原则

目前尚无特效的方法。预防皮肤癣菌的感染主要是注意清洁卫生，避免与患者接触，而防足癣则保持鞋袜的干燥及良好的透气性。治疗药物有咪康唑霜、克霉唑霜、盐酸特比萘芬乳膏等，但较难根治，易复发。

深部感染真菌病绝大多数为白假丝酵母菌等条件致病菌引起，预防以提高机体免疫力和严格控制皮质激素、免疫抑制剂以及广谱抗生素的应用为主要措施。常用药物有两性霉素 B、伊曲康唑等。

PPT

第二节　与医药有关的常见真菌

一、与药物有关的常见真菌

真菌是第一个应用于临床的抗生素——青霉素的产生菌，并从此进入了抗菌治疗中的抗生素时代，迄今已逾90年。已发现的抗生素有数千种，已在临床使用的有上百种，大多数由放线菌产生，部分由真菌产生（表5-2），以青霉素类、头孢菌素类的 β - 内酰胺类抗生素占据首位。

表5-2　真菌产生的抗生素

抗菌药物	产生菌	作用
青霉素 penicillin	点青霉（*Penicillum notatum*）	产生菌很多，多数菌种属于青霉属；对细菌有抗菌作用，抑制细菌细胞壁合成
	产黄青霉（*Pen. chrysogenum*）	
	巴恩青霉（*Pen. baarnense*）	
	矮小青霉（*Pen. humuli*）	
	黄曲霉（*Aspergillus flavus*）	
	构巢曲霉（*Asp. nidulans*）	
头孢菌素 C cephalosporin C	顶头孢霉 （*Cephalosporium acremonium*）	对细菌有抗菌作用，抑制细菌细胞壁合成
灰黄霉素 griseofulvin	灰黄青霉（*Pen. griseofulvum*）	产生菌较多，均为青霉属；作用于微孔蛋白，抑制真菌生长

真菌的代谢产物也可以成为增强人体免疫力的药物，在抗肿瘤等方面发挥作用。20 世纪 70 年代，日本学者率先证实了香菇多糖的抗肿瘤活性，从此食（药）用真菌多糖引起了生物学、医学、药物学、食品科学等领域的广泛关注。真菌多糖是各种真菌的子实体和菌丝体所产生的一类代谢产物，真菌多糖具有多种生物活性。许多实验证明，一些食药用真菌多糖复合作用时，效果比单味多糖更佳，且它们之间的药理作用呈现协同性。我国食药兼用的真菌种类繁多，如银耳、木耳、猴菇，也有少数种类是专一药用真菌，如炭角菌、雷丸等。人们越来越关注复合真菌多糖的临床应用。另外从不同的药用真菌中可提取萜类化合物、甾醇类、生物碱类、蛋白质等用于药物。

 知识链接

香菇多糖

香菇多糖（Lentinan，LNT）是从优质香菇子实体中提取的有效活性成分，是香菇的主要有效成分，是一种免疫增强剂，其机制在体内虽无直接杀伤肿瘤细胞作用，但可通过增强机体的免疫功能而发挥抗肿瘤活性。在体内能使脾脏和腹腔的 NK 细胞活性增强，诱生干扰素与本品剂量相关，其活性与白细胞介素类或干扰素诱导剂有协同作用。另有证明，在体外本品可增强脱氧胸腺嘧啶核苷的抗人类免疫缺陷病毒的活性。

二、与人类疾病有关的常见真菌

真菌在自然界分布极广，和人体接触机会较多，但对正常人体的致病力较弱。在自然界存在的 10 万种以上的真菌中，目前发现对人有致病性和条件致病性的真菌只有几百种，其中 90% 的人类真菌病仅由几十种真菌引起。按致病性真菌侵犯的部位和临床表现，可将其分为浅部感染真菌、深部感染真菌和皮下组织感染真菌，以下介绍几种比较常见的致病性真菌。

（一）浅部感染真菌

浅部感染真菌包括皮肤癣菌和角层癣菌两类，可引起各种癣病，人类多因接触患者、病畜或染菌物体而被感染，主要侵犯人和动物的表皮角质层、毛发、指（趾）甲，一般不侵犯皮下等深部组织和内脏。

1. 皮肤癣菌 皮肤癣菌是引起皮肤癣菌病的病原体，在临床上同一种癣症可由数种不同癣菌引起，而同一种癣菌因侵害部位不同，又可引起不同的癣症，最常见的疾病为手足癣。皮肤癣菌有嗜角质蛋白的特性，侵犯部位只局限于角化的表皮、毛发和指（趾）甲。病变主要是由真菌的增殖及其代谢产物刺激宿主引起的反应。皮肤癣菌能分泌多种蛋白酶、脂酶和核酸酶等，角蛋白酶有助于真菌分解利用角蛋白从而侵犯角质层、指（趾）甲、毛发等部位。

皮肤癣菌分为三个菌属，即毛癣菌属、表皮癣菌属和小孢子菌属，均可在沙保弱培养基上生长，形成丝状菌落。根据菌落的形态、颜色、菌丝和所产生的大、小分生孢子的形态特征，可以对皮肤癣菌作初步鉴定。三种癣菌均可侵犯皮肤，引起手癣、足癣、股癣、体癣等。侵犯指（趾）甲的毛癣菌属于表皮癣菌属，引起甲癣，俗称"灰指甲"，患者的指甲增厚、变形，失去光泽。侵犯毛发的真菌是毛癣菌属和小孢子菌属的真菌，引起头癣、黄癣及须癣。现在我国头癣患者已少见，多见于青少年，男性多于女性。我国 80%~90% 慢性皮肤癣菌感染由红毛癣菌引起。

2. 角层癣菌 寄生于皮肤角层或毛干表面的致病性真菌。常见有糠秕马拉色菌、何德毛结节菌、白色毛结节菌等。糠秕马拉色菌可引起皮肤表面出现黄褐色的花斑癣，好发于颈、胸、腹、背和上臂等部位皮肤角质层，俗称"汗斑"，何德毛结节菌、白色毛结节菌则引起毛结节菌病，主要损伤毛干。

（二）深部感染真菌

深部感染真菌是指可侵犯人体深部组织和内脏以及引起全身感染的真菌，常能造成机体慢性肉芽肿炎症、溃疡、坏死等病变。包括致病性真菌和条件致病性真菌。致病性真菌属外源性、二相性真菌，侵入机体后可致病，如组织胞浆菌、副球孢子菌等，我国较少见。条件致病性真菌多为人体正常菌群，只有当机体免疫力降低时才致病，主要有白假丝酵母菌、新生隐球菌、曲霉、毛霉、卡氏肺孢子菌等。现介绍几种常见的条件致病性真菌。

1. 白假丝酵母菌（白念珠菌） 是最常见的一类条件致病性真菌，目前发现有 200 多种，其中 10% 可引起人类感染。引起人类假丝酵母菌病主要是白假丝酵母菌，占 80%~90%，其次为热带假丝酵母菌。

（1）生物学性状 菌体细胞呈圆形或椭圆形，革兰染色阳性，但着色常常不均匀（图 5-7）。在普通琼脂、血平板或沙保弱培养基上，37℃ 或室温孵育 2~3 日后，形成酵母型菌落，涂片镜检，可看到表层为卵圆形芽生细胞，底层有较多假菌丝。在 4% 玉米粉琼脂上可长出厚膜孢子，白念珠菌的芽生孢子伸长成假菌丝和厚膜孢子有助于鉴定。

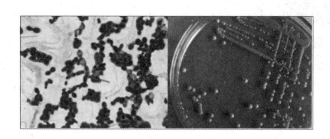

图 5 - 7 白假丝酵母菌

（2）感染与免疫 通常存在于人体表及与外界相通的腔道，属于条件致病性真菌，当机体抵抗力下降或抗生素使用不当导致菌群失调时对人致病。主要有四种类型：①皮肤念珠菌病，好发于皮肤皱褶处（腋窝、腹股沟，乳房下，肛门周围及甲沟，指间），皮肤潮红、潮湿、发亮，形成有分泌物的糜烂病灶，可引起湿疹样皮肤白假丝酵母病、指间糜烂症等；②黏膜念珠菌病，以鹅口疮、口角炎、阴道炎最多见；③内脏念珠菌病，由黏膜皮肤等处病菌播散引起肺炎、肠炎、膀胱炎及心内膜炎等，偶尔也可发生败血症；④中枢神经念珠菌病，常由原发病灶转移引起脑膜炎、脑脓肿等。

抗感染以细胞免疫为主。念珠菌病预防主要是个人清洁，合理使用抗生素、激素，增强机体免疫功能。

2. 新生隐球菌 广泛分布于自然界，是土壤、鸽类、牛乳、水果等的腐生菌，也可存在于人口腔、体表和消化道中，当机体抵抗力降低时，可感染人导致隐球菌病。

（1）生物学性状 菌体呈圆形或卵圆形，菌体外周有一层较厚的胶质样荚膜，负染后镜检可见荚膜比菌体大 1～3 倍，非致病的隐球菌则无荚膜（图 5 - 8）。在沙保弱培养基和血琼脂培养基上，于25℃和37℃均能生长，形成酵母型菌落，表面黏稠，初为乳白色，后转变成橘黄色，最后变成棕褐色。非致病性隐球菌则在37℃不能生长。

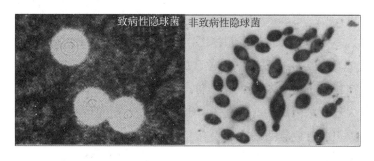

图 5 - 8 致病性隐球菌与非致病性隐球菌

（2）感染与免疫 新生隐球菌广泛分布于自然界，鸽粪中有大量菌体存在。经呼吸道侵入人体，由肺经血行播散时可侵犯所有脏器组织，尤其易侵袭中枢神经系统，引起亚急性和慢性脑膜炎、脑炎、脑肉芽肿等，如不及时治疗，死亡率高；还可侵犯骨骼、肌肉、淋巴结、皮肤黏膜等处，引起慢性炎症和脓肿。近年来，由于抗生素、激素和免疫抑制剂的广泛使用，本菌感染率呈上升趋势。小鼠试验证明，该菌荚膜多糖是重要的致病物质，有抑制吞噬，诱使动物免疫无反应性，削弱机体抵抗力的作用。

3. 曲霉 曲霉是自然界分布最广泛的真菌之一，目前已知的曲霉菌至少有 170 种以上，以黄曲霉、烟曲霉、土曲霉、黑曲霉为其中的代表。主要由呼吸道侵入，能侵犯机体多个部位，引起肺曲霉病、过敏性曲霉病、全身性曲霉菌病，有些曲霉能产生毒素，可引起急、慢性中毒和恶性肿瘤。如黄曲霉产生的黄曲霉毒素可诱发肝癌。

4. 毛霉 广泛存在于自然界，在粮食和水果上尤为多见，可引起食物霉变。只有无隔菌丝，菌丝分枝呈直角产生孢子囊，囊内充满孢子囊孢子，沙保弱培养基上生长成羊毛状丝状菌落。毛霉感染多见于重症疾病患者或免疫力低下者。可经多种途径侵入人体，主要为呼吸道。毛霉感染多先发生于鼻或耳部，进而侵入上颌窦和眼眶，引起炎症和肉芽肿，再经血液扩散至脑部，引起脑膜炎，也可扩散至肺、胃肠道等全身各处。通常发病急、病情发展较为迅速，死亡率较高。

5. 肺孢子菌 肺孢子菌为单细胞真菌，分布于自然界、人和哺乳动物体内，常见的有伊氏肺孢子菌和卡氏肺孢子菌。肺孢子菌有包囊（感染型）和滋养体（繁殖型）两种形态，分为小滋养体、大滋养体、囊前期和孢子囊四个阶段，Giemsa 染色胞质呈蓝色。多经呼吸道感染，多无临床症状。卡氏肺孢子菌侵害肺间质上皮细胞，引起卡氏肺孢菌肺炎，是艾滋病患者常见的并发症。本菌也可侵入其他组织或器官，或经血液扩散至全身，引起肺外感染，如肝炎、结肠炎、中耳炎等。治疗首选复方新诺明，可联合应用克林霉素。

即学即练 5 – 3

答案解析

下列真菌中最易侵犯脑组织的是（　　）

A. 肺孢子菌　　B. 新生隐球菌　　C. 许兰毛癣菌　　D. 黄曲霉菌　　E. 申克孢子丝菌

（三）皮下组织感染真菌

引起皮下组织感染的真菌主要包括申克孢子丝菌和着色真菌两类，经外伤感染，一般在皮下组织繁殖，也可向周围组织扩散。

1. 申克孢子丝菌 申克孢子丝菌是一种二相性真菌，属于腐生真菌，广泛存在于土壤、木材和植物等表面。组织内为酵母型，沙保弱培养基上为菌丝型。申克孢子丝菌可引起皮肤、皮下组织及其附近淋巴管的慢性炎症，也可经呼吸道或消化道感染，经血行播散其他器官引起深部感染。人常因伤口接触染菌土壤或植物而感染，多见于农民及从事园林工作者，典型损害是沿淋巴管发生呈串状分布的结节。

2. 着色真菌 着色真菌是引起病损皮肤颜色改变的真菌的总称，这类真菌广泛存在于土壤、木片中，引起的感染都发生在暴露部位，如颜面、肢体等暴露部位的皮肤，病损部位皮肤变成暗红色或黑色，因此引起的疾病称为着色真菌病。这组真菌属于有丝分裂孢子真菌，分生孢子的发生方式是主要的形态学鉴别依据。在我国引起着色真菌病的主要有卡氏枝孢霉，其次为裴氏着色真菌和疣状瓶霉。着色真菌一般经外伤侵入人体，感染多发生于皮肤暴露部位，以四肢多见。潜伏期约 1 个月，长者数月乃至1 年，病程可长达几十年。早期皮肤感染处为小丘疹，丘疹增大形成疣状结节，呈红色或黑色，随病情进展，旧病灶结疤后，新病灶又在周围形成，日久瘢痕广泛，影响淋巴回流，甚至可发生肢体象皮肿。免疫功能低下时可侵犯中枢神经，或经血行扩散。

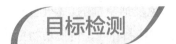 目标检测

答案解析

一、单项选择题

1. 真菌生长最适酸碱度是（　　）

　　A. pH 4.0 ~ 6.0　　　　　　　B. pH 5.0 ~ 6.0　　　　　　　C. pH 6.5 ~ 6.8

D. pH 7.2 ~ 7.6   E. pH 8.5 ~ 9.2

2. 真菌与细菌最大的区别是（ ）

  A. 细胞膜   B. 细胞壁   C. 细胞核

  D. 核糖体   E. 细胞质

3. 培养真菌常用的培养基是（ ）

  A. 碱性琼脂平板培养基   B. EMB 培养基   C. SS 培养基

  D. 沙保弱培养基   E. 巧克力平板培养基

4. 新生隐球菌感染的主要入侵途径是（ ）

  A. 呼吸道   B. 消化道   C. 皮肤接触

  D. 血液接触   E. 性接触

5. 广谱抗真菌药物是（ ）

  A. 利福平   B. 利巴韦林   C. 伯氨喹

  D. 氟康唑   E. 环磷酰胺

6. 以下真菌不是人体条件致病性真菌的是（ ）

  A. 白假丝酵母菌   B. 新生隐球菌   C. 曲霉

  D. 毛霉   E. 皮肤癣菌

7. 取毛发、甲屑等标本做微生物学检查诊断癣病时，常先将标本（ ）

  A. 用 10% H_2SO_4 溶解消化   B. 用 10% KOH 使角质软化   C. 用放线菌酮消毒处理

  D. 用 10% HCl 消毒处理   E. 用 95% 乙醇溶解消化

二、思考题

  1. 患者，男，30 岁。双脚脚趾间发痒、疼痛、起水疱、流水 10 天，足底有小水疱，脱皮严重，双脚均伴有异味。曾有在外足浴史。该患者可能患什么疾病？导致该病的病原体是什么？

  2. 患者，女性，52 岁。主因间断咳嗽 1 个月余入院，患者 1 个月前无明显诱因出现咳嗽，无咳痰，无胸痛、咯血，无乏力、盗汗，于当地医院行胸片检查示右下肺炎，肺部 CT 示：双肺支气管血管束稍增重片状实变密度区，其内可见支气管气象。无宠物饲养史，但邻居家有鸽子饲养者。该患者可能患什么疾病？导致该病的病原体是什么？

书网融合……

知识回顾   微课   习题

（李 帆）

第六章　病　毒

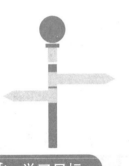

病毒是许多传染病的病原体,它有什么特征?它是如何感染宿主细胞的?有哪些防治方法?

本章主要介绍病毒的生物学特性、引起人类疾病的常见病毒以及病毒感染与防治的基本方法。

学习目标

1. **掌握**　病毒体的概念;病毒的结构、化学组成;病毒的传播方式、感染类型;干扰素的概念、分类、抗病毒机制;常见病毒的主要生物学特性、致病性与免疫性。

2. **熟悉**　病毒增殖周期;病毒的异常增殖、干扰现象;病毒的分离与鉴定方法。

3. **了解**　理化因素对病毒影响;抗病毒免疫;常见病毒感染疾病的微生物学诊断。

病毒(virus)为一类非细胞型微生物,具备下列特征:①病毒个体微小,需借助电子显微镜才能观察到,可通过滤菌器。②结构简单,不具有完整的细胞结构,只含有一种核酸(DNA或RNA)。③严格的活细胞内寄生,以复制方式增殖。因无完整酶系统,无法独立进行新陈代谢,须依赖宿主细胞进行自身的核酸和蛋白质的合成。④对常用抗生素不敏感。病毒所致疾病传染性强且种类多,人类约75%的传染病由病毒引起,往往留下后遗症或病死率高,某些病毒与肿瘤的发生密切相关。

  实例分析6-1

实例　1886年,在荷兰工作的德国人麦尔把患有花叶病的烟草植株的叶片加水研碎,取其汁液注射到健康烟草的叶脉中,能引起花叶病,证明这种病是可以传染的。1892年,俄国的植物病理学家伊万诺夫斯基证实了麦尔所看到的现象,而且进一步发现,患病烟草植株的叶片汁液,通过细菌过滤器后,仍能引发健康的烟草植株发生花叶病。这说明,治病的病原不是细菌。1898年,荷兰细菌学家贝杰林克把烟草花叶病株的汁液置于琼脂凝胶块的表面,发现感染烟草花叶病的物质在凝胶中以适度的速度扩散,而细菌仍滞留于琼脂的表面。从这些实验结果,贝杰林克首次提出这种致病因子不是细菌,而是一种新的物质,称为"有感染性的活性流质",并取名为病毒,拉丁名叫"Virus"。几乎是同时,德国细菌学家勒夫勒和费罗施发现引起牛口蹄疫的病原也可以通过细菌滤器,从而再次证明伊万诺夫斯基和贝杰林克的重大发现。此后,许多学者陆续发现了植物、动物和细菌中的病毒。

问题 1. 病毒这种致病因子有哪些特点？

2. 病毒能引起人体感染吗？

答案解析

PPT

第一节 病毒概述

一、病毒的生物学特性

完整的具有感染性的成熟病毒颗粒称为病毒体，它是病毒在宿主细胞外的典型形式，具有自我复制的能力。

（一）病毒的大小

病毒测量单位是纳米（nm），需借助电子显微镜来观察。各种病毒的大小不一，介于 20～300nm 之间，大多数为 100nm 左右。

（二）病毒的形态

病毒的形态是多种多样的，可呈球形、砖形、子弹形、冠状、轮状、丝状和蝌蚪状等。致病病毒多呈球形或近似球形，少数呈砖形和子弹形，噬菌体多呈蝌蚪状（图 6-1）。

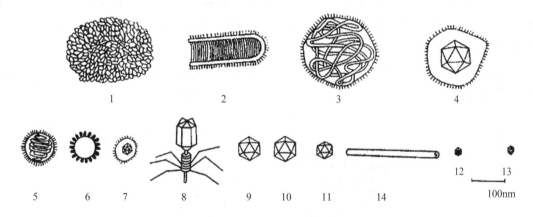

图 6-1 病毒的形态与结构示意图

1. 痘病毒 2. 弹状病毒 3. 副黏病毒 4. 疱疹病毒 5. 正黏病毒 6. 冠状病毒

7. 包膜病毒 8. T_2 噬菌体 9. 腺病毒 10. 呼肠病毒 11. 乳多空病毒

12. 小核糖核酸病毒 13. 脱氧核糖核酸病毒 14. 烟草花叶病毒

（三）病毒的化学组成与结构

病毒体的结构包括核心、衣壳和包膜三部分，核心和衣壳统称为核衣壳，简单的病毒只有这两部分构成。复杂病毒的核衣壳外有包膜，有包膜的病毒体称包膜病毒，而将仅有核衣壳的病毒体称裸露病毒（图 6-2）。

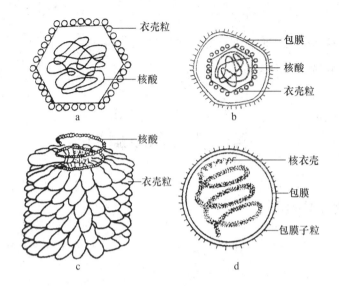

图 6 - 2　病毒的基本结构

a. 裸露二十面体对称　b. 有包膜二十面体对称　c. 裸露螺旋对称　d. 有包膜螺旋对称

1. 核心　病毒的核心是病毒体的中心,含有一种类型的核酸(DNA 或 RNA)及少量非结构蛋白(病毒核酸多聚酶、转录酶或逆转录酶等功能蛋白),决定病毒的形态、结构等主要生物学特性。

2. 衣壳　病毒的衣壳是由蛋白质亚单位构成壳粒,壳粒排列成一定结构,包绕于核心外而构成。不同病毒体的核酸结构不同,壳粒数目和排列方式也不同,可作为病毒分类和鉴别的依据之一。根据壳粒排列方式的不同,核衣壳有螺旋对称型、20 面体对称型和复合对称型(如砖块状的痘病毒和蝌蚪形的噬菌体等)(图 6 - 3)。其中 20 面体对称型为常见的对称方式,由 20 个等边三角形面构成,有 12 个顶角、30 条棱边。20 面体对称型内部容积最大、构成外壳最坚固。

衣壳可保护病毒核酸免受破坏;具有抗原性,能刺激机体产生免疫应答;是协助病毒吸附于宿主细胞表面的主要结构。

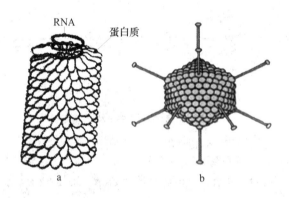

图 6 - 3　病毒衣壳对称型式

a. 螺旋对称型　b. 二十面体对称型

3. 包膜　病毒的包膜是病毒核衣壳之外包绕的双层膜,主要成分为多糖、脂质、蛋白质。包膜来自宿主细胞膜,但包膜表面含有病毒特有的糖蛋白成分构成的突起结构,称为包膜子粒或刺突。包膜可保护衣壳,维护病毒体结构完整,包膜上的病毒蛋白成分有抗原性,同时刺突是包膜病毒吸附易感细胞的主要结构。

（四）病毒的增殖 e 微课1

病毒以自我复制的方式进行增殖。病毒在活的易感细胞内，利用宿主细胞的能量、原料、场所和必要的酶，以病毒基因组为模板，复制出子代病毒，这一过程称为病毒的复制。从病毒进入细胞到从细胞内释放出来为一个增殖周期，是一个连续过程，一般人为分为吸附、穿入、脱壳、生物合成及装配与释放五个阶段。

1. 吸附 病毒吸附于易感细胞表面是增殖的第一步。裸露病毒通过壳粒与宿主细胞表面受体结合，包膜病毒则多通过刺突与宿主细胞表面受体结合。

2. 穿入 病毒与细胞表面特异性受体结合后，通过胞饮、融合、直接穿入等方式进入细胞。其中裸露病毒多以胞饮形式穿入易感细胞，包膜病毒多以融合方式穿入细胞。

3. 脱壳 脱壳是病毒体脱去蛋白质外壳的过程。裸露病毒在穿入细胞时则已脱壳，电镜下观察到病毒衣壳留在宿主细胞外。包膜病毒在穿入细胞后，借助宿主细胞溶酶体酶裂解衣壳释放病毒核酸。

4. 生物合成 病毒核酸释放于细胞内后，进入病毒的生物合成阶段。在这个阶段，血清学方法与电镜检查均不能检查到病毒颗粒，称为隐蔽期。

病毒因其核酸类型不同，其生物合成方式不同。病毒核酸类型有双链 DNA 病毒（dsDNA）、单链 DNA 病毒（ssDNA）、单正链 RNA 病毒（+ ssRNA）、单负链 RNA 病毒（- ssRNA）、双链 RNA 病毒（dsRNA）、逆转录病毒六大类型。以双链 DNA 病毒为例介绍，双链 DNA 病毒生物合成过程分为早期和晚期两个阶段。先合成的早期蛋白质主要为生物合成中所需酶、抑制宿主细胞代谢的酶等非结构蛋白；再合成的晚期蛋白质是构成子代病毒各个结构的结构蛋白（图 6 - 4）。

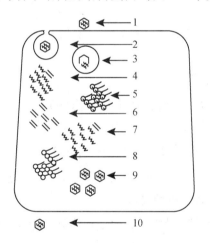

图 6 - 4 病毒（dsDNA）复制过程示意图

1. 吸附；2. 穿入；3. 脱壳；4. 早期 mRNA 的转录；5. 早期蛋白质的翻译；

6. 病毒 DNA 的复制；7. 晚期 mRNA 的转录；8. 晚期蛋白质的翻译；9. 装配；10. 释放

5. 装配与释放 在细胞质或细胞核内将合成的病毒核酸与蛋白质组装为成熟病毒颗粒，然后释放于细胞外的过程。病毒的释放主要有破胞、出芽等方式。

（1）破胞 裸露病毒通过将宿主细胞破裂而使子代病毒全部释放到细胞外。

（2）出芽 包膜病毒通过出芽方式释放到细胞外，因细胞膜在出芽后可以修复，宿主细胞通常不破裂死亡。

病毒的数量可通过空斑形成单位（plaque forming unit，PFU）测定，在敏感的单层细胞中接种适当浓度的病毒悬液，培养一定时间后，将一层溶化的半固体营养琼脂层覆盖于单层细胞上，待凝固后继续培养。单个病毒增殖会使感染细胞溶解脱落而形成一个"空斑"，所以病毒悬液的滴度可以用每毫升 PFU 来表示。

（五）病毒的异常增殖和干扰现象

1. 异常增殖　病毒进入宿主细胞内增殖时，多数病毒能顺利完成复制过程产生子代病毒，而有些病毒因自身或宿主细胞的原因，不能完成自我复制的增殖过程而出现异常复制现象，称为病毒异常增殖。

（1）顿挫感染　病毒进入宿主细胞后，细胞不能为病毒增殖提供必要的酶、能量、原料及必要的成分，导致子代病毒成分不能被合成或仅部分合成而无法装配成完整子代病毒从细胞内释放，称为顿挫感染。引起顿挫感染的细胞称为非容纳细胞，病毒在其中能完成正常复制的细胞称为容纳细胞。

（2）缺陷病毒　有些病毒自身基因发生改变或基因组不完整而不能进行正常增殖，无法复制出完整的有感染性的病毒颗粒，这种病毒称为缺陷病毒。当与其他病毒共同感染细胞时，若后种病毒能为缺陷病毒提供所需要的条件，就能辅助缺陷病毒完成增殖从而产生完整的子代病毒，这种有辅助作用的病毒称为辅助病毒。如丁型肝炎病毒为缺陷病毒，乙型肝炎病毒为辅助病毒，前者必须依赖后者才能复制。

2. 干扰现象　当两种病毒感染同一细胞时，可发生一种病毒抑制另一种病毒增殖的现象，称为病毒的干扰现象（interference）。干扰现象不仅可以发生在异种病毒之间，也可发生在同种、同型、同株病毒之间。不仅活病毒具有干扰作用，缺陷病毒、死病毒也可发挥干扰作用。干扰现象能中止病毒感染。在预防病毒性疾病使用疫苗时，应注意合理使用，避免由于干扰而影响疫苗的免疫效果，如存在干扰现象的病毒疫苗应该避免同时使用；患病毒性疾病时应暂缓接种疫苗。

（六）病毒对理化因素的抵抗力

病毒受理化因素作用而失去感染性称为灭活。灭活病毒可以保留其抗原性、红细胞吸附、血凝及细胞融合等特性。

1. 物理因素

（1）温度　多数病毒耐冷不耐热，包膜病毒比裸露病毒更不耐热。在低温，特别是在干冰温度（-70℃）或液氮温度（-196℃）条件下，可长期保持病毒的感染性。多数病毒加热60℃ 30分钟或100℃数秒钟可被灭活，而乙型肝炎病毒100℃ 10分钟才被灭活。

（2）pH 值　多数病毒在 pH 5.0~9.0 范围内稳定，强酸、强碱条件下可灭活病毒，但也因病毒种类而异，如肠道病毒在 pH 3.0~5.0 环境中稳定。

（3）射线　各类射线，如 X 线、γ 射线、紫外线均能灭活病毒。但有些经紫外线灭活的病毒，可发生光复活，故紫外线方法不适用于制备灭活疫苗。

2. 化学因素

（1）化学消毒剂　除强酸、强碱外，各种氧化剂、酚类、醇类及卤素类等化学消毒剂均可灭活病毒。但对病毒的灭活效果不如细菌，不同病毒对化学消毒剂的敏感性也不同，通常无包膜病毒的抵抗力较强。

（2）脂溶剂　包膜病毒对乙醚、氯仿、去氧胆酸盐等脂溶剂敏感，但无包膜病毒（裸露病毒）不会被灭活，故常用乙醚灭活试验鉴别病毒有无包膜。

（3）抗生素　现有的抗生素对病毒无抑制作用，但可以抑制病毒标本中污染的细菌，有利于病毒的分离。

（4）中草药　近年来的研究证实，一些中草药如板蓝根、大黄、贯仲、柴胡、连翘等对某些病毒的增殖有抑制作用，在临床上用于病毒感染性疾病的治疗并有一定效果。

二、病毒的感染与防治

病毒通过一定的途径侵入易感宿主并在细胞内进行增殖的过程称为病毒感染。

（一）病毒的传播方式和传播途径

病毒在人群中传播方式分为水平传播和垂直传播。水平传播是指病毒在不同个体间的传播。垂直传播是指亲代通过胎盘、产道、乳汁将病毒传给子代的传播方式。人类病毒的感染途径见表6-1。

表6-1　人类病毒的传播途径

主要传播途径	传播方式及媒介	病毒种类
呼吸道	空气、飞沫或皮屑	流感病毒、麻疹病毒、风疹病毒、腮腺炎病毒
消化道	污染的水或食品	脊髓灰质炎病毒、轮状病毒、HAV、HEV
医源性感染	输血、注射和手术	HIV、HBV、HCV、CMV
破损皮肤感染	昆虫叮咬或动物咬伤	乙型脑炎病毒、出血热病毒、狂犬病毒
接触感染	毛巾、面盆或性行为	人类疱疹病毒、HIV、HBV、乳头瘤病毒
垂直感染	经胎盘、分娩产道或哺乳	HIV、HBV、CMV、风疹病毒

注：HAV，甲型肝炎病毒；HBV，乙型肝炎病毒；HCV，丙型肝炎病毒；HEV，戊型肝炎病毒；HIV，人类免疫缺陷病毒；CMV，巨细胞病毒。

（二）病毒感染的类型

病毒侵入机体后，因病毒种类、毒力和机体免疫力的不同，可表现为不同的感染类型。

1. 隐性感染　病毒侵入机体后不引起临床症状的感染称隐性感染或亚临床感染，原因可能与机体防御能力强及病毒毒力弱等有关。隐性感染虽然不出现临床症状，但是仍可获得特异性免疫力。有部分隐性感染者体内可携带不断增殖的病毒并向外界排出，为重要的传染源。

2. 显性感染　病毒侵入机体后大量增殖，使机体细胞和组织损伤，出现明显的临床症状。显性感染根据潜伏期长短、发病缓急和病程的长短可分为急性感染和持续性感染。

（1）急性感染　病毒侵入机体后，发病急、潜伏期短，病程短，一般仅数日至数周。除死亡病例外，宿主一般能够在症状出现后的一段时间内清除病毒，病后可获得特异性免疫力，又称为消灭性感染。

（2）持续性感染　病毒侵入机体后，在机体内持续数月、数年甚至数十年，机体可表现症状，也可不表现症状而长期携带病毒，患者是重要的传染源。持续感染有下述3种类型。①慢性感染：在显性或隐性感染后，血液或组织中可持续存在病毒并不断从体内排出。患者出现轻微或无临床症状，常迁延不愈，反复发作，如乙型肝炎病毒、丙型肝炎病毒引起的慢性肝炎。②潜伏感染：在显性或隐性感染后，病毒基因组长期存在于一定组织细胞中，常规方法无法分离获得病毒颗粒，在某些条件下病毒被激活发生增殖而引起临床症状，称为急性发作。病毒仅在临床出现间歇性急性发作时才被检出，如单纯疱疹病毒、水痘-带状疱疹病毒等引起的潜伏感染。③慢发病毒感染：指在病毒感染后，有很长潜伏期，可达数月、数年或数十年，当症状出现后会呈进行性加重，最终死亡。此类感染较为少见但后果严重，如麻疹病毒引起的亚急性硬化性全脑炎。

（三）病毒感染的致病机制

1. 病毒感染对宿主细胞的直接损伤作用　病毒在宿主细胞内增殖时，需要宿主细胞提供合成原料、能量、细胞器和代谢酶等，影响细胞的生命活力；同时作用于细胞的遗传物质引起细胞转化和凋亡。

（1）杀细胞效应　病毒在宿主细胞内复制过程中，短时间内大量释放子代病毒，造成宿主细胞破坏而死亡，称为杀细胞性感染。主要见于裸露病毒和杀伤性强的病毒，如脊髓灰质炎病毒和腺病毒等。

（2）稳定状态感染　病毒主要以出芽方式释放子代病毒，暂时对细胞及溶酶体膜影响不大。短时间内细胞不会裂解与死亡，称为稳定状态感染，多见于包膜病毒，如流感病毒、麻疹病毒等。稳定状态感染的病毒在增殖过程中引起宿主细胞膜的改变和细胞融合等。

（3）形成包涵体　病毒感染宿主细胞后，在宿主细胞内形成光学显微镜下可见的与正常细胞着色和结构不同的圆形或椭圆形斑块结构，成为包涵体。包涵体可在细胞质和（或）核内，可呈嗜酸性或嗜碱性。其本质是病毒颗粒的聚集体；或病毒增殖的痕迹；或病毒感染引起的细胞反应。故包涵体可作为病毒感染的依据。细胞的正常结构和功能可受到包涵体影响，有时甚至引起细胞死亡。

（4）细胞凋亡　细胞凋亡是细胞在自身或外界因素的影响下由基因控制的程序性细胞死亡。病毒感染宿主细胞后，在病毒蛋白的诱导下，可引起宿主细胞凋亡，该过程促进细胞中病毒的释放，但会限制细胞生产的病毒体数量。如 HIV、疱疹病毒等。

（5）基因整合与细胞转化　某些逆转录病毒、DNA 病毒进入机体后会将基因插入宿主细胞基因组中整合，整合会改变细胞某些遗传性状，即细胞转化。转化的细胞增殖变快、分裂失控，丧失细胞间接触抑制性，与肿瘤形成关系密切，如 EB 病毒、人乳头瘤病毒、HBV、HCV 等。

2. 病毒感染的免疫病理损伤作用

（1）抗体介导的免疫病理作用　感染某些病毒的细胞表面会出现新抗原，当其特异性抗体与之结合后，经抗体依赖性细胞介导的细胞毒作用（ADCC）破坏病毒感染细胞，也可在补体参与下溶解宿主细胞。另外，进入机体的某些病毒抗原与特异性抗体结合形成的免疫复合物，能长期存在于血液中，并沉积于某些器官组织上，激活补体引发Ⅲ型超敏反应。

（2）细胞介导的免疫病理作用　细胞免疫在发挥抗病毒感染的同时，特异性细胞病毒性 T 细胞（CTL）可识别病毒感染后出现新抗原的靶细胞，引起Ⅳ型超敏反应。另外，病毒具有与宿主细胞相同的抗原成分，进入机体可引发自身免疫应答。

（3）病毒对免疫系统的损伤作用　某些病毒感染有损伤或抑制免疫系统功能。如 HIV 对 CD4$^+$ T 细胞有很强的杀伤作用，通过杀伤免疫活性细胞，使机体免疫功能低下。

3. 病毒的免疫逃逸　病毒通过抗原变异、抗原表达量降低、损伤机体免疫细胞等作用逃避免疫监视、防止免疫激活、推后免疫应答反应等方式来逃脱免疫应答。如 HIV 高频率的抗原变异使得免疫应答滞后。

（四）抗病毒免疫

1. 固有免疫　屏障结构、干扰素和自然杀伤细胞等实现机体抗病毒的固有免疫。

（1）屏障结构　皮肤、黏膜是抗病毒感染的第一道防线，血脑屏障和胎盘屏障起重要的保护作用。

（2）干扰素（interferon，IFN）　是由病毒或干扰素诱生剂刺激宿主细胞产生的一类具有抗病毒、抗肿瘤、免疫调节等生物学活性功能的糖蛋白。主要由 T 细胞、成纤维细胞等产生，包括 α、β 和 γ 三种类型。干扰素具有广谱性、种属特异性和间接性等特点。广谱性指干扰素对所有的病毒均有一定的抑制作用。种属特异性，即人体细胞产生的干扰素作用于动物没有抗病毒活性。间接性指干扰素不是直接灭活病毒，而是通过诱导病毒感染细胞分泌抗病毒蛋白来抑制病毒增殖。

（3）NK 细胞　自然杀伤细胞即 NK 细胞能识别被病毒感染的细胞，对靶细胞的杀伤作用不受主要组织相容性复合体（MHC）限制，也可不依赖抗体，能被多种细胞因子激活，因此其抗病毒作用具有时间早、作用强和范围广的特点。

2. 适应性免疫

（1）体液免疫抗病毒作用　病毒感染后，机体产生多种特异性抗体，如中和抗体、血凝抑制抗体、补体结合抗体等特异性抗体，在抗病毒免疫中起特异性保护作用。具有中和抗体活性的免疫球蛋白主要包括 IgG、IgM、SIgA，能与病毒表面的抗原结合，阻止病毒吸附并穿入易感细胞，保护细胞免受病毒感染，并可有效防止病毒通过血液播散。抗体与病毒结合还可通过调理吞噬、ADCC 作用或通过激活补体等途径裂解和破坏病毒感染细胞。

（2）细胞免疫抗病毒作用　机体依赖细胞免疫清除细胞内的病毒，通过细胞毒性 T 细胞直接杀伤靶细胞或经活化的 Th$_1$ 细胞释放细胞因子（IFN–γ、TNF 等）激活 NK 细胞、巨噬细胞和 CTL，在抗病毒感染中发挥重要作用。

（五）病毒感染的检查方法

病毒的分离与鉴定是病毒病原学诊断的金标准。

1. 病毒的形态学检查　通过电子显微镜观察病毒形态有助于鉴定病毒。光学显微镜仅用于病毒包涵体的检查及痘病毒等一些大病毒颗粒的检查。

2. 病毒的分离培养　分离培养病毒常用的方法有动物接种、鸡胚培养、细胞培养三种方法，可根据所分离病毒的种类及实验条件选择不同的方法。

（1）动物接种　是最原始的病毒分离培养方法，需要根据病毒特点选择接种途径和敏感动物，常用的动物有小鼠、大鼠、家兔和猴子等。

（2）鸡胚培养　一般采用孵化 9~12 天的鸡胚，可根据病毒特点选择鸡胚不同部位接种。随着细胞培养技术的成熟和广泛应用，鸡胚接种已经少用，但仍然是培养流感病毒最常用的方法之一。

（3）细胞培养　是目前病毒分离鉴定中最常用的方法，用于病毒分离培养的细胞主要有原代细胞、二倍体细胞和传代细胞。所用培养液为含葡萄糖、氨基酸、维生素及含胎牛血清或新生小牛血清的平衡溶液，pH 为 7.2~7.6。

3. 病毒感染的鉴定　病毒在培养细胞中增殖后，出现一系列的变化指征，可用于对病毒进行初步鉴定。

（1）细胞病变　大多数病毒在易感细胞内增殖时会产生特有的细胞病变，称为细胞病变效应（cytopathic effect，CPE）。CPE 常导致细胞出现变圆、聚集、融合、胞质颗粒增多、坏死、溶解、脱落等改变，可作为病毒增殖指标。

（2）红细胞吸附　一些带有血凝素刺突的病毒感染细胞后，会在宿主细胞膜上表达病毒血凝素，可吸附禽类、哺乳动物及人的红细胞出现红细胞凝集现象，称为红细胞吸附。

（3）病毒干扰作用　有些病毒感染细胞后，不产生明显 CPE 或其他易测改变，但是可干扰同时感染的另一种病毒增殖。

（4）细胞代谢的改变　病毒感染细胞后，使细胞代谢改变，培养液 pH 发生变化，也可作为病毒增殖的指标。

（5）形成包涵体　包涵体与病毒增殖有关。因病毒种类不同，包涵体在细胞内的位置、形状或嗜酸/碱性不同，细胞中检出包涵体具有诊断价值，如从可疑狂犬病动物脑组织切片中检出胞质内的包涵体，即内基小体，可作为诊断狂犬病的依据。

（6）病毒成分检测　可通过免疫标记技术检测病毒抗原，如免疫荧光测定（fluoroimmunoassay，FIA）、酶免疫测定（enzyme immunoassay，EIA）等技术。也可用聚合酶链反应、核酸杂交技术、基因芯片等技术检测病毒核酸。

（7）病毒感染的血清学诊断　病毒感染后可诱发机体产生特异性抗体，用已知的病毒抗原检测病人血清中未知抗体水平和效价变化，是临床常用的诊断病毒感染性疾病的方法。主要有 ELISA 试验、补体结合试验、血凝试验与血凝抑制试验、Western blot（WB）试验等。

（六）病毒感染的防治

病毒性疾病目前没有特效的治疗药物，人工免疫是预防病毒性感染的最有效手段，干扰素、化学药物和某些中草药在治疗病毒性疾病时有一定的疗效。

1. 病毒感染的预防　由于治疗病毒性疾病的药物种类少，且大多数疾病尚缺乏特异性药物，因此，对病毒感染的预防显得尤为重要。

（1）人工自动免疫　疫苗的使用明显降低了病毒性疾病的患病率和病死率。病毒疫苗包括减毒活疫苗、灭活疫苗、亚单位疫苗等传统疫苗和载体疫苗、核酸疫苗等基因工程技术生产的新型疫苗。

（2）人工被动免疫　注射免疫血清、胎盘球蛋白以及细胞免疫相关的转移因子进行紧急预防。

2. 病毒感染的治疗　由于病毒严格细胞内寄生的特性，抗病毒药物必须能被吸收进入细胞，阻止病毒复制周期中的任一环节来抑制病毒感染。

（1）化学制剂　①核苷类药物是最早应用于临床的治疗病毒性疾病的药物，通过子代病毒 DNA 中用药物合成的异常嘧啶替代正常胸腺嘧啶，从而抑制病毒的复制。如用于抗疱疹病毒治疗的阿昔洛韦；用于慢性乙肝治疗的阿糖腺苷；用于艾滋病治疗的齐多夫定。②非核苷类反转录酶抑制剂是一类能抑制病毒 DNA 聚合酶、RNA 反转录酶活性的药物。如用于治疗 HIV 感染的奈韦拉平。③病毒蛋白酶抑制剂能与病毒自身的蛋白酶如复制酶、反转录酶等结合而抑制其活性，以阻止病毒复制。如用于治疗 HIV 感染的沙奎那韦、茚地那韦、利托那韦。

（2）干扰素和干扰素诱生剂　具有广谱抗病毒作用，副作用较小，临床应用越来越广泛，已被用于新冠肺炎、慢性病毒性肝炎、带状疱疹等的治疗。

（3）中草药　许多中草药对病毒性疾病有预防或治疗作用。研究证实，板蓝根、穿心莲、大青叶等中药能抑制多种病毒增殖；苍术、艾叶在组织培养中可抑制流感病毒、腺病毒；贯众、胆南星可抑制疱疹病毒。

📱 **知识链接** ......

干扰素的发现及应用

1935 年，有人发现两种病毒在一起培养时，会产生相互干扰的现象。1957 年，英国病毒学家 Alick Isaacs 和 Jean Lindenmann 研究流感病毒时发现，在鸡胚中注射灭活流感病毒后，鸡胚细胞中生成了一种物质，这种物质可以反过来"干扰"流感病毒的生长，于是就将这种物质称为"interferon"，即干扰素。随着研究的深入，人们发现它是一个非常重要的细胞因子，不仅具有直接抗病毒作用，更重要的是还具有免疫增强及抗肿瘤作用。干扰素可以扩散到邻近的细胞，使它们得到保护，而不再受该种病毒的侵害。已被用于治疗恶性肿瘤、亚急性重症肝炎、肝纤维化（早期肝硬化）、感染与损伤性疾病、病毒性疾病、风湿性关节炎等，在新冠肺炎的治疗中也发挥了显著效果。

PPT

第二节　常见病毒

一、呼吸道病毒

呼吸道病毒是一类经呼吸道侵入机体，引起呼吸道黏膜局部感染或呼吸道以外组织器官损伤的病毒，包括不同科属的多种病毒，主要有流行性感冒病毒、麻疹病毒、腮腺炎病毒、风疹病毒、冠状病毒等。据统计，急性呼吸道感染90%以上均由该类病毒引起，具有传播快，传染性强等特点。

（一）流行性感冒病毒

流行性感冒病毒（influenza virus）简称流感病毒，属正黏病毒科，分甲（A）、乙（B）、丙（C）三型。甲型流感病毒除引起人类流感外，还可引起禽、猪、马等多种动物感染，乙型流感病毒可引起人类局部或小范围流行，丙型流感病毒仅引起免疫力低下的人群轻度感染。甲型流感病毒极易变异，曾引起多次世界性大流行，严重危害人类生命健康。

1. 生物学特性　流感病毒多呈球形，直径80～120nm，新分离株多呈丝状或杆状，其核酸为RNA，有包膜。

（1）形态与结构　核心即病毒的核衣壳，呈螺旋对称，由核酸、核蛋白（NP）和RNA多聚酶组成。核酸为分节段的单负链RNA，其中甲型、乙型流感病毒分8个节段，丙型流感病毒分7个节段，这一结构特点使病毒在复制过程中易发生基因重组，易导致新病毒株的出现。核蛋白（NP）抗原结构稳定，很少变异，具有型特异性。核衣壳外有包膜，分两层，内层为基质蛋白（M蛋白）构成的膜，具有维持病毒外形、保护核心作用。外层为来源于宿主细胞的脂质双层构成的膜。病毒包膜表面上有两种糖蛋白刺突，分别为血凝素（HA）和神经氨酸酶（NA），均为糖蛋白，具有免疫原性。HA与病毒吸附、穿入宿主细胞有关；NA有助于成熟病毒的释放和促进病毒扩散（图6-5）。

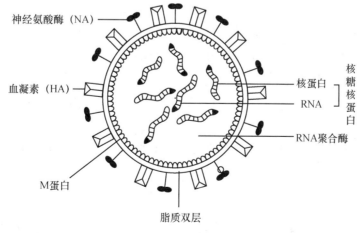

图6-5　流感病毒结构示意图

（2）分型与变异　M蛋白和NP抗原结构稳定，具有型特异性，作为流感病毒分型依据，据其将流感病毒可分为甲、乙、丙三型。甲型流感病毒的HA、NA抗原结构不稳定，极易变异，作为分亚型的依据，据其可分为若干亚型。迄今发现HA有18种、NA有11种（H1～H18、N1～N11）。乙型、丙型流感病毒尚未发现亚型。甲型流感病毒抗原变异主要有两种形式。①抗原漂移：HA或NA变异幅度小，由基因点突变造成，仅发生亚型内变异，属量变，人群中有免疫力，故只引起流感小流行；②抗原转变：HA或NA基因变异幅度大，形成新亚型，属质变，人群普遍缺乏免疫力，故易引起流感世界大流行。

即学即练 6-1

答案解析

造成流感病毒世界性大流行的原因是（　　）

A. HA和NA易发生抗原性变异　　　B. HA和NA之间易发生基因重组

C. 流感病毒型别多，毒力强　　　D. 流感病毒抗原性弱，免疫力不强

E. 甲型流感病毒易形成新的亚型

（3）培养特性　流感病毒可使用鸡胚培养和细胞培养，病毒接种于鸡胚羊膜腔和尿囊腔中，也可用猴肾细胞培养，但均不引起明显细胞病变，通过血凝试验可判断病毒是否增殖。

（4）抵抗力　流感病毒耐冷不耐热，室温下传染性很快丧失，在56℃30分钟可被灭活，低温0～4℃可存活数周，对紫外线、干燥及脂溶剂等敏感。

2. 致病性与免疫性　传染源主要是患者、隐性感染者和感染动物；传播途径主要是经呼吸道飞沫传播，传染性强，也可因接触传播。

流感病毒HA可特异性与呼吸道黏膜上皮细胞结合并穿入细胞内进行增殖，但仅在局部增殖，一般不引起病毒血症。引起细胞变性、坏死脱落、黏膜水肿充血等病理改变。潜伏期短仅1～4天，病程一般持续1周左右。患者常出现发热、头疼、咽痛、咳嗽、鼻塞、流涕、乏力及肌肉酸痛等症状。无并发症的患者发病后3～4开始恢复。但免疫力低下的老年人、婴幼儿易继发细菌感染，甚至严重者危及患者生命。

病后机体可产生特异性体液免疫和细胞免疫，对不同型别病毒感染无交叉保护作用，对同型病毒可建立牢固免疫力。

3. 微生物学检查　①病毒分离与鉴定　临床基本不用，复杂费时。②血清学试验　取患者急性期、恢复期血清做血凝抑制试验，若恢复期血清抗体效价比急性期高4倍以上，具有诊断价值。③快速诊断用ELISA法或免疫荧光法检查流感病毒抗原；用PCR、核酸杂交方法等检测病毒核酸。

4. 防治原则　流感病毒传播迅速，传染性强，流行期间应尽量避免人群聚集，必要时戴口罩。公共场所应使用乳酸蒸汽进行空气消毒。目前已有灭活疫苗和减毒活疫苗，但因流感病毒抗原容易变异，故需针对当前流行株制备疫苗。

金刚烷胺可阻止甲型流感病毒释放，干扰素和一些中草药如大青叶、板蓝根等在预防和治疗上有一定效果。

（二）麻疹病毒

麻疹病毒属副黏病毒科，病毒核酸不分节段，是麻疹的病原体。主要表现为发热、流涕、咳嗽、眼结膜充血、口腔黏膜斑及全身皮肤斑丘疹。

1. **生物学特性** 麻疹病毒呈球形或丝状，直径为 $120 \sim 250nm$，核心为单负链 RNA，衣壳呈螺旋对称，外有包膜，包膜上有两种刺突，溶血素和血凝素。麻疹病毒抗原结构稳定，只有一个血清型，人是其唯一宿主。抵抗力弱，对日光、紫外线、热、消毒剂都敏感。

2. **致病性与免疫性** 麻疹是常见的儿童急性呼吸道传染病，传染性极强，传染源为急性期患者，主要感染 6 个月至 5 岁的婴幼儿。麻疹病毒主要经呼吸道飞沫传播，也可经鼻腔分泌物污染玩具、日常用具等途径传播，致病性极强，易感人群接触传染源后发病率几乎 100%。

该病冬春季高发，一般潜伏 $9 \sim 12$ 天。病毒侵入机体后，先在呼吸道上皮细胞内增殖，随后入血形成第一次病毒血症，病毒随血流侵入全身淋巴组织内增殖后，再次进入血流出现第二次病毒血症，患者出现高热、畏光、咳嗽、结膜炎等全身症状。2 天后，患者口腔两颊内侧黏膜出现 Koplik 斑，呈中心灰白、周围有红晕，具有早期诊断意义。之后 $1 \sim 2$ 天，相继在面部、躯干、四肢的全身皮肤出现红色斑丘疹，若无并发症，待红疹消退，机体可自然痊愈。少数体弱患儿易继发细菌感染，导致中耳炎、支气管炎和肺炎等，甚至死亡。

极少数患者在感染后并未从体内彻底清除麻疹病毒，数年后会出现亚急性硬化性全脑炎，患者大脑功能渐进性衰退，出现精神异常，运动障碍、反应迟钝等症状，一般在 $1 \sim 2$ 年内死亡，属慢发病毒感染。

麻疹病后机体可获得终生牢固免疫力。

3. **防治原则** 隔离患者是预防的主要措施，我国使用麻疹病毒减毒活疫苗对易感患者进行人工自动免疫，也可用麻疹 - 腮腺炎 - 风疹病毒三联疫苗。

(三) 腮腺炎病毒

腮腺炎病毒属副黏病毒科，是流行性腮腺炎的病原体。

1. **生物学特性** 腮腺炎病毒呈球形，直径 $100 \sim 200nm$，核心为单负链 RNA，核衣壳为螺旋对称，外有包膜，包膜上有 HA、NA 等刺突，只有一个血清型，人是其唯一宿主。

2. **致病性与免疫性** 人是腮腺炎病毒唯一宿主，传染源是患者和隐性感染者，易感者主要为学龄儿童。该病好发于冬春季节，病毒经呼吸道飞沫传播，一般潜伏期 $1 \sim 3$ 周。病毒侵入机体后，先在呼吸道上皮细胞内增殖随后入血，出现病毒血症，再随血液侵入腮腺及其他脏器，如睾丸、胰腺、卵巢、中枢神经系统等。患者出现发热、肌痛，一侧或双侧腮腺肿大，伴有乏力症状。通常 $1 \sim 2$ 周后可自愈。青春期感染者，男性易合并睾丸炎，引起不育，女性易合并卵巢炎；儿童期感染常引起获得性耳聋；严重者可并发病毒性脑炎等。

病后获得牢固免疫力，6 个月以内患腮腺炎婴儿极少见，由于母体传给子代 IgG。

3. **防治原则** 预防应隔离患者，接种麻疹 - 腮腺炎 - 风疹病毒三联疫苗或减毒活疫苗。尚无有效药物治疗。

(四) 风疹病毒

风疹病毒属披膜病毒科，是风疹的病原体。

1. **生物学特性** 风疹病毒呈球形，直径约 60nm，核心为 + ssRNA，核衣壳呈二十面体对称。风疹病毒只有一个血清型，人是唯一宿主。

2. **致病性与免疫性** 儿童是主要易感者。病毒经呼吸道途径侵入机体，在局部淋巴结增殖后发生病毒血症播散全身。患者出现发热、麻疹样皮疹，但症状较麻疹轻，同时表现耳后和枕下淋巴结肿人。大多预后良好。

孕妇在孕期 20 周内感染，可垂直传播，导致流产、死胎或出生后胎儿畸形发生先天性风疹综合征，主要出现先天性耳聋、先天性心脏病、白内障等畸形。

病后可获得持久免疫力。

3. 防治原则　通过接种麻疹 – 腮腺炎 – 风疹病毒三联疫苗预防麻疹，育龄妇女及儿童为接种对象。

（五）冠状病毒

冠状病毒属于冠状病毒科冠状病毒属，核心为单正链 RNA，核衣壳呈螺旋对称，有包膜。包膜上有突起，排列间隔较宽，使病毒颗粒外形似冠状故得名。病毒抵抗力差，不耐酸，常用过氧乙酸、次氯酸钠进行消毒，对紫外线、脂溶剂等敏感。人分离株血清型有 SARS – CoV、229E、OC43、NL63 等，其中 SARS – CoV 血清型致病性最强。传染源主要是患者，潜伏期通常 4 ~ 5 天，经呼吸道或消化道传播，引起普通感冒和咽喉炎，有些还可引起成人腹泻。

SARS – CoV 引起严重急性呼吸综合征（severe acute respiratory syndrome，SARS），被称为 SARS 冠状病毒。传染源主要是患者和隐性感染者，冬春为流行季节。传播途径以近距离的呼吸道飞沫传播为主，也可以通过手接触患者分泌物经口、鼻、眼传播。感染呈显著家庭和医院聚集，人群普遍易感。SARS 起病急，潜伏期一般为 4 ~ 5 天，患者以发热为首发症状，继而出现干咳、胸痛、头痛乏力、关节痛，还有患者伴有腹泻，大多数可被治愈，严重者肺部病变进展很快，呼吸困难，甚至休克，病死率约为 14%。病后免疫力不强，甚至不能防御同型病毒的再感染。目前尚无特异性的药物治疗和预防疫苗。

二、肝炎病毒

肝炎病毒（hepatitis virus）是指以侵害肝脏为主，引起病毒性肝炎的一组不同种属的病毒。目前已明确的肝炎病毒有 5 种，即甲型肝炎病毒（HAV）、乙型肝炎病毒（HBV）、丙型肝炎病毒（HCV）、丁型肝炎病毒（HDV）和戊型肝炎病毒（HEV）。此外，还有一些病毒如黄热病毒、巨细胞病毒、EB 病毒、风疹病毒等也可引起肝脏功能损坏，但未列入肝炎病毒范畴。

（一）甲型肝炎病毒（hepatitis A virus，HAV）

甲型肝炎病毒（HAV）生物学特性类似于肠道病毒，曾在 1983 年国际病毒命名委员会将其归类于小 RNA 病毒科肠道病毒属 72 型；1993 年被归类为小 RNA 病毒科嗜肝病毒属。

1. 生物学特性　呈球形，直径 27 ~ 32nm，核心为单股正链 RNA，衣壳为二十面体立体对称。HAV 只有一个血清型。

HAV 易感动物为黑猩猩、狨猴、猕猴等，可经易感动物接种增殖病毒。HAV 还可以在人胚肺二倍体细胞内增殖和传代，也可通过原代狨猴肝细胞、肝癌细胞系和传代恒河猴胚肾细胞等培养，但其生长缓慢通常不引起细胞病变。

抵抗力较强，较耐热 60℃ 1 小时不被灭活，100℃ 5 分钟才被灭活。对脂溶剂、pH 为 3 的酸液均有抵抗力。在泥沙、淡水、海水、毛蚶中存活数日至数月。氯、甲醛、紫外线可灭活病毒。

2. 致病性与免疫性　甲肝急性期患者和隐性感染者为主要传染源，主要经粪 – 口途径传播，可经食用污染的海产品等食物、水源、用污染食具等引起散发或大面积流行。1988 年我国上海发生了因食用被 HAV 污染的毛蚶等贝类食物，导致多达 30 万人感染的甲型肝炎暴发流行，危害极大。

当 HAV 侵入人体后，潜伏期平均约 30 天，早期在唾液腺或口咽部增殖，随后在肠黏膜及局部淋巴结中大量增殖，入血形成病毒血症，再到达肝脏并侵犯肝脏。临床症状轻重不一，大多为隐性感染患者，显性感染患者出现发热、食欲减退、乏力、肝脾大、恶心、呕吐等症状，其中无黄疸型患者居多。在患者急性期和潜伏期后期患者粪便均带毒会污染水源、食物。甲型肝炎一般为自限性疾病，预后良好，无慢性病例和携带者。

机体在发生隐性感染或显性感染后均能产生持久免疫力，产生的特异性抗体抗 – HAV IgM 出现于感染早期，消失快；抗 – HAV IgG 出现于急性期后期或恢复期早期，维持时间久，对再感染有免疫力。

3. 微生物学检查 临床上一般不做病毒分离，主要做血清学检查和病原学检查。血清学检查患者抗 – HAV IgM，若为阳性表明新近感染。检测抗 – HAV IgG 可了解既往感染史或进行流行病学调查等。病原学检查主要检测粪便标本中的 HAV 抗原或 HAV RNA 等。

4. 防治原则 预防甲肝主要采取以下措施。①控制传染源：隔离急性期排毒患者，对其排泄物、食物、餐具和衣物被单等，严格做好消毒处理。②切断传播途径：对水源、食物、粪便加强管理。③预防免疫：我国使用甲肝减毒活疫苗预防甲型肝炎。密切接触患者的易感者可给予丙种球蛋白肌内注射进行被动免疫。

（二）乙型肝炎病毒（hepatitis B virus，HBV）

乙型肝炎病毒（HBV）属嗜肝 DNA 病毒科。引起乙型肝炎，传播广泛，危害大，部分患者可转为慢性肝炎，甚至发展为肝硬化或肝癌。呈全球性分布，已成为全球性公共卫生问题，尤其我国属高流行国家，携带者及感染者已超 1.2 亿人。

1. 生物学特性

（1）形态结构 HBV 患者血清标本中用电镜检查可见三种不同形态颗粒，即大球形颗粒、小球形颗粒和管型颗粒（图 6 – 6）。

1）大球形颗粒 又称 Dane 颗粒，是完整的有感染性的 HBV 颗粒，直径为 42nm，具有双层衣壳结构。病毒核心为双链环状未闭合 DNA 分子，上附有 DNA 多聚酶；内衣壳呈二十面体对称，相当于一般病毒的核衣壳，由 HBV 的核心抗原（HBcAg）构成，一般不分泌于血液，用蛋白酶或去垢剂处理后暴露出 HBV 的 e 抗原（HBeAg）。外衣壳即病毒的包膜，由来自宿主细胞的脂质双层和 HBV 的表面抗原（HBsAg）、前 S1 抗原（PreS1Ag）、前 S2 抗原（PreS2Ag）构成。

2）小球形颗粒 大量存在于血液中，直径 22nm，是 HBV 在肝细胞内复制过程中合成的过剩的外衣壳，不含 HBV 的 DNA 和 DNA 多聚酶，无感染性，主要成分为 HBsAg。

3）管形颗粒 存在于血液中，直径为 22nm，是小球形颗粒聚集形成的。

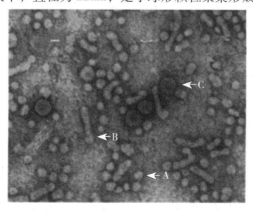

图 6 – 6 乙型肝炎病毒电镜图

A. 小球形颗粒 B. 管形颗粒 C. 大球形颗粒

（2）抗原组成　HBV 的抗原组成较复杂，主要有 3 种。　微课 2

1）表面抗原（HBsAg）　存在于 3 种颗粒表面，感染者血液中存在大量的 HBsAg，是 HBV 感染机体的主要标志。该抗原有多个亚型，我国汉族以 adr 多见。HBsAg 具有免疫原性，是制备疫苗主要成分，可刺激机体产生相应抗体，即抗－HBs，抗－HBs 为中和性抗体，可防御 HBV 的再感染。外衣壳上还有 PreS1 和 PreS2 两抗原成分，也与吸附肝细胞有关，其免疫原性强于 HBsAg，所产生的相应抗体，抗－PreS1、抗－PreS2 为中和抗体。

2）核心抗原（HBcAg）　存在于 Dane 颗粒的内衣壳表面，由于其表面有外衣壳，故感染者的血液中不易检出。HBcAg 免疫原性强，可刺激机体产生抗－HBc，为非保护性抗体，检出抗－HBc IgM 提示肝脏内的 HBV 处于复制状态，血清有传染性。

3）e 抗原（HBeAg）　HBeAg 是一种可溶性蛋白质，可分泌至外周血，以游离形式存在，仅见于 HBsAg 阳性的血清中，其可作为指示病毒正在复制且传染性强的指标。HBeAg 可刺激机体产生抗体，即抗－HBe，对 HBV 感染有一定的保护作用。

即学即练 6－2

下列具有中和 HBV，防止再感染的血清学指标是（　　）

答案解析　A. HBsAg　　　B. 抗－HBs　　　C. 抗－HBc　　　D. HBeAg　　　E. 抗－HBe

（3）培养特性　目前 HBV 体外细胞分离培养尚未成功。敏感动物为黑猩猩，是研究疫苗和致病机制的常用动物模型。

（4）抵抗力　HBV 抵抗力较强，对 70% 乙醇不敏感，100℃ 加热 10 分钟才被灭活，对干燥、紫外线、低温均有抵抗性。高压蒸汽灭菌法、5% 次氯酸钠溶液、环氧乙烷溶液、0.5% 过氧乙酸溶液可灭活 HBV。

2. 致病性与免疫性

（1）传染源与传播途径　患者或无症状 HBsAg 携带者为乙型肝炎的主要传染源。主要传播途径包括：①血液、血制品传播：由于 HBV 大量存在于血液中，人体极易感染。因此输血、血制品、医疗手术器械（如牙科手术用具）、共用剃须刀或牙刷等均可造成传播。②性接触传播及密切接触传播：HBV 可存在于唾液、精液等体液中，因此与 HBV 感染或携带者经性接触传播或日常生活密切接触也可被感染。在西方国家已将乙肝列为性传播疾病。③垂直传播：感染 HBV 的母亲可经胎盘、乳汁、分娩时经产道感染胎儿。

（2）致病机制　乙型肝炎临床有急性肝炎、无症状病毒携带者、慢性肝炎和重症肝炎等多种表现。HBV 致病机制仍不完全清楚，通常认为导致肝细胞损伤主要原因是病毒与宿主细胞间的相互作用及免疫病理反应。免疫反应的强弱直接关系到临床过程的轻重及转归情况。①细胞免疫介导的免疫病理反应：细胞免疫效应具有双重性，过强的细胞免疫反应会导致大面积的肝细胞损伤，发生重症肝炎。②免疫复合物引起的病理损伤：HBsAg 及抗－HBs 的免疫复合物存在于乙型肝炎患者血循环中，会沉积于关节滑液囊或肾小球基底膜等部位，引发Ⅲ型超敏反应。若免疫复合物大量沉积于肝内，会导致急性重型肝炎，即重症肝炎。③自身免疫反应引起的病理损伤：受 HBV 感染的肝细胞膜上会表达病毒特异性抗原和发生改变的肝细胞表面自身抗原，如暴露出的肝特异性脂蛋白属自身抗原可诱导机体对肝细胞造成自身免疫反应损害，发生慢性肝炎。④病毒变异与免疫逃逸：HBV 的 PreC 基因发生变异后不能翻译出完整的 HBcAg，C 基因发生变异后使 HBeAg 抗原位点改变，导致病毒逃避免疫清除，引起肝炎慢性化，形成慢性肝炎。⑤免疫耐受与慢性肝炎：免疫耐受的情况下机体不能有效清除 HBV 病毒，形成慢性肝炎或无症状携带者。

HBV 感染与原发性肝癌的发生有密切关系。

3. 微生物学检查

（1）HBV 抗原、抗体检测 临床诊断乙型肝炎最常用 ELISA 法检测患者血清中的 HBsAg、抗 – HBs、HBeAg、抗 HBc、抗 – HBc（两对半或乙肝五项）。

HBV 抗原和抗体检测的实际用途：①筛选供血员；②乙型肝炎的诊断；③判断传染性；④判断预后；⑤流行病学调查；⑥检测疫苗接种效果和选择疫苗接种对象等。

根据 HBV 抗原、抗体的血清学标志判断临床较为复杂，必须同时分析几项指标，见表 6 – 2。

表 6 – 2 HBV 抗原、抗体检测结果的临床分析

HBsAg	抗 – HBs	HBeAg	抗 – HBe	抗 – HBc IgM	抗 – HBc IgG	结果分析
+	–	–	–	–	–	感染 HBV 或无症状携带者
+	–	+	–	+	–	急性或慢性乙型肝炎，传染性强（俗称"大三阳"）
+	–	–	+	–	+	急性感染趋向恢复（俗称"小三阳"）
+	–	–	–	–	+	急性或慢性肝炎或无症状携带者
–	–	–	–	–	+	既往感染
–	+	–	–	–	+	既往感染或接种过疫苗
–	+	–	+	–	+	乙肝恢复期

（2）血清 HBV – DNA 检测 检测 HBV DNA 常用 PCR、核酸杂交技术等方法，现已被用于评价乙型肝炎的临床诊断及药物治疗效果，具有敏感性高、特异性强的优点。

4. 防治原则 乙型肝炎的预防主要通过切断传播途径和接种乙型肝炎疫苗。

严格筛选献血员；严格消毒灭菌患者、携带者的血液、分泌物、污染的医疗器械和日常用具等；使用一次性注射器、输液器等。通过接种疫苗对高危人群进行特异性预防，现在普遍采用的 0、1、6 个月的接种程序，在 0、1、6 个月各接种 1 次，共接种 3 次可获得良好的免疫保护。对于已接触过传染源的人群可使用抗 – HBs 人血清免疫球蛋白（HBIG）进行紧急预防。

至今尚无特效药物治疗乙型肝炎，一般采用广谱抗病毒药物、中草药和调节机体免疫功能的药物进行综合治疗。

（三）丙型肝炎病毒（hepatitis C virus，HCV）

属于黄病毒科丙型肝炎病毒属。引起丙型肝炎，呈全球性分布。

HCV 呈球形，核心为单股正链 RNA，有包膜。HCV 的细胞培养目前尚未成功，黑猩猩是敏感动物，作为 HCV 研究的动物模型。紫外线、煮沸、甲醛、脂溶剂等均可灭活 HCV。

主要传染源为丙型肝炎患者及携带者。传播途径与 HBV 相同。大多数患者症状较轻，并且多不表现出黄疸症状，甚至不出现症状，近 40% ~ 50% 的患者转变为慢性丙型肝肝炎，其中约 20% 的慢性肝炎发展成肝硬化及肝癌。由于人感染后产生较弱的保护性免疫力，对再感染没有预防作用。

临床常用 ELISA 法检测患者血清中特异性抗 HCV 抗体，以诊断丙型肝炎、筛选献血员、进行流行病学调查。也采用 RT – PCR 检测患者血清中 HCV RNA，作为诊断参考指标。抗 – HCV 的检测是我国筛

选献血员的法定步骤，血制品也需检测 HCV 污染。目前尚无疫苗可预防 HCV 感染，同时尚缺乏特效治疗药物。

（四）丁型肝炎病毒（hepatitis D virus，HDV）

丁型肝炎病毒为一种缺陷病毒，只有在其他嗜肝 DNA 病毒如 HBV 的辅助下才能完成正常复制，导致机体患丁型肝炎。

HDV 呈球形，直径约 35nm，有包膜，包膜蛋白由辅助病毒 HBV 编码的 HBsAg 构成，核心为单负链环状 RNA 和结合其表面的丁型肝炎病毒抗原（HDAg）组成，HDAg 对核酸起保护作用。黑猩猩、北京鸭、土拨鼠是敏感动物。

传染源为患者和携带者，传播途径与 HBV 相同。临床上 HDV 感染方式有两种类型。①联合感染：即从未感染 HBV 的正常人同时感染 HBV 和 HDV。②重叠感染：即在已感染 HBV 的基础上再感染 HDV。HDV 的重叠感染常导致原有的乙型肝炎病情加重与恶化或转为慢性，短时间内发展为肝硬化。故重叠感染患者容易发展为重症肝炎。

临床常通过 ELISA 或 RIA 检测血清中抗 HDV 或 HDAg 以辅助诊断丁型肝炎。目前尚无特异性预防和治疗丁型肝炎感染的疫苗和特效药物，接种乙肝疫苗可预防丁型肝炎。

（五）戊型肝炎病毒（hepatitis E virus，HEV）

HEV 是引起戊型肝炎的病原体。1986 年，我国新疆南部地区暴发一次戊型肝炎的大流行，发病人数约 12 万，死亡 700 人。

HEV 呈球形，直径平均 32~34nm，核心为单股正链 RNA，无包膜。HEV 可在液氨（-196℃）中保存，在 -70℃~8℃ 中易裂解，易被氯盐、氯化铯、氯仿等灭活。目前尚不能用细胞大量培养，黑猩猩、猕猴、食蟹猴、乳猪等是敏感动物。

主要传染源是患者和隐性感染者，一些动物也是传染源，如猪、牛、羊等也可携带 HEV。传播途径与 HAV 相同，为粪-口途径传播，潜伏期平均为 40 天。HEV 可经胃肠道入血液后，在肝脏内复制，再释放于血液和胆汁中，随粪便排出。患者和隐性感染者的粪便一旦污染水源、食物会导致戊型肝炎的传播。该病为自限性疾病，不发展为慢性肝炎或慢性携带者，临床表现与甲型肝炎相似，有急性肝炎、重症肝炎和胆汁淤积型肝炎。孕妇感染后常引发流产或死胎，病情严重，死亡率高达 10%~20%。病后免疫力不持久，可反复感染。

临床常用血清学方法是检查血清中抗-HEV IgM 或 IgG 抗体，也用 RT-PCR 法检测粪便或胆汁中 HEV RNA 诊断 HEV 感染。

应当注意个人和环境卫生，加强对水源、食物、粪便的管理。至今尚无疫苗及特效治疗药物。

三、人类免疫缺陷病毒

HIV 属逆转录病毒科慢病毒属，是获得性免疫缺陷综合征（AIDS，简称艾滋病）的病原体。HIV 主要有 HIV-1、HIV-2 两型。HIV-1 型是引起世界 AIDS 流行的型别，HIV-2 型是主要引起西非、西欧流行的型别。

（一）生物学特性

1. 形态结构　HIV 呈球形，直径 100~120nm。核心为两条单股正链 RNA 上附着有蛋白酶、逆转录酶、整合酶等，核酸有核衣壳蛋白 p7 包裹，其外面包被有双层衣壳蛋白，内层衣壳由衣壳蛋白 p24 构成，呈圆锥状，外层衣壳由基质蛋白 p17 构成，最外层为脂质双层包膜，包膜上有刺突 gp120 和 gp41 两种糖蛋白（图 6-7），gp120 是 HIV 与宿主细胞表面受体 CD4 结合的位点，并介导病毒吸附；gp41 为跨膜蛋白，介导病毒包膜与宿主细胞膜融合。gp120 可刺激机体产生中和性抗体，变异后使病毒免疫逃避。

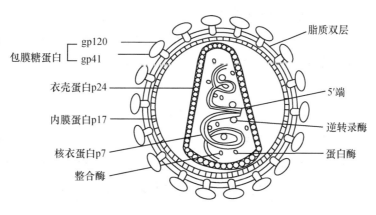

图 6-7　HIV 的结构模式图

2. 培养特性　HIV 感染的宿主范围和细胞范围较窄，仅感染表面有 CD4 分子的细胞。恒河猴及黑猩猩可作为 HIV 感染的动物模型，但其感染过程及产生的症状与人类不同。实验室中常用新鲜分离的正常人 T 细胞或用患者自身分离的 T 细胞来培养 HIV。

3. 抵抗力　HIV 对理化因素的抵抗力较弱。高压灭菌或者煮沸 20 分钟，如 0.5% 次氯酸钠、70% 乙醇等一般化学消毒剂处理 10~30 分钟均可灭活病毒。但 HIV 对紫外线不敏感。

（二）致病性与免疫性

1. 传染源与传播途径　患者和无症状感染者为主要传染源。HIV 可存在于血液、精液、阴道分泌液、乳汁、脑脊液和眼泪等体液中。主要传播方式有：①性传播：性接触为主要传播方式；②血液传播：输入带有 HIV 的血液、血制品，移植带 HIV 的组织器官和人工授精，共用 HIV 污染的注射器与针头及其他医疗器械或理发美容工具等；③垂直传播：包括经胎盘、产道或母乳喂养方式传播，经胎盘传播最为常见。

2. 致病机制及临床表现　HIV 进入机体后，主要感染表面有 CD4 分子的细胞，如 CD4$^+$T 淋巴细胞、单核-巨噬细胞、神经细胞等。HIV 感染是借助 gp120 与 CD4$^+$T 淋巴细胞表面受体 CD4 分子和辅助受体结合，gp41 介导病毒包膜与宿主细胞膜融合，使病毒侵入 CD4$^+$T 细胞。HIV 大量增殖，引起感染的 CD4$^+$T 细胞被溶解破坏，最终导致体液免疫、细胞免疫功能缺陷，机体免疫功能紊乱，引发机会感染和肿瘤。

HIV 感染单核-巨噬细胞是通过 gp120 与受体 CD4 分子和辅助受体 CCR5 结合介导吸附的。单核-巨噬细胞感染 HIV 后不被溶解而长期携带，使 HIV 播散至其他组织。

人体感染 HIV 后，经过 3~5 年或更长的潜伏期后发展为典型的 AIDS，整个过程可分为 4 个时期。①急性感染期：进入机体的 HIV 开始复制，出现病毒血症，此时患者血清中可检测到 P24 抗原，患者表现出流感样症状，如头痛、发热、淋巴结肿大、乏力、全身不适等，持续 2~3 周后症状消失，进入无症状潜伏。②无症状潜伏期：此期持续时间较长，平均可达 10 年左右，患者血清中仅可检测出 HIV 抗体（抗 P24），患者一般无临床症状或症状轻微，有些病例有无痛性淋巴结肿大。③AIDS 相关综合征期：随着 HIV 大量复制，机体免疫系统受到进行性损伤，患者逐渐出现各种症状，如低热、盗汗、体重下降、皮疹、全身倦怠、慢性腹泻及持续性淋巴结肿大等症状和体征。④典型 AIDS 期：患者血液中 CD4$^+$T 细胞数量明显下降，导致严重免疫缺陷，合并感染各种条件致病微生物（细菌、真菌、病毒和寄生虫）及并发恶性肿瘤（Kaposi 肉瘤等）。经性接触感染的许多 AIDS 患者会并发中枢神经系统疾患。未经治疗的患者多于临床症状出现后 2 年内死亡。

机体感染 HIV 过程中，可产生多种高效价抗体，也产生细胞免疫应答，但均不能彻底清除病毒，同时病毒抗原变异频繁而逃避免疫清除，故导致机体发生慢性感染。

（三）微生物学检查

主要包括病毒特异性抗体检测、病毒抗原检测、病毒核酸检测和病毒分离等。临床常用 ELISA 法筛查 HIV 感染者，用 Western blot 检测血清中的 p24 抗体和 gp120 抗体确认 HIV 感染者。常用 ELISA 法检测 P24 抗原，该抗原一般出现在疾病急性期。也可用定量 RT – PCR 法定量检测血浆中病毒 RNA 拷贝数（病毒载量），以监测病情进展和评价疗效。或者进行病毒分离，但此方法一般不用于临床常规诊断。

（四）防治原则

目前尚无治疗 AIDS 的特效药物和有效预防 AIDS 的特异性疫苗，世界许多国家都制定了预防、控制 HIV 感染的措施，包括：①普遍开展关于预防 AIDS 的宣传教育，了解传染途径及其严重危害，倡导安全性生活，禁止共用剃须刀、注射器、牙刷等，感染 HIV 妇女，应避免怀孕、母乳喂养婴儿；②建立 HIV 感染的监测网，及时控制疫情；③对献血、献器官者等严格检测 HIV 抗体，确保输血和血液制品的安全性。

临床上治疗 HIV 感染常用多种抗 HIV 药物的联合方案，俗称"鸡尾酒"疗法，该治疗方法能有效抑制 HIV 复制，延长患者生命，但无法彻底清除病毒治愈患者。

四、疱疹病毒

疱疹病毒科是一类有包膜的双链 DNA 病毒，目前发现的有 100 余种，与人类有关的疱疹病毒称为人类疱疹病毒（human herpes virus，HHV），有 8 种（表 6 – 3）。

疱疹病毒有如下共同特征：①病毒呈球形，有包膜，基因组为线性双链 DNA，核衣壳是二十面体对称。②多数疱疹病毒能在二倍体细胞核内复制并产生明显细胞病变，主要特征是感染的细胞核内出现嗜酸性包涵体，而感染细胞可与邻近未感染的细胞融合形成多核巨细胞。③感染类型多样，可表现为显性感染、潜伏感染、整合感染和先天性感染。④常依靠细胞免疫控制 HHV 感染。

表 6 – 3　常见的人类疱疹病毒及其所致的主要疾病

病毒种类	所致疾病
单纯疱疹病毒 1 型（人疱疹病毒 1 型）	口咽炎、唇疱疹、角膜结膜炎、脑炎
单纯疱疹病毒 2 型（人疱疹病毒 2 型）	新生儿疱疹、生殖器疱疹、宫颈癌
水痘 – 带状疱疹病毒（人疱疹病毒 3 型）	水痘、带状疱疹
EB 病毒（人疱疹病毒 4 型）	传染性单核细胞增多症、鼻咽癌、Burkitt 淋巴瘤、淋巴组织增生性疾病
巨细胞病毒（人疱疹病毒 5 型）	围生期感染、先天性感染、巨细胞病毒单核细胞增多症、视网膜炎、肺炎、肝炎、脑膜炎
人疱疹病毒 6 型	婴儿玫瑰疹
人疱疹病毒 7 型	未知（可能与婴儿玫瑰疹有关）
人疱疹病毒 8 型	Kaposi 肉瘤

（一）单纯疱疹病毒

单纯疱疹病毒（herpes simplex virus，HSV）是疱疹病毒的典型代表。单纯疱疹病毒感染宿主细胞范围广泛，增殖速度快，能引起细胞病变，发生水疱性皮疹，而且易在神经细胞中形成潜伏感染。

1. 生物学特性　HSV 呈球形，有包膜，有 HSV - 1 和 HSV - 2 两种血清型，两种型别的基因组有 50% 的同源性。HSV 可以在多种细胞中增殖，常用原代兔肾等传代细胞分离培养病毒。细胞感染后很快出现细胞病变效应，表现为细胞肿胀、相互融合成多核巨细胞和产生嗜酸性核内包涵体等，最终导致细胞脱落、死亡。HSV 动物感染范围相当广泛，常用实验动物为家兔、豚鼠和小鼠等。

2. 致病性与免疫性　人是单纯疱疹病毒的自然宿主，人群中感染极为普遍。人体初次感染单纯疱疹病毒中80% ~90% 为隐性感染，大多无明显症状，少数为显性感染，常见的临床表现为黏膜或皮肤局部的疱疹。初次感染后多转为潜伏感染，受某些因素刺激后可引起复发。

单纯疱疹传染源为患者和带毒者，传播途径为直接接触或性接触，也可以通过被唾液污染的餐具而间接接触感染。病毒经破损的皮肤或呼吸道、口腔、生殖器官黏膜进入机体启动感染。

感染的类型包括：①原发感染：原发感染多发生在 6 个月 ~2 岁的婴幼儿和学龄前儿童中。原发感染常局限在口咽部，病毒通过呼吸道或直接接触患者唾液传播，引起龈口炎，表现为发热、咽喉痛，在牙龈和咽颊部出现成群疱疹，疱疹破溃后形成溃疡，大量病毒集中在病灶内。此外，病毒还可引起疱疹性角膜结膜炎、唇疱疹、疱疹性脑炎和皮肤疱疹性湿疹等疾病。HSV - 2 的原发感染主要通过性传播，引起生殖器疱疹，表现为生殖器部位出现水疱，破裂后形成溃疡，并发生殖器外损伤和无菌性脑膜炎。②潜伏感染与复发感染：HSV 原发感染后，机体特异性免疫系统将清除大部分病毒而使症状缓解，未被清除的病毒通过感觉神经纤维到达感觉神经节，并长期潜伏在神经细胞内，病毒并不复制，不引起临床症状，对抗病毒药物不敏感。HSV - 1 潜伏于三叉神经节和颈上神经节、HSV - 2 则潜伏于骶神经节。当机体受到发热、轴突损伤、身体或情绪压力、某些细菌或病毒感染、日晒、或使用肾上腺皮质激素等各种非特异性刺激时，病毒可被激活，并沿感觉神经纤维行至末梢神经支配的皮肤和黏膜上皮细胞内重新增殖，引起局部疱疹复发。复发一般是在原发感染的同一部位，而且由于机体的免疫反应限制病毒复制，所以复发感染一般病程较短，感染病灶更局限，组织损伤轻，也可以无症状排毒。超过80% 的人群存在 HSV - 1 的潜伏形式，但仅有小部分人复发，目前机制不清。③新生儿及先天性感染：妊娠期妇女如有 HSV - 1 感染，病毒可能经胎盘感染胎儿，造成流产、早产、死胎或先天性畸形。患生殖道疱疹的孕妇，分娩时胎儿接触了产道中的感染部位，出现皮肤和口腔局部损伤，发生新生儿疱疹，75% 的新生儿疱疹感染都是由 HSV -2 引起的。严重者出现全身症状或脑炎。④与宫颈癌的关系：HSV - 2 感染与宫颈癌的发生有着密切关系。研究表明，宫颈癌患者体内抗 HSV -2 抗体阳性率高。

HSV 感染后，中和抗体一般在原发感染后 1 周左右出现，可以持续多年。此抗体可以中和游离病毒，减轻疾病的严重程度，但不能阻止病毒向神经节细胞的移行，也不能清除潜伏在细胞内的病毒，阻止感染的复发。HSV 感染第 2 周出现特异性 Tc 细胞，破坏被病毒感染的宿主细胞，清除病毒。HSV 两型间具有部分交叉免疫力。

3. 防治原则　目前尚无特异性方法可以有效控制单纯疱疹病毒感染。亚单位疫苗和 DNA 疫苗等新型疫苗正在研制阶段。避免与患者接触，切断传播途径可以预防病毒的感染。治疗感染的首选药物为无环鸟苷及其衍生物。

（二）水痘 - 带状疱疹病毒

水痘 - 带状疱疹病毒（varicella - zoster virus，VZV）在儿童时期初次感染引起水痘，康复后病毒潜伏在体内，少数人在青春期或成年后潜伏于体内的病毒受某些因素刺激再发，引起带状疱疹。

1. 生物学特性 水痘-带状疱疹病毒仅有一个血清型，病毒在人成纤维细胞中增殖，增殖速度较快，能引起细胞病变，可在感染细胞中产生嗜酸性包涵体及形成多核巨细胞。

2. 致病性与免疫性 人是 VZV 的唯一自然宿主，病毒感染的主要靶器官是皮肤。

VZV 的传染源为水痘或带状疱疹患者，水痘和带状疱疹患者水疱内容物中含有病毒，通过上呼吸道及眼结膜传播。VZV 感染表现为原发感染水痘和复发感染带状疱疹。①水痘是儿童常见传染病，好发年龄以 2~6 岁儿童多见。病毒经呼吸道黏膜或眼结膜侵入机体，在局部淋巴结增殖，释放入血到达肝脏和脾脏，再次入血扩散至全身，特别是皮肤和黏膜组织。儿童初次感染后，经 1~21 天的潜伏期，全身皮肤出现向心性分布的丘疹、水疱和脓疱疹，躯干比面部和四肢多。水痘一般病情较轻，但新生儿、免疫缺陷和长期使用免疫抑制剂的儿童感染水痘，则可表现为重度水痘，可能是一种致死性感染。健康儿童罕见脑炎和肺炎并发症。成人初次感染 VZV，因细胞免疫强，细胞损伤更大，常并发病毒性肺炎，死亡率较高。②带状疱疹发生于有水痘病史的成人和老年人。儿童期水痘病人恢复后，未被清除的病毒潜伏于脊髓后根神经节或脑神经的感觉神经节中。当机体受到发热、机械压迫、寒冷、X 光照射、使用免疫抑制剂、肿瘤等非特异因素刺激时，潜伏在神经节中的病毒被激活，经感觉神经纤维轴突到达神经支配的皮肤细胞内，增殖后引起疱疹。初期局部皮肤瘙痒、疼痛，进而出现红疹，串联成带状，故称带状疱疹。常发生于躯体、头部和颈部，局部痛觉非常剧烈。

儿童患水痘后，特异性细胞免疫和体液免疫可限制病毒扩散以及促进疾病痊愈，其中特异性细胞免疫更为关键。水痘病后可获得持久免疫力，极少有再患水痘者，但不能清除神经节中潜伏的病毒，不能阻止带状疱疹发生。

3. 防治原则 免疫接种 1 岁以上未患过水痘的儿童和成人，体内产生的特异性抗体可维持 10 年之久，有效预防水痘的感染和流行，保护率较高。阿昔洛韦、阿糖腺苷等核苷类似物及 IFN-α 可用来缓解局部症状，限制疾病发展，治疗免疫抑制儿童及成人带状疱疹。

（三）巨细胞病毒

巨细胞病毒（cytomegalovirus，CMV）在自然界广泛存在，具有严格的种属特异性。由于感染的细胞肿大，并具有巨大的核内包涵体而得名。引起人类疾病的 CMV 称人巨细胞病毒（human cytomegalovirus，HCMV）。

1. 生物学特性 人巨细胞病毒的形态与基因结构与其他疱疹病毒相同。HCMV 是人类疱疹病毒中最大的病毒，体外仅在人成纤维细胞中复制，且增殖速度缓慢，能形成巨大细胞，核内出现晕轮包绕的大型嗜酸性包涵体，似"猫头鹰眼"状。

2. 致病性与免疫性 HCMV 在人群中感染很普遍，初次感染一般发生在 2 岁以下，多为隐性或潜伏感染，仅有少数人出现临床症状。成人抗体的阳性率达 60%~70%，但多数人终身带毒成为潜伏感染。

传染源主要是患者与无症状带毒者，潜伏在肾脏、唾液腺和乳腺等部位的病毒可经尿、唾液和乳汁等分泌物排出，经口腔、胎盘、产道等途径进行传播，输血、母婴传播和器官移植是重要的传播途径。当机体处于免疫抑制状态以及放、化疗等状态时可以激活潜伏状态的病毒。

HCMV 的感染类型包括：①先天性感染：HCMV 是先天性病毒感染中最常见的一种，孕妇的原发感染或复发感染，均可导致病毒通过胎盘造成胎儿宫内感染，引起巨细胞包涵体病。临床症状表现为肝脾大、黄疸、血小板减少性紫癜、溶血性贫血等，神经系统损害包括脉络膜视网膜炎、小脑畸形、视神经萎缩和智力低下等，可在数周或数月死亡，部分患儿可在出生数月或数年出现症状。复发感染的孕妇造成胎儿感染的危险性低于原发感染，很少引起先天异常。②围产期感染：孕妇分娩经产道或哺乳的方式感染胎儿，也可通过密切接触带毒的护理人员而感染。多数患儿无临床症状或症状轻微，少数表现为肺炎、肝脾轻度肿大等。③输血感染：输入大量含有病毒的血液后，突发高热，继而出现输血后单核细胞增多症和肝炎等病症。④免疫功能低下人群的感染：AIDS 患者、器官移植患者及接受化疗的恶性肿瘤患者是 CMV 疾病的高发人群。机体免疫功能低下，常因医源性感染导致体内潜伏的 CMV 被激活，造成复发感染，引起明显的临床症状，如严重肺炎、脑膜脑炎、肝炎和视网膜炎等，病死率较高。⑤接触感染：在感染者的唾液、尿液、乳汁、精液、宫颈分泌液等体液中存在的病毒，可以通过密切接触，如口－口、手－口、哺乳以及性途径传播。多数呈隐性感染，感染在各年龄阶段均可发生。

HCMV 感染后，机体能产生特异性抗体，但此抗体不能有效阻止 HCMV 感染。细胞免疫可杀伤病毒感染细胞，对限制 HCMV 的播散和防止潜伏病毒的激活起主要作用，但不能终止体内的潜伏感染与复发。

3. 防治原则　孕妇要避免接触 HCMV 感染者。目前 HCMV 减毒活疫苗已问世，但有致癌潜能，故尚未大范围使用。丙氧鸟苷可有效治疗 HCMV 感染，它可以抑制 DNA 合成，治疗视网膜炎和 HCMV 间质性肺炎等。膦甲酸能抑制 HCMV 的 DNA 聚合酶活性，用于治疗器官移植患者和 AIDS 病人的严重 HC-MV 感染。

（四）EB 病毒

EB 病毒（Epstein – Barr virus，EBV）是传染性单核细胞增多症的病原体，1964 年由 Epstein 和 Barr 从 Burkitt 淋巴瘤细胞株中发现。在自然界分布广泛，人群普遍易感，与鼻咽癌及 Burkitt 淋巴瘤等恶性肿瘤有关，是一种重要的人类肿瘤病毒。

1. 生物学特性　EB 病毒与其他疱疹病毒形态结构相似，呈球形，线状双链 DNA，二十面体立体对称，包膜表面镶嵌糖蛋白刺突。EBV 的宿主细胞范围窄，B 淋巴细胞是它的靶细胞。EBV 缺乏良好的体外培养系统，目前尚不能用常规方法培养。

2. 致病性与免疫性　EBV 在人群中感染非常普遍，以幼儿为主，我国 3～5 岁儿童的 EBV 抗体阳性率达 90% 以上，初次感染后一般无明显症状，可潜伏于体内。

隐性感染者和患者是传染源，主要通过唾液传播，也可以经输血传播或性接触传播。与 EBV 感染有关的疾病有：①传染性单核细胞增多症：为一种良性的全身淋巴细胞增生性疾病，预后一般良好。②非洲儿童恶性淋巴瘤：多发在非洲儿童及青年人，好发于颜面部及腭部。③鼻咽癌：多发生于 40 岁以上中老年，我国广东、广西及福建等在省为疾病高发区。

人感染 EBV 后能产生特异性抗体，并建立细胞免疫。体液免疫能阻止外源性病毒感染，但不能清除潜伏感染的病毒。细胞免疫主要清除转化的 B 淋巴细胞。

3. 防治原则　疫苗是预防 EBV 感染的最有效方法。国外研制的 EBV 亚单位疫苗，正在观察能否降低传染性单核细胞增多症的发病率。我国研制疫苗的免疫保护效果正在观察中。目前没有针对 EBV 感染的抗病毒药物。阿昔洛韦能减少 EBV 从咽部排毒，但不能改善传染性单核细胞增多症的症状。

五、人乳头瘤病毒

人乳头瘤病毒（human papilloma virus，HPV）属于乳头瘤病毒科乳头瘤病毒属，现已发现 100 多个型别。HPV 主要侵犯人的皮肤、黏膜组织，引起组织增生性病变，例如扁平疣、寻常疣和尖锐湿疣等。

Harald zur Hausen 因证实了 HPV 是宫颈癌的重要致病因素，而获得了 2008 年诺贝尔生理学或医学奖。

HPV 呈球形，无包膜，直径 52 ~ 55nm，衣壳呈二十面体对称，核酸为双链环状 DNA。HPV 的传播主要是通过与感染者病变部位或被污染物品的直接接触。生殖器感染主要是通过性接触传播，新生儿可经产道感染。感染后病毒仅停留于局部皮肤和黏膜中，不产生病毒血症。HPV 在上皮细胞内病毒复制可诱导上皮细胞增殖，使表皮增厚和角化，形成乳头状瘤，也称为疣。有些型别 HPV 的一段基因可插入宿主染色体的任意位置，导致细胞恶性转化。

人类是 HPV 的唯一自然宿主。不同型别的 HPV 侵犯部位及所致疾病不尽相同。根据感染部位不同可将 HPV 分为嗜皮肤性和嗜黏膜性两大类。嗜皮肤性 HPV 为 1、2、3、4、7、10 等型别，主要引起皮肤疣（如寻常疣、扁平疣等）。嗜黏膜性 HPV 为 6、11、16、18、31 和 33 等型别，感染泌尿生殖道及口腔等部位，主要引起生殖道尖锐湿疣等。根据 HPV 的致癌潜力将其分为高危型和低危型。高危型主要包括 HPV 16、18、31、33、45、51、52 等型别，可引起宫颈、外阴及阴茎等生殖道上皮内瘤样变，长期可发展为恶性肿瘤，最常见为宫颈癌。与宫颈癌的发生最相关的是 HPV 16 型和 18 型。HPV 12 和 32 引起口腔癌。低危型主要包括 HPV 6 和 11 型与尖锐湿疣有关，尖锐湿疣很少癌变。

HPV 感染的预防主要是根据传染方式切断传播途径。性卫生知识的宣传教育对预防生殖器 HPV 感染十分重要。对寻常疣和尖锐湿疣等可用局部药物治疗或电灼、冷冻或激光等疗法去除。由于 HPV 与宫颈癌密切相关，采用疫苗进行预防是最理想的方法，目前采用基因工程表达的预防性疫苗已有商品化疫苗，可获得一定免疫效果。

六、其他常见病毒

（一）出血热病毒

引起出血热的病毒种类较多，分布于全世界，在我国已发现的主要有汉坦病毒、新疆出血热病毒和登革病毒。

1. 汉坦病毒　汉坦病毒（Hantanviruses）属于布尼亚病毒科汉坦病毒属。汉坦病毒主要引起以高热、出血、肾损害为主要临床特征的急性传染病，称为肾病综合征出血热（hemorrhagic fever with renal syndrome，HFRS）。

汉坦病毒是分节段的单负链 RNA 病毒，病毒体圆形或卵圆形，直径为 75 ~ 210nm，有包膜，包膜上有刺突。其传染源主要为啮齿动物，如黑线姬鼠、褐家鼠等。携带病毒的动物通过唾液、尿液、粪便排出病毒污染环境，人或动物通过呼吸道、消化道摄入或直接接触感染动物等途径受到传染。

汉坦病毒的感染有明显的地区性和季节性。HFRS 的潜伏期一般为 1 ~ 3 周，起病急，发展快，传染性强；典型病例具有三大主症，即发热、出血和肾脏损害。HFRS 的病死率为 3% ~ 20%，预后与病毒类型、病情轻重、治疗时间早晚及治疗措施是否得当等有关，病后可获得牢固免疫力，但隐性感染产生的免疫力多不持久。

一般预防采取防鼠、灭鼠、消毒和个人防护等。我国已成功地研制出三种 HFRS 疫苗，对预防 HFRS 有较好效果。

2. 新疆出血热病毒　新疆出血热病毒（Xinjiang - hemorrhagic fever virus，XHFV）属于布尼亚病毒科内罗病毒属，是从我国新疆塔里木地区出血热患者的血液、尸体的肝、肾、脾和淋巴结以及在疫区捕获的硬蜱中分离到的。实际上新疆出血热病毒就是克里木亚 - 刚果出血热病毒。

病毒的生物学特性与汉坦病毒相似，但其传播方式和致病性等与汉坦病毒不同。新疆出血热是一种自然疫源性疾病，主要分布于有硬蜱活动的牧场和荒漠。牛、羊、马和骆驼等家畜及野兔、狐狸和刺猬等野生动物是主要储存宿主。传播媒介为亚洲璃眼蜱，病毒可在蜱体内增殖，并经卵传给下代，故蜱也是病毒的长期储存宿主。新疆出血热的流行具有明显的季节性，在蜱大量增殖的 4~5 月是本病的发病高峰期。人被带毒蜱叮咬而感染。潜伏期 7 天左右，患者的主要临床表现为出血、发热、全身肌肉疼痛和中毒症状。病后获牢固的免疫力。

防蜱、灭蜱，严格隔离患者，对患者血液、排泄物和分泌物的消毒处理，可减少病毒的感染。我国已研制成功新疆出血热的疫苗，初步试用结果表明安全有效。

3. 登革病毒 登革病毒（dengue virus，DENV）属于黄病毒科黄病毒属，是登革热和登革出血热的病原体。由于患者有发热、关节肌肉剧烈疼痛等症状，也俗称断骨热。该病流行于热带以及亚热带地区，发病率高，危害大。近年，在亚洲、南美洲和非洲的热带以及亚热带地区，登革病毒感染的发病率呈明显上升趋势。在我国海南、广东、广西、澳门及台湾等地区均有流行的报道。

病毒呈球形，直径 45~55nm，衣壳呈二十面体对称，有包膜，核酸为单链 RNA。根据抗原性不同分为 4 个血清型，各型病毒间抗原性有交叉，与乙脑病毒也有部分抗原交叉。登革病毒的主要传播媒介是伊蚊（包括埃及伊蚊和白纹伊蚊），患者及隐性感染者是本病的主要传染源，而自然界中灵长类是维持病毒在自然界循环的动物宿主。

人对登革病毒普遍易感，多为无症状的隐性感染者。病毒感染人后，潜伏期为 3~8 天，先在毛细血管内皮细胞及单核-吞噬细胞系统中复制增殖，后经血流扩散，引起发热、乏力、头痛、全身肌肉酸痛和骨骼、关节酸痛，约半数伴有恶心、呕吐、淋巴结肿大、伴有皮疹或轻微的皮肤出血点。部分患者可于发热 2~4 天后症状突然加重，发生出血和休克。

防蚊、灭蚊是控制登革病毒感染的重要措施，目前主要通过清除蚊虫孳生场所、改善环境卫生条件等方式，控制蚊虫数量。目前尚无安全、有效的疫苗。

其他常见病毒见表 6-4。

表 6-4 其他常见病毒

病毒	主要生物学特点	所致疾病	主要传播途径
狂犬病病毒	RNA、子弹状、有包膜	狂犬病（恐水病）	动物咬伤、破损的皮肤或黏膜
流行性乙型脑炎病毒	RNA、球形、有包膜	流行性乙型脑炎	蚊虫叮咬
森林脑炎病毒	RNA、球形、有包膜	森林脑炎	蜱叮咬
脊髓灰质炎病毒	RNA、球形、无包膜	脊髓灰质炎（小儿麻痹症）	粪-口途径传播
柯萨奇病毒	RNA、球形、无包膜	无菌性脑膜炎、手足口病、心肌炎、疱疹性咽颊炎、婴儿全身性感染等	粪-口途径、呼吸道传播
埃可病毒	RNA、球形、无包膜	呼吸道感染、无菌线脑膜炎、心肌炎、心包炎等	粪-口途径、呼吸道传播
新型肠道病毒	RNA、球形、无包膜	支气管炎、肺炎、结急性出血性膜炎、手足口病、脑炎、无菌性脑膜炎等	粪-口途径、呼吸道途径、直接接触传播
轮状病毒	RNA、球形、无包膜	胃肠炎	粪-口途径传播
人类嗜 T 细胞病毒	RNA、球形、有包膜	成人 T 细胞白血病	输血、注射、性传播、母婴传播

答案解析

目标检测

一、单项选择题

1. 下列对病毒的理解，不正确的是（　　）

    A. 结构简单，有成形的细胞核
    B. 只能生存于活的细胞中

    C. 需用电子显微镜才能观察到
    D. 通过自我复制方式进行繁殖

    E. 对常用抗生素不敏感

2. 病毒的结构简单，其组成是（　　）

    A. 蛋白质和糖类
    B. 细胞壁、细胞膜、细胞质、细胞核

    C. 蛋白质和脂肪
    D. 蛋白质外壳和内部的遗传物质

    E. 细胞膜、细胞质、细胞核

3. 2020 年新冠肺炎疫情给人们带来了诸多不便和重大的经济损失，其病原体的增殖方式是（　　）

    A. 二分裂法
    B. 分枝繁殖
    C. 芽生方式

    D. 复制方式
    E. 裂殖方式

4. 病毒的垂直感染是指通过（　　）感染

    A. 皮肤黏膜
    B. 呼吸道
    C. 消化道

    D. 接触
    E. 经过胎盘或分娩时经产道感染

5. 病毒的灭活是指病毒在理化因素作用下失去（　　）

    A. 抗原性
    B. 血凝特性
    C. 传染性

    D. 细胞融合特性
    E. 诱生干扰素的能力

6. 病毒感染宿主细胞后可出现（　　）

    A. 细胞溶解
    B. 细胞融合
    C. 细胞转化

    D. 形成包涵体
    E. 以上均可

7. 病毒的增殖过程不包括（　　）

    A. 吸附后穿入
    B. 生物合成
    C. 分裂

    D. 脱壳
    E. 装配与释放

8. 不能分离培养病毒的方法是（　　）

    A. 固体培养基接种
    B. 鸡胚培养
    C. 动物培养

    D. 组织培养
    E. 器官培养

9. 下列与病毒感染防治无关的是（　　）

    A. 干扰素
    B. 疫苗
    C. 抗生素

    D. 抗病毒血清
    E. 中草药

10. 流感病毒的分型根据是（　　）

    A. 所致疾病的临床特征
    B. RNA 多聚酶
    C. 核蛋白和 M 蛋白

    D. 血凝素（HA）
    E. 神经氨酸酶（NA）

11. 下列病毒能使孕妇感染，较常发生胎儿畸形和死胎的是（　　）

A. 流感病毒　　　　　　B. 麻疹病毒　　　　　　C. 腺病毒

D. 风疹病毒　　　　　　E. 冠状病毒

12. 甲型肝炎病毒的传播途径主要通过（　　）

A. 血液　　　　　　　　B. 消化道　　　　　　　C. 呼吸道

D. 吸血昆虫　　　　　　E. 性接触

13. 临床检测乙肝五项指标结果抗－HBs 阳性，其余皆阴说明（　　）

A. 乙肝病毒感染

B. 急性或慢性肝炎

C. 无症状携带者

D. 急性感染趋向恢复或慢性肝炎

E. 既往感染或接种过疫苗，机体有免疫力

14. 我们在对乙肝进行临床分析常说的大三阳是指（　　）

A. HBsAg、抗－HBs、HBeAg 三者阳性

B. HBeAg、抗－HBc、HBsAg 三者阳性

C. 抗－HBc、抗－HBe、抗－HBs 三者阳性

D. 抗－HBs、HBeAg、抗－HBe 三者阳性

E. HBsAg、抗－HBs、HBcAg 三者阳性

15. HIV 侵犯的主要细胞是（　　）

A. CD4$^+$T 细胞　　　　B. CD8$^+$T 细胞　　　　C. CD4$^-$T 细胞

D. CD8$^-$T 细胞　　　　E. NK 细胞

16. 下列属逆转录病毒的是（　　）

A. 乙肝病毒　　　　　　B. 疱疹病毒　　　　　　C. 狂犬病毒

D. 人类免疫缺陷病毒　　E. 流感病毒

17. 不属于疱疹病毒的是（　　）

A. HSV　　　　　　　　B. VZV　　　　　　　　C. CMV

D. RSV　　　　　　　　E. EBV

18. 人类乳头瘤病毒主要侵犯（　　）

A. 血液　　　　　　　　B. 上皮　　　　　　　　C. 真皮

D. 结缔组织　　　　　　E. 骨髓

19. 肾综合征出血热的病原体是（　　）

A. 登革热病毒　　　　　B. 汉坦病毒　　　　　　C. 新疆出血热病毒

D. 流行性乙脑病毒　　　E. 巨细胞病毒

二、思考题

患者，男，35 岁。1 年前因为外伤大出血曾输血 800ml，不幸成为 HIV 病毒感染者。在不知情的情况下传给了共同生活的妻子，怀孕并产下一个携带 HIV 病毒的女婴。

（1）一家 3 人感染 HIV 的途径可能是什么？

（2）如何延缓 AIDS 发病和防治该病毒感染？

书网融合……

知识回顾　　　微课1　　　微课2　　　习题

（曹　晓　马学萍）

第二篇
免疫学基础

第七章　免疫学概述

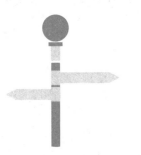

学习引导

机体的免疫功能是机体重要的防御机制。它通过免疫细胞及免疫分子对机体"非己"物质发挥着防御作用，以维持"自己"的稳定与平衡。什么是免疫？免疫的功能有哪些？免疫学是如何发展起来的？

本章主要介绍免疫的概念、免疫的功能以及免疫学的发展简史。

学习目标

1. **掌握**　免疫的概念，免疫的三大功能及其正常、异常表现。
2. **熟悉**　医学免疫学及其分类。
3. **了解**　免疫学发展简史。

免疫是人们在抵御传染病的威胁，防治传染病的过程中，发现的机体重要功能。早期的免疫学，来源于人类对微生物的研究，被称为"抗感染免疫"。现代免疫学发展以来，随着人们对免疫学的不断深入研究，又发现了一些新的免疫学现象，如输血反应、血清病等。免疫学已成为关乎生命的医学前沿科学。

▶▶ 实例分析 7−1

　　实例　2018 年，美国的詹姆斯·艾利森与日本的庶佑两位免疫学家获得了诺贝尔生理学或医学奖，他们在发现负性免疫调节治疗癌症方面做出了突出贡献，为免疫疗法治疗肿瘤带来了革命性的变革。

　　问题　1. 什么是免疫？

　　　　　　2. 免疫对机体有什么作用？

答案解析

PPT

第一节　免疫的基本概念

一、免疫的概念

免疫（immunity）字面意思是"免除瘟疫"。在很久很久以前，我们人类的祖先经常受到传染病的威胁。为了抵御各种传染病的侵袭，人们在漫长的岁月中一直在与传染病进行着斗争，在这个过程中，机体的免疫系统的防御功能逐渐被人们认识，并开始了免疫学的研究。早期的免疫学，是在抵抗传染病的过程中发展起来的，因此被称为抗感染免疫。20世纪，随着人们对免疫学的研究不断深入，又有许多新的免疫学现象被发现，如输血反应、血清病等，这些都不是传染病，但也是基于免疫系统引起的疾病，由此建立了现代免疫的概念。

 知识链接

输血反应和血清病

输血反应是指机体在输血过程或输血结束后，由于输入不同型血液制品引起的受血者机体免疫系统反应所导致的高热、寒战、血红蛋白尿等一系列临床症状。血清病是指因输入异种血清引起免疫系统反应导致的疾病。血清病患者常在注射部位出现皮疹。

迄今为止，免疫的概念是指机体识别判定"自己"与"非己"，并排除"非己"物质，以维持机体平衡稳定的生理功能。所谓的"非己"，是机体免疫细胞在胚胎期就未曾接触过的物质。这些"非己"的物质，在出生后能够被免疫细胞识别，判定为机体的敌人，并针对它们启动机体的免疫反应。正常的机体，不会对被判定为"自己"的物质产生免疫反应，我们就说机体对自身组织细胞产生了免疫耐受。

免疫的功能是机体的免疫系统各部分协调统一共同完成的，其范围由过去的抗感染免疫扩展到现代宽泛的免疫学范畴。免疫功能正常时，其功能正常表现为抗感染或抗肿瘤作用，当其功能异常时，会导致机体的病理性损伤。因此，我们说"免疫"是一把"双刃剑"，当免疫功能正常时，对机体是有益的，当免疫功能异常时，会表现出免疫功能失调，对机体是有害的。现代免疫学的研究中，除了对免疫学基本理论和基本机制的研究，还包括免疫学相关的实验室检测手段及疾病诊疗、预防等的研究。

 即学即练7-1

免疫对人体的作用描述正确的是（　）

答案解析　A. 有异的　　　　B. 有害的　　　　C. 无意的　　　　D. 无害的

E. 正常情况下有益，异常情况下有害

二、免疫的功能与表现

免疫的功能正常时，可对机体产生保护作用，但当机体免疫功能异常时，也会对机体造成病理性损伤。免疫系统的正常功能表现为免疫防御、免疫监视、免疫自稳（免疫稳定），其正常或异常时的表现见表7-1。

表7-1　免疫的三大功能及其表现（正常和异常）

免疫的功能	免疫系统的正常表现	免疫系统的异常表现
免疫防御	识别病原微生物等抗原物质	反应高：超敏反应 反应低：免疫缺陷病
免疫自稳	识别自身损伤、衰老死亡细胞	自身免疫病
免疫监视	识别突变细胞或病毒感染细胞	病毒感染或肿瘤

根据机体免疫系统对抗原的反应，可将免疫分为不同的类型。依据免疫系统对抗原的反应方式不同，将免疫分为特异性免疫和非特异性免疫；依据免疫应答的结果，可将免疫分为正应答和负应答（耐受）；依据抗原进入机体的时间，可将免疫分为初次应答和再次应答；依据免疫反应参与的细胞类型不同，可将免疫分为细胞免疫和体液免疫。

第二节　免疫学

PPT

一、免疫学及其研究范围

免疫学的研究内容主要是机体免疫系统的组成和免疫应答的发生机制，也包括免疫系统各部分的结构与功能、利用免疫学基本知识进行疾病的诊断和防治。医学免疫学是一门研究关于人体免疫学的学科。随着现代医学和免疫学科的发展，免疫学已形成多个分支，包括基础免疫学、临床免疫学、免疫病理学、移植免疫学、分子免疫学等。免疫学既是一门基础学科，也是一门前沿学科，它也是生命科学领域的一门重要应用科学。

二、免疫学的发展 📱微课

免疫学的起源较早，大约在16世纪时，我国的祖先就能够用"种人痘"的方法预防天花，这也是免疫学的萌芽时期，开始了人们对免疫学的认识。近些年，免疫学发展迅速，其发展主要分为以下三个时期：经验免疫学、近代免疫学、现代免疫学。到了18世纪，英国的乡村医师詹纳通过观察和实验证实了接种牛痘能预防天花，并深入研究逐步推广，使免疫学的研究系统化理论化，免疫学进入了新的时代。18世纪末，德国贝林经动物免疫获得了白喉抗毒素，并用实验验证它能治愈白喉患者。这使血清中的杀菌物质备受关注，也开启了血清学的发展，人们开始认识抗原和抗体的概念。随后，在免疫学发展的过程中，出现了两大学派：细胞免疫学派和体液免疫学派。梅契尼可夫等人认为机体免疫的机制是细胞免疫（T细胞介导），而欧立希等人认为机体的免疫机制是体液免疫（B细胞介导）。最后，人们经过多年的研究和各种实验验证，终于统一了观点并认识了抗感染免疫。抗感染免疫只是早期免疫学研究，到了20世纪，随着分子生物学技术及遗传学科的发展，现代免疫学发展起来。人们对机体免疫系统及免疫应答的认识已深入到细胞、基因及分子水平，如多样性免疫相关受体被发现、细胞信号转导途径的发现等。如今，免疫学的发展还在继续，其深入研究对人类意义重大。

三、免疫学在药学中的应用与展望

英国乡村医生詹纳用种牛痘的方法来预防天花，这就有了人类历史上最早的生物制品。迄今为止，各种免疫学的理论和相关技术已在药学中被广泛应用。

 知识链接

爱德华·詹纳

爱德华·詹纳（Edward Jenner，1749~1823）是英国著名医生、科学家，被称为"免疫学之父"。他因研究及推广了牛痘疫苗防治天花而闻名。他对免疫学预防疾病的实验及理论研究为后续的科学家巴斯德、科赫等的免疫学成就奠定了基础。

随着抗体的发现，一些能起到治疗作用的免疫血清等生物制品也相继出现，在人类防治疾病时起到了重要作用。目前，临床常用的免疫学相关的生物制品主要有人免疫球蛋白制剂、白喉抗毒素、破伤风抗毒素等。此外，一些其他的免疫学产品如干扰素（IFN）、白细胞介素（IL）、肿瘤坏死因子（TNF）等也被用于治疗和紧急预防，能够分别起到抗病毒、抗肿瘤和免疫调节等作用。

免疫预防的广泛应用，使人类能够抵御各类传染病的发生。应用于免疫预防的生物制品主要是疫苗。目前，在临床上有多种疫苗已被广泛应用于预防接种，如卡介苗（预防结核病）、乙肝疫苗（预防乙型肝炎）、肺炎双球菌疫苗（预防双球菌感染性肺炎）等。随着疫苗技术的发展，除注射用疫苗外，人们又制备了口服疫苗如脊髓灰质炎疫苗（预防小儿麻痹）等。各种疫苗包括灭活疫苗（又称死疫苗）、减毒活疫苗，都是使病原体灭活或减毒所制备的。随后，人们又广泛使用生物工程技术，制备了许多新型疫苗，如亚单位疫苗、结合疫苗、核酸疫苗、基因工程疫苗等。

根据抗原抗体能在体内体外发生特异性结合这一特性，免疫学诊断试剂也开始制备并应用于临床。各类疾病的免疫学诊断试剂层出不穷，广泛应用于临床和科研工作。免疫学诊断试剂主要应用于病原体鉴定、各种疾病的诊断、机体免疫功能检测等。此后，单克隆抗体技术发展起来，一大批高特异性的单克隆抗体诊断试剂也开始广泛应用，主要有抗原抗体诊断血清等，还有一些免疫标记技术相关诊断试剂，保障了临床免疫学检验工作能快速、高效、精准的进行，保障了临床诊疗工作的正确性。

随着现代免疫学的发展，基因工程技术也被应用于各类免疫制品的开发。在药学生产中，利用免疫学原理及技术，保障了临床诊断和治疗的精准性，提高了人类防治疾病的能力。

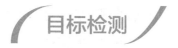 目标检测

答案解析

一、单项选择题

1. 免疫是指（　　）

   A. 机体识别自身组织的能力   B. 机体识别外来组织的能力

   C. 机体清除病毒感染细胞的能力   D. 机体识别病原菌的能力

   E. 机体识别"自己"与"非己"，排除"非己"抗原性异物的能力

2. 下列不属于免疫功能的是（　　）

   A. 清除病原微生物   B. 清除肿瘤细胞   C. 清除衰老死亡细胞

   D. 清除病毒感染细胞   E. 清除自身正常的组织细胞

3. 机体免疫监视功能异常时会发生（　　）

   A. 自身免疫病   B. 移植排斥反应   C. 免疫缺陷疾病

D. 肿瘤　　　　　　　　　　E. 超敏反应

4. 首次用牛痘苗预防天花的科学家是（　　）

    A. 爱德华·詹纳　　　　　　B. 巴斯德　　　　　　　　C. 科赫

    D. 李斯特　　　　　　　　　E. 钱恩

5. 免疫自稳异常会发生（　　）

    A. 肿瘤　　　　　　　　　　B. 自身免疫病　　　　　　C. 超敏反应

    D. 免疫缺陷病　　　　　　　E. 病毒感染

6. 超敏反应的发生跟（　　）功能过高有关

    A. 免疫防御　　　　　　　　B. 免疫监视　　　　　　　C. 免疫自稳

    D. 免疫防御和免疫自稳　　　E. 免疫防御、免疫监视、免疫自稳

7. 关于机体免疫机制的两大学派是（　　）

    A. 非特异性免疫学派和特异性免疫学派

    B. 巨噬细胞免疫学派和 B 细胞免疫学派

    C. 细胞免疫学派和体液免疫学派

    D. 抗原免疫学说和血清免疫学说

    E. 人工主动免疫和人工被动免疫

8. 与免疫预防相关的生物制品不包括（　　）

    A. 灭活疫苗　　　　　　　　B. 减毒活疫苗　　　　　　C. 口服疫苗

    D. 细胞因子　　　　　　　　E. 亚单位疫苗

9. 根据免疫应答的结果可将免疫分为（　　）

    A. 非特异性免疫和特异性免疫　B. 正应答和负应答　　　C. 细胞免疫和体液免疫

    D. 主动免疫和被动免疫　　　E. 固有免疫和适应性免疫

10. 属于人体"非己"成分的是（　　）

    A. 自身皮肤　　　　　　　　B. 同卵双胞胎体内的细胞　　C. 小鼠的抗血清

    D. 自身细胞　　　　　　　　E. 自身组织

二、思考题

    很久以前，人类的祖先经常受到传染病的威胁。为了抵御各种传染病的侵害，人们认识到了病原体的存在，从而发现了免疫系统对机体有保护作用，由此开始了免疫学的研究。后来，人们又发现，由于抗原物质能刺激机体免疫系统产生免疫应答，有些机体能出现输血反应、血清病、器官移植排斥反应等。机体的免疫对人体的作用都是有益的么？怎么看待免疫系统的功能？

书网融合……

    知识回顾　　　　　　　　微课　　　　　　　　习题

（郑海筝）

学习引导

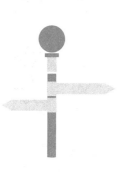

人体有一强大的保证自身安全的能力，这种能力除了保护我们免受外伤等明显的生命威胁外，还要保护我们免受如太阳辐射等潜在威胁，并杀死入侵的微生物，维持生命健康。这种高效的保护能力是由于我们机体内有一支"私人军队"——免疫系统，它夜以继日地工作着，奋力保护我们的生命安全。免疫系统由哪些成员组成的？它们各自有何功能？

本章主要介绍免疫系统组成成分免疫器官及其功能、主要的免疫细胞及其特点、常见的免疫分子及功能。

学习目标

1. **掌握**　免疫器官的组成和功能；各类免疫球蛋白的特性；补体的生物学功能；细胞因子的种类及功能。

2. **熟悉**　抗体的制备方法；免疫细胞的种类及功能。

3. **了解**　补体的激活；HLA 分子的分布与功能。

免疫系统是机体执行免疫功能的结构基础，由免疫器官、免疫细胞和免疫分子三部分组成（表 8 – 1）。

表 8 – 1　免疫系统的组成

名称	组成成分
免疫器官	中枢免疫器官：骨髓、胸腺、法氏囊（禽类） 外周免疫器官：脾、淋巴结、黏膜相关的淋巴组织、皮肤
免疫细胞	淋巴细胞：T 淋巴细胞、B 淋巴细胞、NK 细胞等 吞噬细胞：中性粒细胞、单核 – 巨噬细胞等 抗原提呈细胞：B 淋巴细胞、树突状细胞（DC）、巨噬细胞等 其他：造血干细胞、嗜酸性粒细胞、嗜碱性粒细胞、肥大细胞等
免疫分子	分泌型：免疫球蛋白、补体、细胞因子等 膜型：TCR、BCR、CD 分子、黏附分子、MHC 分子、细胞因子受体等

PPT

第一节　免疫器官

免疫器官按其功能不同，分为中枢免疫器官和周围免疫器官两大类，二者通过血液循环及淋巴循环互相连结，执行机体的免疫功能。

一、中枢免疫器官 微课 1

中枢免疫器官又称初级淋巴器官，是免疫细胞发生、增殖、分化、发育和成熟的场所，同时对周围免疫器官的发育和机体的免疫功能发挥调节作用。人类和其他哺乳动物的中枢免疫器官包括骨髓和胸腺。

▶▶ 实例分析 8 – 1

实例 1964 年 2 月 5 日，我国成功地为一位再生障碍性贫血的患者进行了第一例同卵孪生姐妹骨髓移植手术。再生障碍性贫血是一组由物理、化学、生物等多种不同因素所导致的骨髓造血功能降低或衰竭的疾病，以全身血细胞减少为主要表现。骨髓移植是对其最常见的一种治疗手段。

答案解析

问题 1. 为什么要进行骨髓移植？
2. 骨髓能产生的细胞有哪些？

（一）骨髓

骨髓是各类血细胞和免疫细胞的发源地，也是人类和哺乳动物的 B 细胞分化、成熟的场所。骨髓中的多能造血干细胞具有非常强的分化潜能，可定向分化为髓样干细胞和淋巴样干细胞。前者最终分化为红细胞、粒细胞、单核细胞、血小板等血细胞；后者最终分化为成熟的 B 细胞、NK 细胞和有待进一步发育的祖 T 细胞。

骨髓也是发生再次体液免疫应答和产生抗体的主要部位，是血清抗体的主要来源。故骨髓既是机体的造血器官又是重要的免疫器官，当骨髓功能缺陷时，不仅严重影响到机体的造血功能，还会导致严重的体液免疫和细胞免疫功能缺陷。

（二）胸腺

胸腺是 T 细胞分化、成熟的场所，位于胸腔纵隔上方、胸骨后方，从胚胎第六周开始出现。骨髓中的祖 T 细胞随血流进入胸腺，在胸腺上皮细胞及其产生的激素、体液因子等胸腺微环境作用下，分化、发育为成熟 T 细胞。胸腺还有调节免疫、参与自身耐受建立和维持的作用。实验显示，动物新生期摘除胸腺，易出现细胞免疫功能及全身免疫功能缺陷。

胸腺在青春期后逐渐萎缩，老年期胸腺明显缩小，基本被脂肪组织取代，T 细胞不能发育成熟，导致老年个体免疫功能减退。

即学即练 8 – 1

答案解析

人类 B 细胞分化成熟的场所是（　　）

A. 骨髓　　　　B. 腔上囊　　　　C. 脾脏　　　　D. 胸腺　　　　E. 淋巴结

二、周围免疫器官

周围免疫器官是免疫细胞定居、发生免疫应答的场所，包括淋巴结、脾、皮肤及黏膜相关淋巴组织等。

1. 淋巴结　是人体内分布最广泛、数量最多的免疫器官。淋巴结分为皮质和髓质两部分。皮质又分为浅皮质区和深皮质区，前者主要是 B 细胞定居的场所，称为非胸腺依赖区；后者（副皮质区）内含大量 T 细胞，称为胸腺依赖区。髓质分为髓索和髓窦，主要含 B 细胞、浆细胞、少量 T 细胞和巨噬细胞。

淋巴结的功能主要有：①T、B 细胞居住的主要场所。其中 T 细胞约占淋巴结内淋巴细胞总数的 75%，B 细胞约占 25%。②产生适应性免疫应答的主要场所之一。主要针对来自淋巴液中的抗原产生免疫应答。③参与淋巴细胞再循环。④过滤淋巴液。髓窦内含有大量巨噬细胞，具有较强的过滤作用。

2. 脾　是胚胎期的造血器官。当骨髓执行造血功能后，脾演变为人体最大的周围免疫器官。脾位于左季肋区，结构上分白髓和红髓。白髓为密集的淋巴组织，主要为 T 细胞定居，称胸腺依赖区；红髓分布于白髓之间，由脾索和脾血窦构成，脾索内含有大量的 B 细胞、浆细胞和巨噬细胞等，因 B 细胞主要定居于此，故该区为非胸腺依赖区。

脾的功能主要有：①T、B 细胞居住的主要场所。其中 B 细胞约占脾淋巴细胞总数的 60%，B 细胞约占 40%。②产生适应性免疫应答的主要场所之一。主要针对血源性抗原产生免疫应答。③合成生物活性物质，如补体和细胞因子等。④过滤血液。脾脏内大量的巨噬细胞可吞噬血液中的病原体、衰老死亡的血细胞、免疫复合物等异物，使血液得到净化。

3. 黏膜相关淋巴组织　又称黏膜免疫系统，主要指呼吸道、胃肠道及泌尿生殖道黏膜上皮中的淋巴细胞、黏膜固有层无被膜弥散淋巴组织以及扁桃体、肠道派氏集合淋巴结及阑尾等被膜化的淋巴组织组成。该系统针对经黏膜表面入侵机体的病原微生物产生免疫应答，在黏膜局部免疫中发挥主要作用。

4. 皮肤　包含了由淋巴细胞和抗原提呈细胞组成的特化的皮肤免疫系统。皮肤是人体与外环境之间的重要生理屏障。许多病原微生物是通过皮肤才能侵入人体，因此，皮肤的屏障作用是一种重要的固有免疫作用。位于表皮浅层的朗格汉斯细胞是未成熟的树突状细胞，其在表皮上形成了几乎连续的网状组织，使其能有效捕获任何侵入皮肤的外源性抗原，发挥强大的抗原提呈作用，从而启动适应性免疫应答。

 知识链接

淋巴细胞归巢与再循环

淋巴细胞归巢是指 T、B 细胞离开中枢免疫器官后，经血液循环定向迁移并寄居于周围免疫器官或组织某些特定区域的过程。淋巴细胞再循环是指定居在周围免疫器官的淋巴细胞，由输出淋巴管经淋巴、胸导管或右淋巴导管等进入血液循环；再经血液循环进入周围免疫器官，穿过高内皮微静脉，重新分布于全身淋巴器官和组织的反复循环的过程。生物学意义：①可使体内淋巴细胞在周围免疫器官和组织中的分布更趋合理。②可增加淋巴细胞与抗原和抗原提呈细胞接触识别的机会，有利于免疫应答的产生。③可使全身免疫器官和组织形成一个有机的整体，并将免疫信息传递至全身各处的淋巴细胞和其他免疫细胞。因此，淋巴细胞再循环是维持机体正常免疫应答并发挥免疫功能的重要前提条件。

PPT

第二节 免疫细胞

免疫细胞泛指所有参与免疫应答或与免疫应答有关的细胞及其前体细胞，主要包括淋巴细胞、吞噬细胞、抗原提呈细胞、嗜酸性粒细胞、嗜碱性粒细胞和肥大细胞等。 微课2

一、T淋巴细胞

来自骨髓的始祖T细胞，在胸腺中分化发育成熟，故称为胸腺依赖性淋巴细胞，简称T细胞。T细胞介导细胞免疫应答，并对胸腺依赖性抗原（TD-Ag）诱导的体液免疫应答起重要的辅助和调节作用。T细胞在外周血中占淋巴细胞总数的65%~80%。

1. T细胞的发育 胸腺内的T细胞发育过程分为阳性选择和阴性选择两个阶段。

（1）T细胞发育中的阳性选择 祖T细胞进入胸腺浅皮质区，不表达CD4分子和CD8分子，称为双阴性T细胞。随迁移过程中发育为同时表达CD4和CD8分子的双阳性T细胞。在胸腺皮质内，当双阳性T细胞TCR与胸腺上皮细胞表面的MHCⅠ类分子复合物结合，则发育为仅表达CD8分子，不表达CD4分子的单阳性T细胞。当双阳性T细胞TCR与胸腺上皮细胞表面MHCⅡ类分子低亲和力结合，则发育为仅表达CD4分子、不表达CD8分子的单阳性T细胞。经过阳性选择后，表达CD8或CD4分子的单阳性T细胞分别获得了识别自身MHCⅠ或MHCⅡ类分子的能力，即具有MHC的限制性。

（2）阴性选择 获得MHC限制性的单阳性T细胞，在胸腺皮质与髓质交界处，若与胸腺内的树突状细胞、巨噬细胞表面的自身抗原肽-MHCⅠ或MHCⅡ类分子复合物发生高亲和力结合，则被清除。低亲和力或不识别自身抗原肽-MHCⅠ或MHCⅡ类分子复合物的单阳性T细胞则可继续发育，最终发育为成熟的T细胞，到达周围免疫器官定居发挥免疫功能。阴性选择是T细胞获得中枢免疫耐受的主要机制，通过阴性选择的T细胞发育成熟，离开胸腺，随血液循环迁移至周围淋巴器官。

2. T细胞的表面分子及其功能 T细胞在发育的不同阶段，细胞表面会表达不同的膜分子，这与T细胞的功能有关，同时也可作为区分T细胞及其亚群的重要标志。

（1）T细胞抗原受体（T cell receptor，TCR） 是T细胞表面特异性识别和结合抗原肽的部位。多数TCR是由α、β两条肽链组成，少数由γ、δ两条肽链组成。成熟T细胞表面还表达CD3分子，它是由γ、δ、ε、ζ、η五种肽链以非共价键相连组成的复合分子。TCR与CD3分子结合形成TCR-CD3复合物（图8-1），复合物中的TCR特异性识别抗原提呈细胞表面的MHC-抗原肽复合物，CD3分子将刺激信息（T细胞活化的第一信号）传入细胞内引起T细胞活化、增殖、分化。

（2）CD4分子和CD8分子 成熟T细胞一般只表达CD4或CD8分子。CD4分子是MHCⅡ类分子受体，CD8分子是MHCⅠ类分子受体。CD4分子和CD8分子的主要功能是辅助TCR识别抗原和参与T细胞活化信号的转导。CD4分子还是人类免疫缺陷病毒（HIV）壳膜蛋白gp120的受体。与CD4分子特异性结合是HIV侵入并感染CD4+T细胞或巨噬细胞的机制。

（3）协同刺激分子 是为T细胞活化提供第二信号的表面分子及其配体。在双信号的刺激下，T细胞活化，增殖分化为效应T细胞。主要包括CD28、CD2、CD40L等。①CD28：表达于T细胞表面的重要协同刺激分子，与APC表面的相应配体B7-1（CD80）或B7-2（CD86）结合，为T细胞活化提供协同刺激信号。②CD2：也称淋巴细胞功能相关抗原2（LFA-2）或绵羊红细胞（SRBC）受体。人

CD2 分子的配体是 LFA – 3（CD58）。CD2 与 APC 表面 LFA – 3 结合，能增强 T 细胞与 APC 间的黏附，为 T 细胞活化提供协同刺激信号。③CD40L（CD154）：即 CD40 配体，是表达于活化 CD4$^+$T 细胞和部分 CD8$^+$T 细胞表面的协同刺激分子，能与 APC 表面 CD40 分子结合。结合所产生的效果是双向促进的。

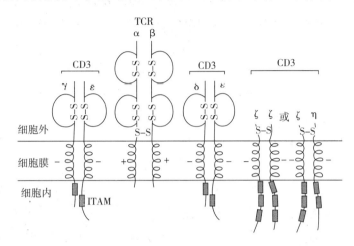

图 8 – 1　TCR – CD3 复合物结构示意图

（4）丝裂原受体　丝裂原是指能非特异性刺激细胞发生有丝分裂的物质。T 细胞膜上有刀豆蛋白 A（Con – A）、植物血凝素（PHA）和美洲商陆（PWM）等丝裂原受体。临床上常用 PHA 刺激人外周血 T 细胞，以观察 T 细胞转变为淋巴母细胞的增殖程度，称为淋巴细胞转化试验，作为体外检测细胞免疫功能的指标。

（5）其他膜分子　T 细胞表面还存在细胞因子受体（CKR）、激素受体、MHC 分子等。

3. T 细胞亚群及其功能　T 细胞并非均一群体，按照不同的分类方法，可分为若干亚群。

（1）根据所处活化阶段分为初始 T 细胞，效应 T 细胞和记忆 T 细胞。①初始 T 细胞：未接受抗原刺激的成熟 T 细胞。②效应 T 细胞：指接受抗原刺激后，增殖、分化形成的能行使免疫功能的 T 细胞。③记忆 T 细胞：具有记忆功能，当再次接受相同抗原刺激后迅速分化、增殖成效应 T 细胞。

（2）根据 TCR 类型分为 αβT 细胞和 γδT 细胞。αβT 细胞为通常所称的 T 细胞，主要参与适应性免疫应答，占成熟 T 细胞的 90% ~95%，其中约 65% 为 CD4$^+$ T 细胞，30% 为 CD8$^+$ T 细胞。γδT 细胞主要分布于皮肤和黏膜组织，仅占 5% ~10%，且不受 MHC 限制，主要参与固有免疫应答，具有抗感染、抗肿瘤作用。活化的 γδT 细胞还可以通过分泌细胞因子而发挥免疫调节和介导炎症反应。

（3）根据是否表达 CD4 分子和 CD8 分子，T 细胞分为 CD4$^+$ T 细胞和 CD8$^+$T 细胞。

（4）根据功能特征不同分为辅助性 T 细胞、细胞毒 T 细胞和调节性 T 细胞。CD4$^+$T 细胞主要为辅助性 T 细胞（Th）。Th 根据其产生淋巴因子的种类及对各种细胞因子的反应性和介导的免疫效应不同，又可分为 Th1 和 Th2 两个亚群。Th1 细胞主要分泌 IL – 2、IFN – γ、TNF – β 等细胞因子，参与细胞免疫和迟发型超敏反应炎症的形成，具有抗病毒和胞内寄生菌作用；Th2 细胞主要分泌 IL – 4、IL – 5、IL – 6 和 IL – 10 等细胞因子，能促进 B 细胞的增殖和分化，促进抗体的产生和类别转换。CD8$^+$ T 细胞又称细胞毒 T 细胞（cytotoxic T lymphocyte，CTL 或 Tc），是 MHC Ⅰ 类分子限制性 T 细胞，能识别带有抗原肽 – MHC Ⅰ 类分子复合物的靶细胞，并释放胞内酶，特异性杀伤靶细胞，在抗肿瘤免疫和抗病毒感染免疫中发挥重要作用。

二、B 淋巴细胞

B 淋巴细胞是由哺乳动物骨髓中始祖 B 细胞分化发育成熟的细胞，故称为骨髓依赖性淋巴细胞，简称 B 细胞。B 细胞的主要功能是产生抗体、介导体液免疫应答、提呈抗原等。B 细胞在外周血中占淋巴细胞总数的 8% ~ 15%。

1. B 细胞的表面分子及其功能

（1）B 细胞抗原受体（B cell receptor，BCR）　BCR 是镶嵌于细胞膜表面的膜表面免疫球蛋白（mIg），能特异性识别抗原，是 B 细胞的特征性表面标志。细胞膜表面 BCR 与另外的膜分子 Igα 和 Igβ 结合为复合体，有利于 B 细胞活化信号的传导。

（2）CD40　是 B 细胞表面的协同刺激分子受体，配体为 T 细胞表面 CD40L。

（3）补体受体　分别为 CR1（CD35）和 CR2（CD21）。CR1 表达于成熟 B 细胞和活化 B 细胞表面，与相应配体结合可促进 B 细胞活化。CR2 是 EB 病毒受体。

（4）IgG Fc 受体　B 细胞表面的 IgG Fc 受体（FcγR）可与免疫复合物中的 IgG Fc 段结合，有利于 B 细胞捕获和结合抗原，并促进 B 细胞活化和抗体产生。其他细胞如中性粒细胞、NK 细胞、巨噬细胞和其他抗原提呈细胞也可表达 FcγR。不同细胞表达 FcγR 的功能不同。

（5）细胞因子受体　B 细胞表达多种细胞因子受体，如 IL－1R、IL－2R、IL－4R、IL－5R 等。细胞因子通过与 B 细胞表面的相应受体结合而发挥调节作用。

（6）丝裂原受体　B 细胞表面丝裂原受体与相应丝裂原结合，可被激活并增殖、分化为淋巴细胞。B 细胞表面有脂多糖受体（LPS－R）、葡萄球菌 A 蛋白受体（SPA－R）和 T 细胞共有的美洲商陆受体（PWM－R）等丝裂原受体。

2. B 细胞亚群及功能　根据是否表达 CD5 分子，可将人 B 细胞分为 B1 细胞和 B2 细胞。B1 细胞主要产生 IgM 类低亲和力抗体，无免疫记忆，参与非特异性免疫，特别是对多种细菌（尤其体腔内）的抗感染免疫作用；B2 细胞即通常所称的 B 细胞，在抗原刺激和 Th 细胞辅助下，可分化为浆细胞，产生高亲和力抗体，发挥体液免疫。另外 B 细胞还具有提呈抗原和产生多种细胞因子，发挥免疫调节功能。

三、自然杀伤细胞

自然杀伤细胞（natural killer cell，NK 细胞）是不同于 T、B 细胞的第三类淋巴细胞，为原始杀伤细胞，表面不表达特异性抗原识别受体，杀伤靶细胞无需抗原预先致敏，也不受 MHC 限制，即直接杀伤肿瘤细胞和病毒等感染的细胞，故称自然杀伤细胞。NK 细胞主要分布于外周血和脾脏，在淋巴结以及其他组织内也有少量 NK 细胞存在。人外周血 NK 细胞占淋巴细胞总数的 5% ~ 10%。大多数 NK 细胞胞质内含许多大的嗜苯胺颗粒，又称大颗粒淋巴细胞。活化的 NK 细胞可产生 IL－1、IFN－γ 和 TNF 等细胞因子，这些细胞因子能对免疫功能进行调节，所以 NK 细胞也是重要的免疫调节细胞。此外，NK 细胞还参与移植排斥反应、自身免疫病和超敏反应的发生。

NK 细胞杀伤靶细胞的主要机制为释放穿孔素和颗粒酶导致靶细胞溶解，或通过释放细胞毒性细胞因子，通过与相应靶细胞表面相应受体结合而杀伤靶细胞。

即学即练 8−2

具有细胞毒作用的淋巴细胞是（　　）

A. B 细胞和 NK 细胞　　　　B. Tc 细胞和 NK 细胞　　　　C. Tc 细胞和 B 细胞

D. B 细胞　　　　　　　　　E. B 细胞和 LAK 细胞

四、抗原提呈细胞

抗原提呈细胞（antigen−presenting cell，APC）是指能摄取、加工、处理抗原，并将抗原信息提呈给 T 细胞的一类免疫细胞。APC 又可分为专职 APC 和非专职 APC。专职 APC 包括单核−巨噬细胞、树突状细胞、B 细胞。非专职 APC 包括内皮细胞、成纤维细胞、嗜酸性粒细胞等。

（一）单核吞噬细胞系统

吞噬细胞是一类存在于血液、体液或组织中，能吞噬、杀死和消化病原生物等抗原性异物的淋巴细胞，主要包括两类：一类是小吞噬细胞，主要是血液中的中性粒细胞；另一类是大吞噬细胞，包括血液中的单核细胞和组织中的巨噬细胞。

1. 中性粒细胞　中性粒细胞占血液白细胞总数的 60%～70%，是白细胞中数量最多的一种，胞内含有丰富的溶酶体、过氧化物酶、酸性磷酸酶等，能吞噬和清除病原微生物，是重要的炎症细胞。中性粒细胞表面具有 IgG Fc 受体、补体受体，介导免疫调节作用。中性粒细胞具有很强的趋化作用和吞噬功能，病原体在局部引发感染时，可迅速穿越血管内皮细胞进入感染部位，对入侵的病原体发挥吞噬杀伤和清除作用。

2. 单核细胞　单核−巨噬细胞是指血液中的单核细胞和组织中的巨噬细胞，均具有很强的吞噬能力。单核细胞占血液中白细胞总数的 3%～8%，胞质富含溶酶体颗粒。单核细胞具有较强的变形运动和吞噬能力，在血液中仅停留 12～24 小时，进入表皮棘层可分化为朗格汉斯细胞，进入结缔组织或器官可分化为巨噬细胞。

3. 巨噬细胞　巨噬细胞由定居和游走两类细胞组成。定居巨噬细胞广泛分布于宿主全身，因所处部位不同，其形态和名称各异。如在肝脏中的库普弗细胞，中枢神经系统中的小胶质细胞，骨组织的破骨细胞和肺泡中的巨噬细胞等。游走巨噬细胞体积是单核细胞的数倍，寿命较长，胞质内有许多吞噬泡、线粒体、粗面内质网和溶酶体颗粒结构。颗粒内含有过氧化物酶、酸性磷酸酶、非特异性酯酶和溶菌酶，与巨噬细胞的吞噬杀伤功能有关。游走巨噬细胞广泛分布于结缔组织中，具有很强的变形运动和吞噬杀伤、清除病原体等抗原性异物的能力。

巨噬细胞表面表达多种与吞噬、识别等免疫功能相关的重要受体，如 IgG Fc 受体（FcγR）、C3bR、细胞因子受体等，还有较多与抗原提呈有关的 MHC I 类和 MHC II 类分子。体内巨噬细胞一般处于静止状态。病原体或细胞因子等可激活巨噬细胞，并使巨噬细胞功能明显增强。

单核−巨噬细胞既在固有免疫中发挥作用，参与适应性免疫。同时在一定的条件下造成组织损伤。①抗感染功能。巨噬细胞具有强大吞噬、消化和杀伤功能，可将病原体等大颗粒抗原异物摄入胞内，形成吞噬体，再与溶酶体融合成吞噬溶酶体，通过氧依赖性性和氧非依赖性系统，在多种酶参与下，杀灭和消化病原体等异物。②清除体内衰老、损伤或突变细胞，维持内环境稳定。③加工和提呈抗原，启动免疫应答。④分泌生物活性物质，调节免疫应答。如分泌 IL－1、IL－12、TNF 等。

（二）树突状细胞

树突状细胞（dendritic cell，DC）主要由骨髓样前体细胞和淋巴样前体细胞分化而成，其细胞膜向外伸展出许多树状突起，可通过胞饮作用摄取抗原异物，或通过其树突捕获和滞留抗原异物。体内 DC 的数量较少，但分布很广，成熟的 DC 其吞噬或吞饮能力很弱，但高表达的 MHC Ⅰ、MHC Ⅱ 类分子及协同刺激分子，使其抗原提呈能力远强于巨噬细胞、B 细胞等其他抗原提呈细胞。DC 还参与 T、B 细胞的发育、分化和激活过程，另外，DC 可分泌多种细胞因子调节免疫功能。

五、其他免疫细胞

（一）嗜酸性粒细胞

胞内的嗜酸性颗粒含有碱性蛋白、阳离子蛋白、过氧化物酶、组胺酶、芳基硫酸酶和磷酸酯酶等，对肥大细胞释放的活性介质有灭活作用，与 I 型超敏反应的负反馈调节有关。嗜酸性粒细胞具有趋化作用和一定的吞噬杀菌能力，在抗寄生虫免疫中具有重要作用。

（二）肥大细胞和嗜碱性粒细胞

肥大细胞和嗜碱性粒细胞两者胞内均含有嗜碱性颗粒，其中有大量肝素和组织胺以及各种酶。肥大细胞主要分布于皮肤、呼吸道、消化道黏膜下结缔组织和血管周围组织中。肥大细胞表面具有高亲和力 IgE Fc 受体，当 IgE Fc 受体结合 IgE 后，肥大细胞处于致敏状态，当与变应原结合后，可被激活，通过脱颗粒而释放或合成一系列生物活性介质，引发 I 型超敏反应。嗜碱性粒细胞也是 I 型超敏反应主要参与细胞。

此外，血小板和红细胞等，均可作为免疫细胞，在免疫应答中发挥不同的作用。

 知识链接

CIK 细胞

CIK 细胞是将人外周血单个核细胞在体外由多种细胞因子，如 IFN－γ、IL－2、抗 CD3 单抗等共育后获得，能分泌高浓度的 IL－2、IL－6、凋亡因子配体（FasL）、肿瘤坏死因子（TNF）、IFN－γ 等多种具有直接细胞毒活性或抑制作用的细胞因子，具有增殖快、活性高、杀伤肿瘤细胞的范围广等特点。CIK 细胞治疗可明显提高患者 T 细胞免疫功能、改善患者生活质量、延长疾病无进展生存期和总生存期，具有良好的疗效，在呼吸系统肿瘤、消化系统肿瘤、泌尿系统肿瘤、乳腺及妇科肿瘤等实体肿瘤治疗中广泛应用。

第三节 免疫分子

PPT

免疫分子是指参与免疫应答或与免疫应答有关的分子，主要由淋巴细胞、单核－巨噬细胞、粒细胞等多种免疫细胞及间质细胞产生，可分为膜免疫分子和分泌性免疫分子。膜免疫分子指存在于细胞膜表面的抗原或受体分子，分泌性免疫分子指由免疫细胞合成并分泌于体液中的相关分子。免疫分子主要包括补体系统、免疫球蛋白、细胞因子与受体、主要组织相容性抗原、白细胞分化抗原等，它们在执行免疫功能过程中发挥重要作用。

一、补体系统

补体（complement，C）是存在于正常人和脊椎动物血清、组织液以及细胞膜表面的一组具有酶活性的球蛋白，因其包含30余种组分，故称为补体系统。补体是固有免疫的重要组成部分，对抗体免疫作用的发挥具有重要的补充作用，同时还参与适应性免疫及其调节。

（一）补体概述

1. 补体的组成 补体系统按照其生物学功能可分为三部分。

（1）固有成分 是指存在于血清和体液中的、参与补体激活的蛋白质。包括：①参与经典活化途径的C1、C4、C2，其中C1包含C1q、C1r和C1s三个组分；②参与凝集素途径的甘露聚糖结合凝集素（mannose-binding lectin，MBL）、丝氨酸蛋白酶（MASP）；③参与旁路活化途径的B因子、D因子和备解素（P因子）；④补体活化的共同成分C3、C5、C6、C7、C8、C9。

（2）调节蛋白 是存在于血浆中和细胞膜表面能调节补体激活途径关键酶的蛋白分子。包括C1抑制物、C4结合蛋白、I因子、H因子等。

（3）补体受体 指存在于不同细胞表面、能与补体活性片段相结合发挥生物学效应的受体分子。包括CR1~CR5、H因子受体等。

2. 补体的命名 按照补体发现的先后顺序将其参固有成分分别命名为C1、C2……C9；其他补体成分用英文大写字母表示，如B因子、D因子等；补体活化形成的裂解片段在其符号后面附加小写英文字母表示，如C3a、C3b等；被灭活的成分在其符号前加英文字母i，如iC3b。补体调节蛋白多以功能命名，如C1抑制物（CINH）等。

3. 补体的理化特性与来源 补体均为糖蛋白，多数为β球蛋白，少数为γ或α球蛋白。补体的性质很不稳定，多种理化因素，如紫外线、机械震荡、强酸强碱等均可使其破坏。补体对热尤其敏感，56℃温育30分钟能使多数补体失活，称为补体的灭活。在室温下补体亦很快失活，故应在-20℃以下的环境中保存补体。

体内多种组织细胞均可合成补体，其中肝细胞和巨噬细胞是补体的主要产生细胞。大多数补体来自于肝细胞，但在炎症发生时，补体主要来自于巨噬细胞。补体的含量相对稳定，占血清总蛋白的5%~6%，在某些疾病情况下可有波动。血清补体含量最高的是C3，最少的是D因子。要检测补体含量，应采用新鲜的血清。

（二）补体的激活途径

补体固有成分以无活性的酶前体形式存在于体液中，在某些活化物的作用下，通过级联酶促反应被激活，产生生物学活性效应。补体的活化途径包括经典途径、MBL途径和旁路途径，三条途径具有共同的末端通路（图8-2）。

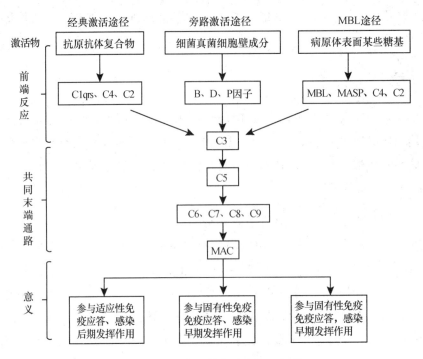

图 8 – 2 补体三条激活途径示意图

1. 经典途径 又称传统途径。IgM 或 IgG1、IgG2、IgG3 类抗体与抗原结合形成的抗原抗体复合物是经典途径的激活物。激活过程分为识别、活化和膜攻击三个阶段。

（1）识别阶段 抗原与相应抗体结合后，抗体构象发生改变，其 Fc 段的补体结合部位暴露。C1q 与 2 个以上的 Fc 段结合，相继激活 C1r 和 C1s，活化的 C1s 具有丝氨酸蛋白酶活性。

（2）活化阶段 活化的 C1s 在 Mg^{2+} 存在的条件下依次裂解 C4 和 C2，将其分别裂解为 a、b 两个片段，其中 C4b 和 C2a 形成 C4b2a，即 C3 转化酶，可将 C3 裂解为 C3a 和 C3b。新生的 C3b 与 C4b2a 中的 C4b 结合，形成 C4b2a3b，即 C5 转化酶，C5 转化酶能裂解 C5，进入膜攻击阶段。在此过程中产生的 C4a、C2b 以及 C3a 均游离于液相，发挥各自的生物学效应。

（3）膜攻击阶段 C5 在其转化酶作用下被裂解为 C5a 和 C5b，C5a 游离于液相，C5b 依次与 C6、C7 结合形成 C5b67，结合于抗原靶细胞膜表面。C5b67 与 C8 结合，形成 C5b678，可与多个 C9 分子聚合，形成 C5b6789n，此为攻膜复合物（membrane attack complex，MAC）。MAC 可插入靶细胞的脂质双层膜形成跨膜孔道，可允许水、离子及可溶性小分子自由通过，导致水分大量内流，靶细胞溶解破裂。

2. 旁路途径 又称替代途径。细菌的细胞壁脂多糖、酵母多糖、葡聚糖、凝聚的 IgA 和 IgG4 等均可成为旁路途径的激活物。参与该途径的补体组分包括 C3、C5 ~ C9、B 因子、D 因子和备解素（P）等。

生理条件下，C3 在蛋白酶的作用下可发生缓慢而持久的水解，产生少量的 C3b。绝大多数 C3b 在液相中快速失活，少数与正常细胞表面结合后亦被调节蛋白灭活。但当体内存在激活物时，结合在激活物表面的 C3b 与 B 因子结合，在 Mg^{2+} 存在时，血清中的 D 因子将 B 因子裂解为 Ba 和 Bb，与 C3b 结合形成 C3bBb，此为旁路途径的 C3 转化酶。P 因子与 C3bBb 结合可防止其被降解。结合于靶细胞表面的 C3bBb 裂解更多的 C3，形成正反馈效应，导致 C5 转化酶 C3bBb3b 的形成，其后续途径与经典途径相同。

3. MBL 激活途径 又称凝集素途径，其激活物是病原体表面的糖结构。炎症早期机体产生的甘露聚糖结合凝集素（mannose-binding lectin，MBL）能选择性识别和结合病原体表面的甘露糖残基，发生构象改变，使与之结合的 MBL 相关丝氨酸蛋白酶（MBL-associated serine protease，MASP）活化。活化的 MASP 具有与 C1s 相同的酶活性，可裂解 C4 和 C2，形成 C3 转化酶，继之裂解 C3 形成 C5 转化酶 C4b2a3b，最终进入补体激活的末端通路。

在病原体入侵时，补体的三条途径激活的先后顺序依次为：旁路途径、MBL 途径，最后为经典途径。三条途径以 C3 活化为中心密切相连。旁路途径和 MBL 途径的激活无需抗体参与，在感染早期或初次感染中可发挥重要作用。经典途径的激活有赖于特异性抗体的产生，故在感染后期才能发挥作用，并可参与回忆应答。

（三）补体的生物学作用

补体的生物学作用主要通过两个方面表现出来的：一是补体激活后的共同末路终端中在靶细胞膜上组成 C56789（膜攻击复合体），其能介导靶细胞溶解；二是补体在活化过程中产生的多种裂解片段，能通过与细胞膜上相应受体结合发挥多种生物学效应。

1. 溶菌和溶细胞作用　补体系统激活后，在靶细胞膜表面形成 C56789，导致靶细胞溶解破裂，是机体抗感染、抗肿瘤的重要机制。尤其针对 G^- 细菌、支原体、有包膜的病毒及某些寄生虫作用能力强。若在病理情况下，补体也可导致免疫损伤，如血型不符所引起的输血反应。

2. 调理作用　补体活化过程中产生的 C3b、C4b 及 iC3b 等片段能与吞噬细胞表面相应的受体结合，从而促进吞噬细胞的吞噬作用，称为调理作用。该机制是全身抗感染的重要组成部分。

3. 清除免疫复合物　C3b 与免疫复合物结合后，可黏附在具有补体受体（CR1）的红细胞和血小板上，从而能将免疫复合物带至肝脏和脾脏，被巨噬细胞吞噬清除。

4. 引起炎症反应　C3a、C5a 有趋化作用，可吸引吞噬细胞向抗原部位集中对病原体的吞噬和清除。C3a、C5a 均具有过敏素作用，可与肥大细胞、嗜碱性粒细胞表面的相应受体结合，促其脱颗粒，释放组胺、白三烯等生物活性介质，引起毛细血管扩张，通透性增加以及平滑肌收缩等过敏症状，同时也引起局部水肿等炎症反应。C2a 具有激肽样作用，引起毛细血管扩张和通透性增加。

（四）补体活化的调节

补体激活后可发挥多种生物效应，既对机体有保护作用，也可造成病理损伤。正常情况下，补体的激活受到精密调控，可防止补体成分过度消耗及对器官组织造成损伤。调控机制主要包括：①控制补体活化的启动；②补体活性片段发生自发性衰变；③体液中或细胞膜上存在多种补体调控因子如 C1 抑制物、C4 结合蛋白等，通过在不同环节上调控补体激活的级联反应，使补体的激活有效且适度。

二、抗体

抗体（antibody，Ab）是 B 细胞接受抗原刺激后，活化、增殖、分化为浆细胞，由浆细胞所产生的一类能与相应抗原特异性结合的球蛋白。抗体主要存在于血清、组织液等体液中，是介导机体体液免疫应答的重要免疫分子。

免疫球蛋白（immunoglobulin，Ig）是指具有抗体活性或化学结构与抗体相似的球蛋白。既包括抗体又包括结构与抗体相似但无抗体活性的球蛋白，如骨髓瘤、巨球蛋白血症患者血清中的球蛋白。因此，所有的抗体均属于免疫球蛋白，但免疫球蛋白不一定都是抗体。免疫球蛋白分为分泌型和膜结合型两类，前者主要存在于血液、组织液和各种体液中，后者主要存在于细胞膜上。

（一）免疫球蛋白分子的结构

1. 免疫球蛋白的基本结构　免疫球蛋白的基本结构是由两条相同的重链（heavy chain，H 链）和两条相同的轻链（light chain，L 链）通过二硫键连接组成的四肽链分子

（1）重链和轻链　①重链：每条重链由 450～550 个氨基酸残基组成，分子量 50～75kD。根据重链结构和抗原性不同，将免疫球蛋白分为 5 类，即 IgG、IgA、IgM、IgD、IgE，其相应的重链分别为 γ 链、α 链、μ 链、δ 链、ε 链。②轻链：每条轻链约由 214 个氨基酸组成，分子量约 25kD。根据 L 链的结构和抗原性不同，可将其分为 κ 和 λ 两种类型。正常人血清中 κ 型与 λ 型之比约为 2：1。

（2）可变区与恒定区　每条多肽链都有氨基端（N 端）和羧基端（C 端）。免疫球蛋白轻链近 N 端 1/2 区段内，重链近 N 端 1/4（γ、α、δ）或 1/5（μ、ε）区段内的氨基酸组成和排列顺序多变，称为可变区（variable region，V 区）。重链和轻链的 V 区分别称为 VH 和 VL。V 区中某些特定区域氨基酸的组成和排列顺序高度可变，称为高变区（hypervariable region，HVR）或互补决定区（complementarity determining region，CDR）。V 区中 CDR 之外的区域氨基酸的组成和排列变化不大，称为骨架区（framework region，FR）。由 Ig 分子轻链近 C 端 1/2，重链近 C 端 3/4 或 4/5 共同组成，其氨基酸组成和排列顺序相对稳定，称为恒定区（constant region，C 区）。重链和轻链的 C 区分别称为 CH 和 CL。不同种类的 Ig 的 CH 长短不一，IgG、IgA 及 IgE 重链 C 区分 $C_H1 \sim C_H2$ 三部分，IgM、IgD 重链 C 区分 $C_H1 \sim C_H4$ 四部分。

（3）铰链区　位于 C_H1 与 C_H2 之间，由十几个氨基酸残基组成，富含脯氨酸，易伸展、弯曲，也易被酶解。铰链区的灵活性有利于抗体的 V 区与不同距离的抗原表位结合，也易使补体 C1q 结合点暴露，有利于启动补体的活化。

（4）免疫球蛋白的功能域　在免疫球蛋白重链或轻链内，由一个链内二硫键将大约 110 个氨基酸组成，称为 1 个功能域，每个功能域都有其独特的功能。轻链有 V_L 和 C_L 两个功能域；IgG、IgA 和 IgD 的重链有 V_H、C_H1、C_H2 和 C_H3 共 4 个功能域；IgM 和 IgD 的重链还有 C_H4，共 5 个功能域（图 8－3）。

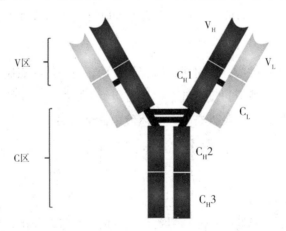

图 8－3　免疫球蛋白分子的基本结构示意图

2. 免疫球蛋白的其他成分

（1）连接链（joining　chain，J 链）　是由浆细胞合成，富含半胱氨酸的多肽链，分子量约为 20kD，其主要功能是将单体 Ig 连接为二聚体或多聚体。IgG、IgE、IgD 和血清型 IgA 以单体形式存在，不含 J 链。分泌型 IgA（secretory IgA，SIgA）由 J 链连接形成二聚体，IgM 由 J 链和二硫键连接形成五

聚体。

（2）**分泌片**（secretory piece，SP） 是由黏膜上皮细胞合成的一种含糖的肽链，是 SIgA 的一个辅助成分。分泌片能抵抗蛋白水解酶对 SIgA 的水解，并介导 SIgA 从黏膜下转运至黏膜表面。

3. 免疫球蛋白的水解片段 Ig 分子肽链的某些部分易被蛋白酶水解，产生不同的片段。木瓜蛋白酶和胃蛋白酶是最常用的两种蛋白水解酶，借此研究 Ig 的结构和功能，分离和纯化特定的 Ig 多肽片段（图 8 - 4）。

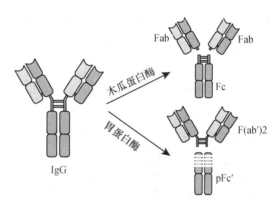

图 8 - 4 免疫球蛋白的水解片段示意图

（1）**木瓜蛋白酶水解片段** 木瓜蛋白酶可将 IgG 分子重链铰链区链间二硫键的近 N 端切断，获得 2 个完全相同的抗原结合片段（fragment antigen binding，Fab）和 1 个可结晶片段（fragment crystallizable，Fc）。每个 Fab 段由完整的 L 链和部分 H 链（V_H 和 C_H1）组成，只能结合一个抗原表位，不能形成大分子免疫复合物。Fc 段由两条 H 链的 C_H2、C_H3 及 C_H4（IgM 与 IgE）功能区构成，是 Ig 分子与补体或某些细胞结合的部位。

（2）**胃蛋白酶水解片段** 在 Ig 重链间二硫键的近 C 端水解，形成一个具有双价抗体活性的 F(ab')$_2$ 片段和若干无生物学活性的小分子片段 PFc'。F(ab')$_2$ 片段既保留了结合抗原的生物学活性，又避免了因 Fc 段免疫原性可能引起的副作用和超敏反应，在制备免疫制剂和医疗实践中具有很重要的实际意义，如白喉抗毒素、破伤风抗毒素经胃蛋白酶水解后精制提纯的制剂。

（二）免疫球蛋白的功能

1. 识别并结合抗原 抗体的首要功能是识别并特异性结合抗原，执行该功能的区域是抗体的 V 区，其中起决定作用的是 CDR。抗体结合抗原表位的个数称为抗原结合价。单个抗体可结合 2 个表位，为双价；SIgA 可结合 4 个表位，为 4 价；IgM 为五聚体，原则上为 10 价，但是由于立体构型空间位置的阻隔，一般只能结合 5 个表位，故实际为 5 价。

抗体结合抗原后，可发挥中和毒素、中和病毒、阻止细菌吸附等多种生物学效应，但抗体本身并无清除抗原的能力。另外，B 细胞膜表面的 IgM 和 IgD 是 B 细胞重要的抗原识别受体（BCR），能特异性识别抗原。

2. 激活补体 IgG1、IgG2、IgG3 和 IgM 与相应抗原结合后，因其构象改变可暴露其 C_H2 或 C_H3 功能区的补体结合位点，启动补体的经典激活途径；IgA、IgE 和 IgG4 形成聚合状态后可通过旁路途径激活补体。

3. 结合细胞表面的 Fc 受体 抗体通过其 Fc 段与具有 Fc 受体的细胞结合，可以产生不同的生物学作用。

（1）调理作用　是指抗体 IgG 的 Fab 段结合细菌等颗粒型抗原后，以其 Fc 段与吞噬细胞表面相应的 Fc 受体结合，通过 IgG 的"桥联"作用可促进吞噬细胞的吞噬作用。

（2）抗体依赖细胞介导的细胞毒作用（ADCC）　抗体 IgG 与相应靶细胞（病毒感染的细胞或肿瘤细胞）结合后，其 Fc 段与 NK 细胞、巨噬细胞等杀伤细胞表面相应的 Fc 受体结合后，可介导杀伤细胞杀伤靶细胞。介导 ADCC 的主要细胞是 NK 细胞。在 ADCC 作用中，抗体与靶细胞的结合是特异性的，而杀伤细胞的杀伤作用是非特异性的。

（3）介导 I 型超敏反应　抗体 IgE 与肥大细胞或嗜碱性粒细胞表面的 IgE Fc 受体结合，可使其致敏。若相同的变应原再次进入机体时，变应原与致敏细胞膜表面的 IgE 结合，可导致 I 型超敏反应的发生。

4. 穿过胎盘与黏膜　IgG 是人类唯一能通过胎盘的抗体。母体的 IgG 与胎盘滋养层细胞表面的相应受体结合后，可转移至滋养层细胞内，并主动进入胎儿血液循环中，对新生儿抗感染具有重要意义。分泌型 IgA 可被转运至呼吸道、消化道黏膜表面，是黏膜局部免疫的主要因素。

（三）各类免疫球蛋白的特性与功能

1. IgG　多以单体存在，占血清 Ig 总量的 75%～80%，半衰期最长，体内半衰期约 23 天。出生后 3 个月开始合成，主要由脾脏和淋巴结中浆细胞合成，5 岁达成人水平。IgG 是五类免疫球蛋白中唯一能通过胎盘的免疫球蛋白，在新生儿抗感染免疫中起重要作用。IgG 可中和毒素和病毒、激活补体、介导调理吞噬及 ADCC 作用，是再次免疫应答产生的主要抗体，也是人体内抗菌、抗病毒及抗毒素的"主力军"。某些自身抗体如抗甲状腺球蛋白抗体、抗核抗体以及介导 II、III 型超敏反应的抗体也属 IgG。

2. IgM　IgM 是分子量最大的免疫球蛋白，又称巨球蛋白。主要分布于血液中，占血清 Ig 总量的 5%～10%。IgM 是个体发育中最早出现的免疫球蛋白，脾脏是 IgM 的主要合成部位，胚胎晚期即可合成，由于其不能通过胎盘，故临床上常把脐血中 IgM 水平升高作为宫内感染的诊断依据。IgM 也是初次体液免疫应答中出现最早的抗体，是机体抗感染的"先头部队"，故检测 IgM 含量有助于传染病的早期诊断。IgM 在血清中多为五聚体，不易通过血管壁，故主要存在于血液中，对防止菌血症、败血症的发生起重要作用。天然的 ABO 血型抗体为 IgM，可参与 II、III 型超敏反应的发生。单体 IgM（mIgM）位于 B 细胞表面，是构成 B 细胞抗原受体（BCR）的主要成分。

即学即练 8-3

胎儿在宫腔内感染，脐带血或新生儿外周血中水平升高的是（　）

答案解析　　A. IgM　　　　B. IgE　　　　C. IgG　　　　D. IgA　　　　E. IgD

3. IgA　IgA 分为血清型和分泌型（SIgA）两种。血清型 IgA 多为单体分子，主要存在于血清中；分泌型 IgA（SIgA）主要为二聚体，存在于外分泌液（如初乳、唾液、汗液、泪液、胃肠液、支气管分泌液等）中。SIgA 是人体分泌液和黏膜免疫中的主要抗体，通过阻抑黏附、裂解细菌、免疫排除作用对机体防止局部微生物感染具有十分重要的意义，在黏膜表面也有中和毒素的作用。新生儿可从母亲分泌的初乳中获得 SIgA，对其抵御呼吸道和消化道感染起到了很重要的作用。近年来在预防接种过程中，采用的主动免疫途径（如口服或喷雾）接种疫苗，不仅能使机体产生 IgG，也能使黏膜局部产生 SIgA，从而有效地预防病原微生物的入侵。

4. IgD　IgD 在血清中含量较低，占血清 Ig 总量的 0.3%。单体形式存在，有一个相对较长的铰链区，对蛋白水解酶十分敏感，半衰期短约 3 天，在个体发育的任何时间均可产生。分为血清型和膜结合型，前者生物学功能尚不清楚；后者位于 B 细胞表面，是 B 细胞分化发育成熟的标志，成熟 B 细胞可同时表达 mIgM 和 mIgD。未成熟的 B 细胞表面仅表达 mIgM，当 B 细胞活化或转化为记忆性 B 细胞时其表面的 mIgD 逐渐消失。

5. IgE　IgE 是正常人血清中含量最低的免疫球蛋白，占血清 Ig 总量的 0.02%。单体形式存在。IgE 是亲细胞性抗体，其 Fc 段与肥大细胞和嗜碱性粒细胞表面 IgE Fc 受体（FcεR）结合，参与 I 型超敏反应。此外，IgE 还与抗寄生虫感染免疫密切相关。

（四）人工制备的抗体

抗体在疾病的诊断、免疫防治及医学研究中有着重要作用，获得大量抗体的有效方法是人工制备抗体。由于抗体制备时的原理和方法不同，目前人工制备的抗体类型有三种即多克隆抗体、单克隆抗体和基因工程抗体。

1. 多克隆抗体　天然抗原的表面常具有多种抗原表位，以此抗原刺激机体，可导致多个 B 细胞克隆激活，产生针对不同抗原表位的多种抗体的混合物，称为多克隆抗体。如动物免疫血清、恢复期患者的血清及免疫接种人群的血清均为多克隆抗体。此类抗体制备容易、来源广泛、作用全面，但特异性不高，易出现交叉反应，不易大量制备，其应用受限。

2. 单克隆抗体　单克隆抗体（monoclonal antibody，McAb）是指由单一杂交瘤细胞产生的、仅针对某一特定抗原表位的特异性抗体。杂交瘤细胞是在体外将小鼠脾脏 B 细胞与小鼠骨髓瘤细胞相互融合得到的细胞。该细胞既具有 B 细胞合成并分泌特异抗体的能力，又具有骨髓瘤细胞无限增殖和永生的特性。其产生的单克隆抗体具有高度均一性、纯度高、特异性强、少或无交叉反应等优点，现已广泛应用于生命科学的各个领域。

3. 基因工程抗体　基因工程抗体是利用基因工程技术制备的第三代抗体，包括人－鼠嵌合抗体、人源化抗体、小分子抗体和双特异性抗体等。该类抗体的优点是保留了单克隆抗体高度均一性、特异性强的优势，显著减少了鼠源性抗体对人的免疫原性。

三、细胞因子

细胞因子（cytokine，CK）是由活化的免疫细胞（单核－巨噬细胞、T 细胞、B 细胞、NK 细胞等）或间质细胞所合成分泌的，具有高活性、多功能的小分子蛋白质。它们在免疫细胞分化发育、免疫应答、免疫调节、炎症反应、造血功能中具有重要作用，并在超敏反应、免疫缺陷病和自身免疫病等病理过程中发挥重要作用。近年来用某些重组细胞因子治疗肿瘤、自身免疫病、免疫缺陷病等，具有广阔的临床应用前景。

（一）细胞因子的共同特性

1. 理化性质及产生特点　大多数细胞因子为低分子量、分泌型糖蛋白，多以单体形式存在。一种细胞因子可由多种细胞产生，一种细胞可产生多种细胞因子，而且诱导细胞因子产生的因素也多种多样；一种细胞产生的细胞因子作用于其本身，称为自分泌；如果作用于邻近细胞，称为旁分泌。多数细胞因子以自分泌和旁分泌形式发挥效应，并多在局部发挥效应。

2. 作用方式　只有通过结合细胞表面相应受体发挥作用，无抗原特异性、不受 MHC 限制。细胞因子具有微量、高效特点，一般极微量的水平（pmol 水平）即有明显的生物学作用。细胞因子对激发因素的反应非常迅速，细胞因子并非预先合成储存于细胞内，但其基因的转录、分子合成与释放非常快捷；一种细胞因子可增强另一种细胞因子的生物学作用；不同细胞因子对同一种靶细胞功能的影响可相互抑制；一种细胞因子可对多种靶细胞发生作用，产生多种不同的生物学效应，这种性质称多效性；几种不同的细胞因子也可对同一种靶细胞发生作用，产生相同或相似的生物学效应，这种性质称为重叠性；众多细胞因子在机体内存在，相互促进或相互抑制，形成十分复杂的调节网络，并显示功能的多样性，表现为诱导或抑制另一细胞因子的产生；调节同一细胞因子受体的表达；与激素、神经肽、神经递质共同组成细胞间信息分子系统，调节体内细胞因子平衡和功能；介导和调节免疫应答、炎症反应，促进细胞增殖、分化成熟，刺激造血等多种功能。

（二）细胞因子的种类及主要生物学功能

细胞因子的种类繁多，目前比较常用的方法是根据细胞因子的结构及主要生物学功能，将其分为六类，即白细胞介素、干扰素、肿瘤坏死因子、集落刺激因子、生长因子和趋化因子等。细胞因子具有免疫调节、抗感染、抗肿瘤作用，还能刺激造血功能，并参与炎症反应（表 8-2）。

1. 白细胞介素（interleukin，IL）　是一组由淋巴细胞、单核-巨噬细胞等免疫细胞和其他非免疫细胞产生的能介导白细胞与其他细胞间相互作用的细胞因子。主要生物学功能是介导细胞间相互作用，参与免疫调节、造血、炎症等过程。目前已命名的有 38 种（IL-1～IL-38）。

2. 干扰素（interferon，IFN）　是宿主细胞在病毒或干扰素诱生剂刺激后产生的一种小分子糖蛋白。因其具有干扰病毒感染和复制的能力而得名。根据其理化性质及结构不同，分为 IFN-α、IFN-β 和 IFN-γ。IFN-α 和 IFN-β 又称为 I 型干扰素，能干扰并抑制病毒的复制和扩散；IFN-γ 又称为 II 型干扰素，具有较强的免疫调节作用。

3. 肿瘤坏死因子（tumor necrosis factor，TNF）　一种能使肿瘤组织发生出血坏死的细胞因子。依其来源和结构，可分为 TNF-α 和 TNF-β 两种。TNF-α 主要有由活化的单核-巨噬细胞产生，TNF-β 由活化的 T 细胞产生，又称淋巴毒素。TNF 在抗病毒、抗肿瘤、介导炎症反应、参与免疫调节等方面发挥重要作用。

4. 集落刺激因子（colony stimulating factor，CSF）　是由活化 T 细胞、单核-巨噬细胞、血管内皮细胞和成纤维细胞等合成，可刺激造血干细胞和不同发育时期造血细胞增殖分化的细胞因子。根据它们的作用范围，分别命名为粒细胞集落刺激因子（G-CSF）、单核-巨噬细胞集落刺激因子（M-CSF）、粒细胞-巨噬细胞集落刺激因子（GM-CSF）、红细胞生成素（EPO）、干细胞生成因子（SCF）和多能集落刺激因子（multi-CSF，又称 IL-3）等。

5. 生长因子（growth factor，GF）　指一类可促进相应细胞生长和分化的细胞因子。种类多，常见的有转化生长因子、血小板衍生生长因子、内皮细胞生长因子、表皮生长因子、成纤维细胞生长因子、神经生长因子和胰岛素生长因子等。

6. 趋化因子（chemokine factor，CF）　是一类对不同靶细胞具有趋化作用的细胞因子家族，目前已发现 50 多个成员，包括粒细胞趋化因子、单核细胞趋化因子、淋巴细胞趋化因子等。

表8-2　重要细胞因子的来源及主要功能

名称	来源	主要生物学作用
IL-1	活化的单核-巨噬细胞	促进造血干细胞、T、B细胞增殖分化；引起发热；介导炎症反应
IL-2	活化的T细胞（Th1）NK细胞	刺激T细胞增殖和产生细胞因子；促进B细胞增殖和分泌Ab增强CTL、NK和单核-巨噬细胞杀伤活性
IL-3	活化的T细胞	刺激多能造血干细胞增殖分化；促进肥大细胞增殖分化
IL-4	活化的T细胞	促进T、B细胞增殖分化；增强巨噬细胞提呈抗原及细胞毒作用
IL-8	单核-巨噬细胞	吸引中性粒细胞、嗜碱性粒细胞和T细胞定向趋化；促进中性粒细胞释放生物活性介质，诱发炎症反应及超敏反应
IL-10	T细胞、B细胞	抑制Th1细胞合成分泌IFN-γ，降低细胞免疫单核细胞功能；促进B细胞增殖和产生抗体；抑制单核-巨噬细胞提呈抗原能力
IFN-α/β	白细胞/成纤维细胞	抗病毒、抗肿瘤（强），免疫调节作用（弱）
IFN-γ	活化的淋巴细胞等	抗病毒、抗肿瘤（弱），免疫调节作用（强）
TNF-α	单核-巨噬细胞等	诱发炎症反应，抗病毒、抗肿瘤和免疫调节作用，引起恶病质
TNF-β	活化的T细胞	杀伤、抑制肿瘤；抗病毒复制；参与免疫调节；促进局部炎症反应发生；刺激下丘脑致热

（三）细胞因子与临床

细胞因子在生理状态下，对机体免疫应答发挥适当的免疫调节作用；某些病理过程中则伴有细胞因子异常表达，并直接影响疾病的发生、发展和预后。

1. 细胞因子异常与临床疾病的发生　细胞因子及其受体的异常表达常与临床某些疾病发生密切相关。如慢性肝炎急性期或活动期患者的TNF、IL-6水平显著升高，表明这两种细胞因子是造成肝脏损伤的重要炎症介质；急性排斥反应时，血清IL-1、IL-6、IL-2、TNF-α等细胞因子水平升高。

2. 细胞因子与临床疾病的治疗　细胞因子与多种疾病的发生、发展密切相关，故可应用细胞因子或其拮抗剂治疗这些疾病。细胞因子相关的疗法主要包括：细胞因子补充疗法，主要用于抗肿瘤、抗病毒感染及刺激造血的治疗；细胞因子拮抗疗法，主要用于某些自身免疫病、炎症和移植排斥反应等与细胞因子异常分泌有关的治疗。

 知识链接

细胞因子风暴与病毒性肺炎

在过去数十年里，发现多种高致病呼吸道病毒能引起严重的肺炎，如严重急性呼吸综合征冠状病毒（SARS-COV）、中东呼吸综合征冠状病毒（MERS-COV）、甲型H1N1流感病毒等。许多高致病性呼吸道病毒导致的病毒性肺炎相似，本质是病毒和机体免疫系统相互作用的结果。除病毒直接导致细胞损伤外，感染和损伤后引起机体产生过激的炎症反应和免疫稳态失衡诱发的细胞因子风暴（CS）才是导致重症肺炎乃至死亡的关键因素。参与CS的细胞因子种类多样，主要包括IFN、IL、趋化因子、CSF、TNF等六大类。CS可导致组织损伤、肺泡水肿、低氧血症、严重酸碱及电解质紊乱、休克等，在引起重症肺炎甚至致命性疾病中发挥重要作用。

四、主要组织相容性复合体与白细胞分化抗原

(一) 主要组织相容性复合体及其产物

组织器官移植时，可因供体与受体两者组织细胞表面同种异型抗原存在差异而发生排斥反应。这种存在于个体组织细胞表面，代表个体组织特异性的抗原，称为移植抗原或组织相容性抗原。机体内与排斥反应有关的抗原系统较多，其中能引起快速而强烈排斥反应的抗原称为主要组织相容性抗原（major histocompatibility complex antigen，MHA），在排斥反应中起主要作用。编码 MHA 的基因是一组紧密连锁的基因群，称为主要组织相容性复合体（major histocompatibility complex，MHC）。不同动物的 MHC 命名不同，小鼠的 MHC 称 H-2 系统，而人的主要组织相容抗原首先在外周血白细胞表面发现，故称为人类白细胞抗原（human leucocyte antigen，HLA）。编码 HLA 抗原的基因群又称为 HLA 复合体。

1. HLA 复合体构成与遗传特点

（1）HLA 复合体构成　HLA 复合体位于在人类第 6 对染色体短臂上，共有 224 个基因座位。HLA 依所编码抗原的结构、功能、分布及免疫原性不同，分为 I 类基因区、II 类基因区和位于 I 与 II 类基因区之间的 III 类基因区。经典的 HLA I 类基因分布于远离着丝点一端，主要包括 B、C、A 三个基因座，其编码的产物为 HLA I 类分子。HLA II 类基因紧邻着丝点，结构较复杂，主要包括 DP、DQ、DR 三个亚区，编码 HLA II 类分子。HLA III 类基因位于 HLA I 类与 II 类基因之间，主要编码补体、肿瘤坏死因子和热休克蛋白等。

（2）HLA 复合体遗传特点　这组紧密连锁的基因群具有一些有别于其他基因的遗传特征：①HLA 复合体存在多个基因座位，每个基因座位上存在多个等位基因，具有高度多态性。每一个体染色体上每个基因座位最多只能有两个等位基因，分别来自于父、母双方的同源染色体。但在随机婚配的群体中，同一 HLA 复合体基因座位上可存在多个等位基因，可以编码多种基因产物，此现象称为 HLA 复合体的多态性。由于人体各基因座位的基因是随机组合的，使得人群中 HLA 基因型可达 10^8 之多，因此在无血缘关系的人群中寻找 MHC 型别完全相同的个体十分困难。②HLA 复合体为单体型遗传并具有连锁不平衡性。群体中各等位基因是非随机表达的，即等位基因不以相同的频率出现。不仅等位基因出现的频率不均一，两个等位基因同时出现在一条染色体上的机会，也不是随机的。③ HLA 复合体是一组紧密连锁的基因群。这些连锁在一条染色体上的等位基因很少发生同源染色体间的交换，构成一个单体型。在遗传过程中，HLA 单体型作为一个完整的遗传单位由亲代传给子代。某一个体 HLA 抗原特异性型别称为表型；HLA 基因在体细胞两条染色体上的组合称为基因型；HLA 基因在同一条染色体上的组合称为单体型。二倍体生物的每一细胞均有两个同源染色体组，分别来自父母双方。故子女的 HLA 单体型也是一个来自父方，一个来自母方。在同胞之间比较 HLA 单体型型别只会出现下列三种可能性：二个单体型完全相同或完全不同的概率各占 25%；有一个单体型相同的概率占 50%。至于亲代与子代之间则必然有一个单体型相同，也只能有一个单体型相同。这一遗传特点在器官移植供者的选择以及法医的亲子鉴定中得到了应用。

2. HLA 的结构、分布与功能　MHC 编码的蛋白分子称为 MHC 分子或 MHC 抗原，在人类也称为人类白细胞抗原（HLA）。

（1）HLA 的结构和分布　经典的 HLA I 类分子和 II 类分子均是由两条肽链构成的糖蛋白，都包括细胞外的肽结合区、免疫球蛋白样区、跨膜区及胞浆区四个功能区。其中肽结合区是 HLA 分子结合抗

原肽的部位，Ig 样区是与 T 细胞（CD4 或 CD8）结合的部位。HLA Ⅰ类分子范围较广，分布于体内所有有核细胞表面，包括血小板及网织红细胞表面。MHC Ⅱ类分子范围较窄，主要分布在抗原提呈细胞（如树突状细胞、单核-巨噬细胞、B 细胞）和活化的 T 细胞的表面。

（2）MHC 分子的生物学功能　①MHC 分子参与加工提呈抗原，从而激活 T 细胞并介导适应性免疫应答，其机制为：外源性抗原在抗原提呈细胞（APC）内被加工、降解为抗原性多肽，与 MHC-Ⅱ类分子结合并表达在 APC 表面，供 CD4$^+$Th 细胞识别；大多数内源性抗原（病毒蛋白、肿瘤抗原）被分解后，与 MHC Ⅰ类分子结合形成复合物，表达在 APC 表面，供 CD8$^+$Tc 细胞识别。②参与 T 细胞限制性识别。在 T 细胞抗原受体（TCR）在识别抗原肽时，还需同时识别与抗原肽结合的同基因型 MHC 分子，即只有相同 MHC 表型的免疫细胞才能有效地相互作用，这称为 MHC 限制性。CD8$^+$T 细胞在识别抗原肽同时，需识别 MHC Ⅰ类分子；CD4$^+$T 细胞在识别抗原肽的同时，需识别 MHC Ⅱ类分子。③参与免疫应答调节及 T 细胞分化、发育：人群中不同个体对抗原的应答能力存在差别，这与 MHC 高度多态性密切相关，故表现为人群中携带不同 HLA 等位基因的个体对各类感染性疾病的易感性各异，由此，MHC 多态性在群体水平实现对免疫应答的遗传控制；T 细胞必须在胸腺中经过阳性选择和阴性选择才能发育为成熟的 T 细胞，MHC 分子参与这两种选择。④移植排斥作用：根据单倍型遗传特点，当供体与受体器官 MHC 不吻合时，可发生移植排斥反应。有的器官（如肾脏或肝脏）移植时只需 MHC 某些位点相似，而骨髓移植则须受供者间两条单倍型完全相同才能成功。⑤参与某些疾病的发生：现已发现某些 MHC 型别的出现与免疫性疾病的发生相关，当细胞表面 MHC Ⅰ/MHC Ⅱ类分子出现异常增加或缺失时，常可致肿瘤或某些自身免疫性疾病发生。

（二）白细胞分化抗原

白细胞分化抗原是指血干细胞在不同分化成熟阶段及活化过程中，出现或消失的表面分子。白细胞分化抗原除表达于白细胞表面，还表达于红系和巨噬细胞等多种细胞表面。参与与机体的重要生理及病理过程，如免疫细胞间的相互识别，免疫细胞的活化、成熟，免疫效应的发挥及免疫调节等。应用单克隆技术为主的鉴定方法，将来自不同实验室的单克隆抗体所识别的同一类分化抗原归为一个分化群，也称为分化决定簇（cluster of differentiation，CD）。在许多情况下，抗体及其识别的相应抗原都用同一个 CD 编号。CD 后的序号代表某一类分化抗原分子，如 CD4、CD8 等。目前 CD 的编号已从 CD1 命名至 CD363。

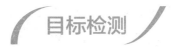

答案解析

一、单项选择题

1. 免疫系统的组成是（　　）

   A. 中枢免疫器官和周围免疫器官

   B. 中枢免疫器官、免疫细胞和黏膜免疫系统

   C. T 淋巴细胞和 B 淋巴细胞

   D. 免疫器官、免疫细胞和免疫分子

   E. 胸腺和骨髓

2. T 细胞主要位于外周淋巴组织中的（　　）

   A. 淋巴小结　　　　　　　　B. 脾小结　　　　　　　　C. 脾脏红髓

D. 胸腺皮质　　　　　　　　　E. 脾脏中央小动脉周围淋巴鞘

3. B 细胞活化的第二信号是（　　）

  A. TCR 与抗原肽 – MHC 复合物结合　　　　　B. CD40 与 CD40L 结合

  C. BCR 与抗原结合　　　　　　　　　　　　D. CD28 与 B7 结合

  E. CD19 与抗原结合

4. 下列构成 HIV 的受体的 CD 为（　　）

  A. CD3　　　　　　　　　B. CD4　　　　　　　　C. CD8

  D. CD21　　　　　　　　E. CD40

5. 免疫球蛋白的超变区位于（　　）

  A. V_H 和 C_H　　　　　　B. V_L 和 V_H　　　　　C. Fc 段

  D. V_H 和 C_L　　　　　　E. C_L 和 C_H

6. 与黏膜免疫应答密切相关的免疫球蛋白是（　　）

  A. IgM　　　　　　　　　B. IgD　　　　　　　　C. IgG

  D. IgA　　　　　　　　　E. IgE

7. 下列五类 Ig 的特性，错误的是（　　）

  A. IgG 是唯一通过胎盘的免疫球蛋白

  B. SIgA 多为双聚体

  C. IgM 分子量最大

  D. 免疫应答过程中产生最早的是 IgG

  E. 正常血清中 IgE 含量最少

8. 不能经补体活化的旁路途径激活补体的物质是（　　）

  A. 细菌内毒素　　　　　　B. 酵母多糖　　　　　　C. C 反应蛋白

  D. 凝聚的 IgA　　　　　　E. 葡聚糖

9. 补体参与的生物学作用是（　　）

  A. 中和毒素作用　　　　　B. ADCC 作用　　　　　C. 特异性抗体介导红细胞溶解

  D. 清除免疫复合物　　　　E. 参与炎症反应

10. 构成攻膜复合物（MAC）的补体成分是（　　）

  A. C$6b789n$　　　　　　B. C$\overline{4b2a}$　　　　　　C. C$3bnBb$

  D. C$\overline{3bBb}$　　　　　　　E. C$5b6789n$

11. 人类 MHC 定位于（　　）

  A. 第 17 号染色体　　　　B. 第 7 号染色体　　　　C. 第 16 号染色

  D. 第 6 号染色体　　　　　E. 第 8 号染色体

12. 下列不是细胞因子的是（　　）

  A. 淋巴毒素　　　　　　　B. 过敏毒素　　　　　　C. 白细胞介素

  D. 集落刺激因子　　　　　E. 干扰素

二、思考题

  1. 补体系统是固有免疫系统的重要组成部分，补体途径的某些成分缺乏或者突变直接与一些感染性疾病的易感性增加有关，同时补体的不适当激活也是许多疾病发生的重要原因。请结合实际病例，举例补体异常与疾病之间的关系。

2. 国家将 PD－1 抑制剂列入《国家基本医疗保险、工伤保险和生育保险药品目录（2020 年）》。PD－1 抑制剂是一种肿瘤免疫治疗药物。免疫药物，不同于手术、放化疗和靶向药物，它的作用对象不是癌细胞，而是免疫细胞。PD－1（programmed death protein－1）是一种位于 T 细胞表面，进行免疫调节的蛋白质受体，当肿瘤细胞表面的 PD－1 受体与配体 PD－L1 相结合时，T 细胞的免疫功能就会关闭，导致肿瘤细胞无法被杀死。目前对这一免疫过程进行抑制的药物有两种，一种是 PD－1 抗体，另一种是抗 PD－L1 抗体，通过抑制 PD－1 受体与配体 PD－L1 的结合，从而激活 T 细胞的功能，使其杀死肿瘤细胞。PD－1 抑制剂被誉为抗癌神药，我国肿瘤治疗进入免疫治疗时代。结合本章涉及的知识，PD－1 抑制剂是什么类型药物？开发原理是什么？

书网融合……

知识回顾　　　微课 1　　　微课 2　　　习题

（孙连海）

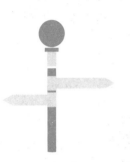

第九章　免疫发生的前提条件——抗原

学习引导

过敏是日常生活中常见的现象。有人对花粉过敏，有人对海鲜过敏，还有人对青霉素等药物过敏。这些引起人体发生过敏的不同物质，免疫学上叫做抗原。何谓抗原？其有何特性？有哪些抗原种类？

本章主要介绍抗原的概念和特性，抗原的种类和医学上常见抗原。

学习目标

1. **掌握**　抗原、抗原决定基、异嗜性抗原、HLA、类毒素的基本概念。
2. **熟悉**　抗原的特异性、医学上重要的抗原物质。
3. **了解**　影响抗原免疫原性的因素、抗原交叉反应的本质。

机体的免疫功能是识别和清除抗原物质，没有抗原物质的刺激，机体的免疫应答就不会发生。因此，抗原是机体发生免疫应答的启动物质和必要条件。

第一节　抗原的概念与特性

PPT

一、抗原的概念

抗原（antigen，Ag）是一类能刺激机体免疫系统发生适应性免疫应答，产生抗体或致敏淋巴细胞（也称效应淋巴细胞），并能与相应的抗体或致敏淋巴细胞在体内外发生特异性结合的物质。

二、抗原的基本特性

一个完整的抗原具有两个基本特性，即免疫原性和免疫反应性。免疫原性是指抗原刺激机体免疫系统产生适应性免疫应答，诱导产生抗体或致敏淋巴细胞的能力；免疫反应性又称抗原性，是指抗原能与其诱生的抗体或致敏淋巴细胞发生特异性结合的能力。若一个抗原既有免疫原性又有免疫反应性称完全抗原，仅有免疫反应性的抗原称半抗原。完全抗原进入机体才可激活免疫细胞并发生反应；而半抗原则不能激活免疫细胞，不能启动免疫。但半抗原一旦和蛋白质（载体）结合则具有免疫原性而成为完全抗原。

三、决定抗原免疫原性的因素

自然界中物质繁多，但并不是所有的物质都是抗原。一种物质能否成为抗原即进入机体后是否诱发适应性免疫应答及其应答强度，主要取决于以下三方面：抗原自身因素、宿主因素和抗原进入抗体的方式。

（一）抗原因素

1. 异物性　正常情况下，机体的免疫系统具有精确识别"自己"和"非己"物质且仅对"非己"物质应答的能力。异物性是抗原物质的首要性质，是指一种物质被机体免疫系统识别为"非己"成分的特性。免疫学认为，凡与宿主自身组织结构成分有差异或在胚胎期未与机体免疫细胞接触过的物质均具有异物性，因此异物分为异种物质、同种异体物质、自身异物性物质三种。异种物质是指来源于与免疫个体无种系亲缘关系的其他物种的物质，亲缘关系越远，组织结构差异越大，免疫原性越强；同种异体物质是指同种不同个体之间存在的不同物质；自身物质只有当其发生结构改变或自身隐蔽成分释放可被免疫系统视为"异物"。这些具有异物性的物质都具有免疫原性，都可成为抗原物质。

2. 理化因素　一般情况抗原为有机物，但有机物成为抗原必须具备一定的理化性质。

（1）**大分子物质**　凡具有免疫原性的物质，其相对分子量一般在 10kD 以上，分子量越大，结构越复杂，则免疫原性就越强。大于 100kD 的为强抗原，小于 10kD 的为弱抗原，低于 4kD 的一般无免疫原性。抗原物质必须是大分子物质，因为分子量越大，其表面含有抗原决定簇越多，对免疫活性细胞有更强的刺激作用，同时大分子物质的化学结构较为稳定，在体内停留时间较长，有利于持续刺激免疫活性细胞产生免疫应答。

（2）**化学结构和组成**　抗原的免疫原性除了与抗原的分子量有关外，还与其化学结构有关。抗原物质必须有较复杂的分子结构。有些大分子物质，如明胶的分子量虽高达 100kD，但其免疫原性弱，这是因为构成明胶的氨基酸主要为直链氨基酸，结构简单，在体内容易被水解。胰岛素分子量虽然仅为 5.7kD，但其结构中含有复杂的芳香族氨基酸，所以其免疫原性强。抗原本身的化学组成也决定了其免疫原性，一般蛋白质的免疫原性最强，多糖、多肽次之，核酸更次，脂类一般无免疫原性。

（3）**分子构象和易接近性**　抗原诱导机体产生适应性免疫应答的关键是抗原中特殊化学基团及其立体结构与免疫活性细胞中抗原受体的结合。分子构象和易接近性就是指这些特殊化学基团与抗原受体之间在结构上的吻合性和相互接触的难易程度。抗原的分子构象发生改变，可使其免疫原性改变或丧失。越易接近，其免疫原性越强，反之免疫原性则越弱。

（4）**物理状态**　一般聚合状态的蛋白质较其单体免疫原性强；颗粒性抗原较可溶性抗原免疫原性强。人工制备抗原时可将免疫原性弱的物质吸附在颗粒物质表面或组装为颗粒性物质，显著增强其免疫原性。

（二）宿主因素

1. 遗传因素　机体对抗原的免疫应答受多种遗传基因特别是主要组织相容性复合体的控制。因为个体间遗传基因不同，故对同一抗原的免疫应答的程度也可不同。

2. 其他因素　机体的年龄、性别、生理状态、健康状态和个体差异等因素也影响机体对抗原的免疫应答。一般情况下，青壮年个体比幼年和老年个体对抗原的免疫应答强；雌性动物（除怀孕期外）比雄性动物抗体产生量高；新生动物或婴儿对多糖类抗原不应答，容易引起细菌感染；此外，患有某些感染性疾病或使用免疫抑制剂都能影响机体对抗原的免疫应答。

（三）抗原进入抗体的方式

抗原进入机体的剂量、途径、次数、频率及免疫佐剂的使用等均可影响机体对抗原的免疫应答。适中的抗原剂量可诱导免疫应答，而过高或过低的抗原剂量可诱导免疫耐受；皮内注射和皮下注射的免疫途径容易诱导免疫应答，肌内注射次之，而静脉注射效果较差，口服免疫则易诱导免疫耐受；适当间隔（如间隔 1~2 周）免疫可诱导较好的免疫应答，频繁注射则可能诱导耐受；若将佐剂先于抗原或与抗原一起注入机体，可增强抗原的免疫原性，且不同佐剂可诱导机体产生不同的抗体，如明矾佐剂易诱导 IgE 类抗体产生，弗氏佐剂主要诱导 IgG 类抗体产生。

即学即练 9-1

半抗原具备的特性是（　　）

A. 免疫原性　　　　　　B. 抗原性　　　　　　C. 无免疫原性只有抗原性

答案解析　D. 既有免疫原性也有抗原性　　　　　　E. 免疫原性和抗原性都没有

第二节　抗原的特异性与交叉反应

PPT

抗原的特异性是适应性免疫应答最重要的特点，也是免疫学诊断和防治的理论依据。

一、抗原的特异性

抗原的特异性是抗原刺激机体产生适应性免疫应答所显示的特异性，即一个淋巴细胞的抗原受体仅针对一个抗原上的某一个蛋白质、多糖或其他分子进行反应，抗原上的特殊分子称为抗原决定簇，抗原决定簇是决定抗原特异性的分子结构基础。

（一）抗原决定簇 🅔微课

抗原决定簇是指抗原分子中决定抗原特异性的特殊化学基团，又称表位。一般由 5~15 个氨基酸残基组成，也可由多糖残基或核苷酸组成。抗原通过抗原决定簇与相应淋巴细胞表面的抗原受体结合，引起免疫应答，产生相应的抗体或致敏淋巴细胞；抗原也通过抗原决定簇与相应抗体或致敏淋巴细胞特异性结合发挥免疫效应。因此，一种抗原决定簇代表一种免疫应答的特异性，被一种抗原受体识别结合。一个抗原分子可有一种或多种抗原决定簇。

抗原表面能与抗体结合的抗原决定簇的数目称为抗原结合价。半抗原为单价，而天然抗原多为蛋白质抗原，一般相对分子量大且分子结构复杂，表面具有多个相同或不同的抗原决定簇，属于多价抗原，可刺激机体产生多个或多种抗体，并能与多个或多种抗体分子发生特异性结合。

 知识链接

抗原的特异性

抗原的特异性指的是物质间相互的吻合度或一对一的针对性。它表现在免疫原性和抗原性两方面。抗原既要特异性地刺激机体 T、B 淋巴细胞，发生特异性免疫应答，又能特异性地在体内外与免疫应答产物结合。我们可以根据这一特性，开展临床免疫学检验项目，用已知抗原检测抗体或用已知抗体检测抗原。这有助于临床医生对病情的准确判断。常见的临床检测项目有乙肝"两对半"检测、血型鉴定正定型（已知抗体测抗原）和反定型（已知抗原测抗体）试验等。

（二）抗原决定簇的类型

不同的抗原决定簇能引起机体不同的免疫应答。抗原决定簇可分为构象表位和顺序表位，也可分为T细胞表位和B细胞表位。

1. 构象表位和顺序表位　根据抗原决定簇的结构，可将抗原表位分为构象表位和顺序表位。

构象表位是抗原分子中不连续短序列彼此靠近，形成特定空间构象，也叫非线性表位，它的组成单位是短序列。构象表位的位置一般在抗原分子表面，化学成分可以相同也可以不同。在特异性免疫应答发生时，因B细胞表面的BCR能直接识别抗原分子中的表位；而T细胞表面的TCR只能识别经抗原提呈细胞（APC）加工处理后的MHC和抗原肽复合物中的抗原肽成分，T细胞上的TCR不能直接识别游离抗原，因此，构象表位通常可被B细胞表面的BCR识别结合，但不能被T细胞识别。

顺序表位的组成单位是连续线性排列的氨基酸，也叫线性表位。顺序表位可存在于抗原分子中包括抗原表面和抗原内部的任意位置。顺序表位既能被B细胞的BCR识别，也可被T细胞的TCR识别。

2. T细胞表位和B细胞表位　机体的T细胞和B细胞能各自特异性识别抗原表位。被T细胞的TCR识别结合的抗原表位称T细胞表位；被B细胞的BCR识别结合的抗原表位称B细胞表位。T细胞表位和B细胞表位异同点比较见表9-1。

表9-1　T细胞表位与B细胞表位异同点比较

	T细胞表位	B细胞表位
识别受体	TCR	BCR
MHC分子参与	必需	无需
性质	蛋白多肽	蛋白多肽、多糖、脂多糖等
类型	抗原肽+MHC复合物线性表位	构象表位或线性表位
位置	抗原分子内外	抗原分子表面

二、交叉反应

天然抗原因其分子结构复杂，常有多种抗原表位。在不同抗原分子间，能存在结构相同或相似的抗原表位。存在于不同抗原分子中的化学结构相同或相似的抗原表位被称为共同抗原，也叫共同抗原决定簇。同物种间的共同抗原决定簇我们称之为类属抗原。不同物种间的共同抗原决定簇，我们称之为异嗜性抗原。

即学即练9-2

交叉反应的根本原因是（　　）

答案解析　　A. 抗体的多样性　　　B. 存在共同抗原　　　C. 存在抗原决定簇

D. 存在T细胞表位　　　E. 存在B细胞表位

共同抗原决定簇能刺激机体产生的致敏T细胞或抗体分子，可与其他具有共同抗原决定簇的不同抗原结合，这种具有交叉性的反应称为交叉反应。在临床上，某些疾病的发生与共同抗原决定簇相关。如A群溶血性链球菌与人的心肌细胞和肾小球基底膜细胞有共同抗原（异嗜性抗原），使人体被链球菌感染后，又能引发心肌炎和肾小球基底膜肾炎。

实例分析 9 – 1

实例 医学上有很多疾病都和抗原物质相关，我们要研究抗原的性质，知道它是如何引起疾病的，同时我们也可以利用抗原来帮助临床诊疗工作。

问题 1. 医学上重要的抗原物质有哪些？

2. 你能举出一些实际例子么？

答案解析

第三节 抗原的种类

PPT

一、抗原的分类

抗原的种类繁多，一般常用以下几种方法分类。

（一）根据抗原诱导机体产生抗体是否需要 Th 细胞辅助分类

1. 胸腺依赖性抗原（thymus dependent antigen，TD – Ag） 是指在刺激 B 细胞产生抗体的过程中需要 Th 细胞辅助的抗原，又称 T 细胞依赖性抗原。绝大多数蛋白质抗原如病原微生物、大分子化合物、血清蛋白等属于此类抗原。

2. 胸腺非依赖性抗原（thymus independent antigen，TI – Ag） 是指不需要 Th 细胞辅助可直接刺激机体 B 细胞产生抗体的抗原，又称非 T 细胞依赖性抗原。少数抗原如细菌脂多糖、荚膜多糖、多聚鞭毛素等。

表 9 – 1 TD – Ag 和 TI – Ag 的主要特点比较

区别要点	TD – Ag	TI – Ag
结构特点	复杂，含多种表位	简单，含单一表位
化学组成	主要为蛋白质	主要为多糖类
T 细胞辅助	必需	无需
激活的 B 细胞	B2 细胞	B1 细胞
免疫应答的类型	体液免疫和细胞免疫	体液免疫
产生抗体类型	IgM、IgG、IgA 等，以 IgG 为主	只有 IgM
免疫记忆	有	无

即学即练 9 – 3

诱导机体发生特异性免疫应答时，既有细胞免疫又有体液免疫的抗原是（ ）

答案解析

A. TD – Ag B. TI – Ag C. 肿瘤抗原 D. 超抗原 E. 同种异型抗原

（二）根据抗原的来源不同分类

1. 内源性抗原 指在细胞内合成的抗原。如病毒感染细胞合成的病毒蛋白、肿瘤细胞内合成的肿瘤抗原和某些细胞内的自身抗原等。

2. 外源性抗原 指通过胞吞、胞饮等方式从细胞外部摄取的抗原。如细菌、被吞噬的细胞和蛋白质抗原等。

（三）根据抗原与机体的亲缘关系分类

1. 异嗜性抗原 又称 Forssman 抗原，是指一类与种属无关，存在于人、动物、植物和微生物等不同种属之间的共同抗原。现已发现的异嗜性抗原主要有：大肠杆菌 O_{14} 型脂多糖与人结肠黏膜之间存在共同抗原，可导致溃疡性结肠炎发生；A 族溶血性链球菌与人肾小球基底膜和心肌组织间存在共同抗原，链球菌感染可导致急性肾小球肾炎或心肌炎发生。

2. 异种抗原 指来自于其他物种的抗原物质。对人而言，病原生物及其代谢产物、动物免疫血清、植物蛋白及异种器官移植物等均属异种抗原。

3. 同种异型抗原 是指同一种属不同个体间存在的差异性物质称为同种异型抗原，又称同种异体抗原。如 ABO 血型抗原、人类主要组织相容性抗原等。

4. 自身抗原 自身组织成分具有免疫原性称为自身抗原，包括隐蔽的自身抗原和修饰的自身抗原两种。

（1）隐蔽的自身抗原 有些自身物质如精子、眼晶状体蛋白、甲状腺球蛋白等，在正常情况下与机体的免疫系统相隔绝，但在外伤、感染、药物、电离辐射、手术等情况下使这些物质进入血液，则可引起免疫应答，导致自身免疫性疾病的发生。

（2）修饰的自身抗原 自身物质在病原微生物感染、电离辐射或药物等作用下，其组织结构发生改变，形成新的抗原决定簇而具有免疫原性，从而刺激机体引起自身免疫性疾病。如有些患者在服用氨基比林后，引起白细胞抗原结构改变，导致白细胞发生免疫性损伤。

（四）其他分类

根据抗原基本特性分为完全抗原和半抗原根据抗原；根据抗原物理性状分为颗粒性抗原、可溶性抗原；根据抗原化学性质分为蛋白质抗原、多糖抗原、核酸抗原；根据抗原激活免疫应答情况分为免疫原和耐受原。

二、医学上重要的抗原物质

（一）病原生物及其代谢产物

1. 病原生物 各种病原生物如细菌、病毒、寄生虫等对人体而言均属于异种物质，具有很强的免疫原性，是良好的抗原。病原生物虽然结构简单，但化学组成复杂，每种病原生物常包含多种抗原，如大肠杆菌就具有菌体抗原、鞭毛抗原、菌毛抗原以及荚膜抗原等。病原生物在感染人体，或利用其制成疫苗进行预防接种，均可刺激机体发生免疫应答，获得特异性免疫力。

2. 细菌的外毒素和类毒素 外毒素是某些细菌在生长过程中产生的具有毒性作用的一类蛋白质产物。外毒素具有强的免疫原性。外毒素用 0.3% ~ 0.4% 甲醛处理后，失去毒性保留其免疫原性，称为类毒素。类毒素和外毒素均能刺激机体发生适应性免疫应答，产生相应的抗体即抗毒素。抗毒素能中和外毒素的毒性作用。由于外毒素毒性强，因此类毒素作为其疫苗，常用于外毒素所致疾病的免疫预防。

（二）动物免疫血清

动物免疫血清是指含有特异性抗体的动物血清制剂，临床上常见的有抗毒素血清。抗毒素血清一般是用类毒素多次免疫动物（如马）后，提取其含有特异性抗体（即抗毒素）的血清精制而成。这种免疫血清对人体具有两重性：一方面作为抗体，可中和相应外毒素的毒性，紧急预防和治疗外毒素所致疾病；另一方面，动物血清蛋白对人体而言是异种蛋白，具有免疫原性，可诱导机体产生抗马血清蛋白的抗体，导致某些个体发生超敏反应。因此，在使用动物免疫血清前必须做皮肤过敏试验。

（三）同种异型抗原

常见的同种异型抗原有血型抗原和人类主要组织相容性抗原。

1. 血型抗原 是指存在于红细胞表面的同种异型抗原。迄今发现的血型抗原系统有 20 多种，其中主要的有 ABO 血型抗原和 Rh 血型抗原。

（1）ABO 血型抗原 根据人红细胞表面 A、B 抗原的不同，可将人类血型分为 A、B、AB 和 O 型。人血清中含有 ABO 血型抗原的天然抗体。ABO 血型抗原对输血安全极为重要，若不同血型个体之间进行输血，可发生免疫反应引起红细胞溶解。临床上输血前均要进行交叉配血，以防止输血反应。目前，在 A、B 血型抗原中均发现有亚型存在，在临床配血工作中应予以注意。

（2）Rh 血型抗原 多数人体内的红细胞膜上与恒河猴红细胞的膜上具有相同的抗原成分，即 D 抗原，此抗原成分又被称为 Rh 抗原。根据人类红细胞表面 D 抗原的存在与否，可将人类血型分为 Rh 阳性（Rh^+）和 Rh 阴性（Rh^-）两类。汉族人中约 99% 以上为 Rh^+。正常情况下，人血清中不存在抗 Rh 抗原的天然抗体，只有 Rh^- 者接触 Rh^+ 血液后，其内可产生 Rh 抗体，此类人群若再次输入 Rh^+ 血时，可发生输血反应。

2. 人类主要组织相容性抗原 又称为人类白细胞抗原（human leucocyte antigen，HLA），存在于人有核细胞膜表面，尤以淋巴细胞表面高表达。其种类和组成极其复杂，不同个体之间（除同卵双生外）均存在着差异。组织器官移植时所发生的移植排斥反应就是因为供受者之间 HLA 不同引起的免疫应答。为了防止过强的移植排斥反应，移植前必须进行供、受者组织配型，选择 HLA 相近的供者器官进行移植，提高移植物的存活率。HLA 还参与免疫调节以及与某些疾病的发生相关。

（四）自身抗原

自身的隐蔽成分暴露，或因感染、外伤、药物等因素改变或修饰自身成分，均会产生自身抗原，从而刺激机体发生免疫应答而导致自身免疫性损伤。

（五）肿瘤抗原

肿瘤抗原是指细胞在癌变过程中出现的新抗原及过度表达的抗原物质的总称，其能够诱导机体产生抗肿瘤的免疫应答。

（六）超抗原

超抗原（super antigen，SAg）是一类只需极低浓度（1~10ng）即可激活体内大量 T 细胞（2%~20%）克隆，并产生极强的免疫应答效应的特殊抗原。超抗原多为一些微生物及其代谢产物，如葡萄球菌表皮剥脱毒素、金黄色葡萄球菌毒性休克综合征毒素 1、链球菌 M 蛋白等。

超抗原具有强大的激活能力，不需抗原提呈细胞处理就可直接激活 T 细胞，释放大量的细胞因子，可能引起多种生理和病理效应，与许多毒素性疾病的发病机制、机体的抗肿瘤免疫和自身免疫性疾病发生均有密切关系。

答案解析

目标检测

一、单项选择题

1. 下列属于完全抗原的是 （ ）
   A. 多糖   B. 类脂   C. 蛋白质
   D. 青霉素   E. 磺胺剂

2. T细胞介导的免疫应答称 （ ）
   A. 细胞免疫   B. 体液免疫   C. T细胞免疫
   D. B细胞免疫   E. 特异性免疫

3. B细胞介导的免疫应答称 （ ）
   A. 细胞免疫   B. 体液免疫   C. T细胞免疫
   D. B细胞免疫   E. 特异性免疫

4. 能刺激机体既产生体液免疫又产生细胞免疫的抗原是 （ ）
   A. 半抗原   B. 完全抗原   C. 抗原决定簇
   D. TD – Ag   E. TI – Ag

5. 能刺激机体仅产生体液免疫不产生细胞免疫的抗原是 （ ）
   A. 半抗原   B. 完全抗原   C. 抗原决定簇
   D. TD – Ag   E. TI – Ag

6. 在抗原提呈细胞外被识别的抗原称 （ ）
   A. 内源性抗原   B. 外源性抗原   C. 病毒抗原
   D. 肿瘤抗原   E. 自身抗原

7. 在抗原提呈细胞内被识别的抗原称 （ ）
   A. 内源性抗原   B. 外源性抗原   C. 病毒抗原
   D. 肿瘤抗原   E. 自身抗原

8. 下列抗原中，属于同种异型抗原的是 （ ）
   A. ABO血型抗原   B. 人类精子   C. 异种动物血清
   D. 自身的皮肤   E. 肿瘤抗原

9. 不同种属间的共同抗原叫做 （ ）
   A. 类属抗原   B. 异嗜性抗原   C. 自身抗原
   D. 异种抗原   E. 适应性抗原

10. 肿瘤特异性抗原是指 （ ）
    A. 非肿瘤细胞特有的抗原   B. 肿瘤细胞特有的抗原
    C. 肿瘤细胞和非肿瘤细胞都具有的抗原   D. 自身细胞
    E. 异种抗原

二、思考题

前列腺肿瘤抗原 PSA 作为前列腺癌的特异性标志物，是前列腺特异性抗原。它对前腺癌的诊断特异性达 90%~97%。被认为是最有价值的前列腺癌肿瘤标志物，被广泛应用于前列腺癌的筛选、诊断及治疗后的监测。PSA 检测时其正常值小于 4，如结果大于 4，要考虑是否为前列腺癌。问：PSA 是肿瘤特异性抗原还是肿瘤相关抗原？什么是肿瘤特异性抗原？什么是肿瘤相关抗原？

书网融合……

知识回顾　　　　微课　　　　习题

（郑海筝）

学习引导

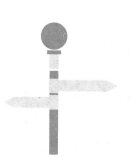

当人体被病原性细菌入侵时，我们的机体会作出一系列的还击反应，如血液中的中性粒细胞会快速地趋化至入侵部位，并吞噬消灭这些细菌。中性粒细胞趋化吞噬杀灭细菌就是机体免疫应答的一种方式。

本章主要介绍机体对抗原的应答方式和过程，即固有免疫应答、适应性免疫应答、免疫耐受和病理性免疫应答。

学习目标

1. **掌握**　固有免疫应答的组成、适应性免疫应答的基本概念、类型、应答的基本过程；超敏反应的概念和各型超敏反应的特点及发生机制。
2. **熟悉**　各型超敏反应常见的疾病及Ⅰ型超敏反应的防治原则。
3. **了解**　免疫应答的调节以及免疫耐受的概念和特点。

当病原微生物等抗原物质入侵机体或体内细胞发生突变时，免疫系统的各个组成者依据一定的分工向抗原物质发起攻击，在各个成员协同作用下最终清除抗原，维持机体内环境稳定。机体免疫系统识别和清除抗原的全过程称免疫应答，根据其获得形式和效应机制，分为固有免疫应答和适应性免疫应答。通常所指的免疫应答是适应性免疫应答。

第一节　固有免疫应答

PPT

固有免疫是机体生来就有的抵抗病原体入侵、清除体内抗原性异物的一系列天然防御能力。其特点是：①经遗传获得，生来就有所以又称为先天性免疫。②不需抗原刺激且无针对性，对各种入侵的病原体或其他抗原性异物均可发挥防御作用，也称为非特异性免疫。③作用迅速、广泛，是机体抵御微生物感染的第一道防线。抗原物质一旦接触机体，立即遭到固有免疫系统的排斥和清除。④无免疫记忆性。当相同病原微生物反复入侵机体时，固有免疫系统的应答模式和强度不发生改变。⑤是适应性免疫的基础。当抗原物质入侵机体以后，首先发挥作用的是固有免疫，而后产生适应性免疫。因此，固有免疫是适应性免疫的基础，参与适应性免疫应答的启动、调节和效应作用的发挥。固有免疫应答是由固有免疫系统来进行的，固有免疫系统包括屏障结构、固有免疫细胞和体液中抗微生物分子三部分。

一、屏障结构及作用

1. 皮肤黏膜屏障　皮肤黏膜是机体抵抗体外病原体侵袭的第一道防线，其防御作用包括：皮肤黏膜的组织结构特征使其能机械性阻挡病原体入侵，发挥物理屏障作用；皮肤黏膜细胞具有分泌功能，其分泌物（如汗腺分泌的乳酸、胃黏膜分泌的胃酸等）能干扰、抑制和杀死入侵病原菌，发挥化学屏障作用；皮肤表面以及人体的呼吸道、消化道和泌尿生殖道黏膜上还寄生着多种对机体有益的正常微生物群，它们可产生拮抗作用抵御外来的病原微生物。

2. 局部屏障结构　是指人体器官、组织内血液与组织细胞之间进行物质交换时所经过的多层屏障性结构。局部屏障结构在器官、系统内防御病原体入侵和维持内环境稳定中发挥重要作用。根据所在器官部位的不同主要有：血-胸腺屏障、气-血屏障、血-睾屏障、血-尿屏障、血-脑屏障、血-胎屏障等。这里主要介绍血-脑屏障和血-胎屏障。

（1）血-脑屏障　主要包括血液与脑组织之间的血-脑屏障和血液与脑脊液之间的血-脑脊液屏障。血-脑屏障结构致密，能阻挡血液中的微生物及其他大分子物质进入脑组织与脑脊液，从而保护中枢神经系统。婴幼儿血-脑屏障发育尚未完善，故易发生中枢神经系统感染，如脑炎及脑膜炎等。

（2）血-胎屏障　又称胎盘屏障，是胎儿血和母体血在胎盘内进行物质交换所通过的结构。此屏障结构可阻止母体内病原微生物和其他大分子物质进入胎儿体内，从而保护胎儿免受感染和维持其正常发育。妊娠三个月内，胎盘屏障尚未发育完善，此期母体感染了如风疹病毒、巨细胞病毒等微生物，可致胎儿感染，引起流产、畸形或死胎。

综上所述，外源性病菌或异物入侵人体必须首先越过各种各样的屏障。人体正是通过一系列完备的屏障结构以及发达的免疫系统，维持着自身的稳定和功能的协调。但屏障结构的防御功能也是有限的，一旦超出限度，人体便会受到病菌的侵害而发生感染。

二、固有免疫细胞及作用

固有免疫细胞种类多，其固有免疫机制也不同。这里主要介绍吞噬细胞、NK细胞的免疫效应作用。

1. 吞噬细胞　是指单核-巨噬细胞和中性粒细胞。单核-巨噬细胞主要包括血液中的单核细胞和组织器官中的巨噬细胞，其具有很强的吞噬功能，是固有免疫的主要执行者；中性粒细胞主要分布于血液中，属小吞噬细胞，其吞噬能力也很强，是感染发生时首先到达炎症部位的效应细胞。

（1）吞噬细胞吞噬和清除微生物的过程　两类吞噬细胞吞噬和清除微生物的过程基本相同，一般可分为三个阶段。①接触病原菌：感染发生时，在炎性细胞因子、某些细菌成分等趋化因子的作用下，血液中的中性粒细胞、单核细胞和组织器官中的巨噬细胞可以穿越血管内皮细胞与组织间隙，向炎症部位募集和迁移。②吞入病原菌：吞噬细胞通过表面受体识别结合病原微生物后，伸出伪足将其包绕，伪足融合，病原体则以膜包结构方式被摄入细胞内形成吞噬体。③消化病原菌：吞噬体向细胞内部运动，与溶酶体融合形成吞噬溶酶体，在多种溶酶体水解酶作用下对病原体进行消化处理。最后，吞噬溶酶体内的消化后产物通过胞吐作用被清除至细胞外。

（2）吞噬作用的结果　病原微生物被吞噬细胞吞噬的结果因其种类、毒力和机体免疫功能的不同可出现完全吞噬和不完全吞噬两种结果。完全吞噬是指病原微生物被吞噬细胞吞入并消化分解，对大多数细菌的吞噬作用属于此类。不完全吞噬是指某些病原菌如结核杆菌、伤寒沙门菌、布鲁杆菌等胞内寄生菌虽被吞噬细胞吞入，但不能被杀死破坏，反而在吞噬细胞内生长繁殖。

2. NK 细胞　NK 细胞的主要功能是非特异性杀伤靶细胞，且无 MHC 限制性，在机体抗肿瘤、抗病毒感染、抗胞内寄生菌感染具有重要作用，是机体执行免疫监视作用的重要效应细胞。NK 细胞杀伤靶细胞的方式有两种：一是直接杀伤靶细胞；二是定向杀伤 IgG 类抗体特异性结合的靶细胞，这种杀伤作用通过 NK 细胞膜表面的 IgG Fc 受体分子介导，称为抗体依赖细胞介导的细胞毒作用（antibody dependent cell – mediated cytotoxicity，ADCC）。这两种方式的杀伤机制是相同的。①NK 细胞分泌释放穿孔素和颗粒酶导致靶细胞溶解破坏。②NK 细胞膜表面表达 FasL 或分泌 TNF – α 诱导靶细胞凋亡。NK 细胞可被炎症细胞或自身分泌的 IFN – γ、IL – 12 和 IL – 18 等细胞因子激活，活化的 NK 细胞不仅细胞毒作用增强，且可分泌 IFN – γ、IL – 2 等多种细胞因子发挥免疫调节作用。

三、体液中的效应分子及作用

1. 补体系统　可通过旁路途径和 MBL 途径迅速激活补体系统，并由此而产生细胞毒或病毒溶解等炎症作用。

2. 白细胞介素　白细胞介素（IL）是一组由淋巴细胞、单核 – 吞噬细胞和其他非免疫细胞产生介导细胞和其他细胞间相互作用的细胞因子。主要作用是调节细胞生长，分化，促进免疫应答和介导炎症反应等。

3. 细胞因子　病原体感染机体后，可刺激免疫细胞和感染的组织细胞产生多种细胞因子。如干扰素是最早发现的细胞因子。具有干扰病毒感染和复制的能力，干扰素分为 2 型，即：①Ⅰ型干扰素（IFN – α、IFN – β），具有较强的抗病毒作用；②Ⅱ型干扰素（IFN – γ），具有较强的免疫调节作用。

4. 溶菌酶和乙型溶素　作用于 G⁺ 菌细胞壁、细胞膜而起到抗菌作用。

5. 防御素　是一组耐受蛋白酶的一类富含精氨酸的小分子多肽，可杀伤某些细菌和有包膜病毒。

6. C 反应蛋白　人类 C 反应蛋白（C – reactive protein，CRP）是指在机体受到感染或组织损伤时血浆中一些急剧上升的蛋白质（急性蛋白）。CRP 可以激活补体和加强吞噬细胞的吞噬而起调理作用，从而清除入侵机体的病原微生物和损伤、坏死、凋亡的组织细胞，在机体的天然免疫过程中发挥重要的保护作用。

PPT

第二节　适应性免疫应答

一、概述

适应性免疫应答又称特异性免疫应答，是指体内抗原特异性 T/B 淋巴细胞受抗原刺激后，活化、增殖、分化为效应淋巴细胞，产生一系列生物学效应的全过程。根据参与细胞和效应机制的不同，可分为 B 细胞介导的体液免疫应答和 T 细胞介导的细胞免疫应答。外周免疫器官（主要包括淋巴结和脾脏）是适应性免疫应答发生的场所。

适应性免疫应答的基本过程可人为分成三个阶段：①感应阶段（抗原提呈与识别阶段）：是抗原提呈细胞（APC）对抗原的摄取、加工、处理和提呈过程。②反应阶段（活化、增殖、分化阶段）：T、B

淋巴细胞接受抗原刺激后活化、增殖，及分化为效应淋巴细胞的过程。③效应阶段：抗体介导体液免疫应答，发挥抗胞外细菌感染、中和毒素等功能。效应 T 细胞作用即产生细胞免疫效应，发挥抗病毒和胞内寄生菌、抗肿瘤、移植排斥等功效。

二、B 细胞介导的体液免疫应答

TD 抗原和 TI 抗原可诱导 B 细胞活化，产生各种特异性抗体。由于抗体存在于各种体液中，因此由抗体介导的免疫应答称为体液免疫应答。

（一）体液免疫基本过程

1. TD 抗原诱导的过程 TD 抗原诱导的体液免疫应答在抗原提呈与识别阶段，抗原提呈细胞或 B 细胞必须将吞噬的抗原加工处理成抗原肽并和 MHC Ⅱ 类分子结合成复合物，才能由 CD4$^+$Th 细胞识别，产生激活 Th 细胞的第一信号。APC 表面的黏附分子与 CD4$^+$Th 细胞表面协同刺激分子受体之间的相互作用诱导产生 T 细胞活化第二信号（图 10 - 1）。至此，CD4$^+$Th 细胞被活化。活化的 Th 细胞又可分泌一系列细胞因子，反过来作用于巨噬细胞和 B 细胞，进一步促进 T、B 淋巴细胞的活化。

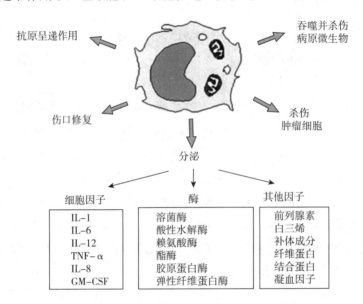

图 10 - 1　抗原提呈中 APC 与 Th 细胞间的相互作用关系示意图

B 细胞与 TD 抗原特异性结合后，向胞内传递刺激信息而活化的方式与 Th 细胞类似。BCR 需要相邻的穿膜蛋白 Igα 和 Igβ 相结合，传递活化的第一信号。B 细胞表面的 CD40 分子可与活化 T 细胞表面的 CD40L 结合产生活化的第二信号（图 10 - 2）。活化 B 细胞接受来自 Th 细胞、巨噬细胞的细胞因子的辅助作用，进入活化、增殖、分化阶段。B 细胞分化成熟为浆细胞，合成分泌各种特异性抗体，发挥各种体液免疫效应。

2. TI 抗原诱导的过程 TI 抗原诱导的 B 细胞激活不需 Th 细胞辅助，一般也不需巨噬细胞参与。这类抗原通常只能激活 B$_1$ 细胞。B$_1$ 细胞产生于个体发育早期，只能产生 IgM 类抗体，因此没有免疫记忆，也不能引起再次应答。

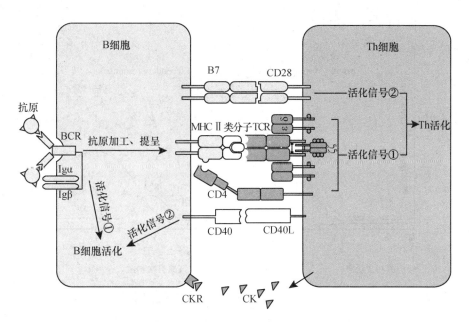

图 10-2 Th 细胞与 B 细胞间的相互作用关系示意图

(二) 体液免疫效应

体液免疫主要是通过抗体发挥效应，包括：①中和作用：抗体与病毒或外毒素结合，具有重要的抗感染作用，但抗体只具有特异性识别作用，不具有杀伤作用，还需借助免疫细胞或免疫分子的协同，才能发挥排异功效；②通过激活补体引起溶菌、溶细胞等效应；③通过发挥 ADCC 效应，有助于杀伤肿瘤细胞及被病毒感染的靶细胞；④通过免疫调理作用增强吞噬细胞的活性；⑤在某些情况下，抗体还可参与超敏反应，引起病理性损伤。

 实例分析 10-1

实例 我国计划免疫乙肝疫苗接种情况是：出生时行第 1 次接种，1 月龄时行第 2 次接种，6 月龄时行第 3 次接种，全程进行 3 次疫苗接种。

问题 为什么乙肝疫苗需要接种 3 针？

答案解析

(三) 抗体产生的一般规律

1. 初次应答 是指抗原物质第一次进入机体时引起的免疫应答。TD-Ag 首次进入机体，B 细胞要经历识别抗原、自身活化等阶段，所以抗体产生的速度比较慢，一般 5~15 天后，血中可检出特异性抗体，接着抗体进入快速增长的对数时期，然后抗体浓度达到一个平台期，此期大约可维持几天或几周。之后，抗体逐渐被降解，浓度缓慢降低进入下降期。初次应答主要产生 IgM，后期才产生 IgG，当 IgM 接近消失时，IgG 达到高峰。在初次应答中，抗体的总量与亲和力均较低（图 10-3）。

2. 再次应答 又称回忆反应，是指机体再次接触相同抗原时所发生的免疫应答。再次应答的细胞学基础是初次应答中形成的记忆细胞。由于记忆性 B 细胞表达高亲和力的 BCR，低剂量的抗原直接就可以启动有效的再次免疫应答，不需要 Th 细胞的协助。与初次应答相比，再次应答的潜伏期短，3~5 天，抗体很快达到平台期，并且抗体的浓度高，在体内维持的时间长。再次应答产生的抗体主要为 IgG

类抗体，亲和力高（图 10 - 3）。初次应答与再次应答的区别见表 10 - 1。

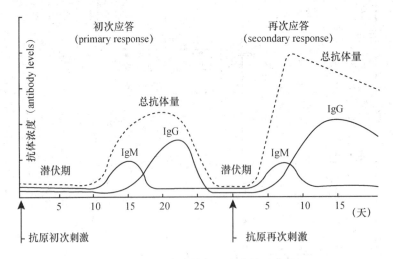

图 10 - 3　初次应答与再次应答示意图

表 10 - 1　初次应答与再次应答的比较

	初次应答	再次应答
抗原提呈	非 B 细胞为主	B 细胞为主
抗原要求	较高浓度	较低浓度
潜伏期	长（1～2 周）	短（2～3 天）
抗体效价	低	高
产生抗体	IgM 为主	IgG 为主
亲和力	低	高
维持时间	短	长

　　掌握抗体产生的一般规律，在医学实践中具有重要的指导作用。如疫苗接种或制备免疫血清时，应采用再次或多次加强免疫，以产生高滴度、高亲和力的抗体，获得良好的免疫效果；在免疫应答中，IgM 产生早，消失快，故临床上检测特异性 IgM 可作为病原微生物早期感染的诊断指标；在检测特异性抗体的量作为某种病原微生物感染的辅助诊断时，要在疾病的早期和恢复期抽取病人的双份血清做抗体的检查，一般抗体滴度增长 4 倍以上才有诊断意义。也可根据抗体含量变化了解患者病情及评估疾病转归。

即学即练 10 - 1

初次应答产生的抗体类型主要是（　　）

答案解析　　A. IgM　　　　B. IgG　　　　C. IgD　　　　D. IgA　　　　E. IgE

三、T 细胞介导的细胞免疫应答

　　T 细胞介导的细胞免疫应答通常由 TD 抗原引起，由多种免疫细胞协同作用完成。在抗原提呈与识别阶段，抗原提呈细胞与 CD4$^+$Th 细胞的相互作用及 CD4$^+$T 细胞的活化与体液免疫应答相同。活化的 CD4$^+$T 细胞可分化成为具有不同功能的 CD4$^+$Th1 细胞，CD8$^+$Tc 细胞可分化增殖为致敏 Tc 细胞。

（一）Th1 细胞介导的炎症反应

CD4$^+$Th1 细胞，又称炎性 T 细胞，可产生大量细胞因子，激活巨噬细胞，引起局部以淋巴细胞和单核吞噬细胞浸润为主的慢性炎症反应和迟发型超敏反应。经过激活的巨噬细胞其吞噬杀伤能力得到极大增强，可吞噬杀伤卡氏肺孢子菌、结核分枝杆菌等胞内寄生物。Th1 细胞激活巨噬细胞介导的炎症反应在抗胞内病原体的感染中发挥重要作用，也参与临床传染性变态反应、接触性皮炎、移植排斥反应等病理损伤。

（二）Tc 细胞介导的细胞毒效应

致敏 Tc 与靶细胞上的抗原肽 MHC I 类分子结合后，与靶细胞密切接触，释放穿孔素、蛋白酶等细胞毒素。穿孔素可在靶细胞的膜上打孔，蛋白酶随之进入靶细胞激活胞内的核酸内切酶，降解靶细胞核酸，使靶细胞溶解破坏。Tc 还可以表达 FasL 与靶细胞表面的 Fas 结合诱导靶细胞凋亡（图 10 - 4）。致敏 Tc 细胞杀伤溶解靶细胞后可连续攻击其他表达相应抗原的靶细胞。这在抗病毒感染、同种移植排斥反应和抗肿瘤免疫中具有重要意义。

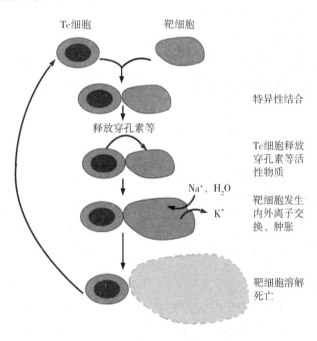

图 10 - 4　Tc 细胞的活化和杀伤靶细胞机制示意图

（三）细胞免疫的效应

1. 对胞内寄生性病原体的抗感染作用　细胞免疫主要针对胞内寄生菌（如结核杆菌、伤寒杆菌、麻风杆菌等）、病毒、真菌及某些寄生虫感染。

2. 免疫损伤　细胞介导的免疫可参与迟发型超敏反应或造成自身免疫病而形成免疫性损伤。

3. 抗肿瘤免疫　TC 细胞可直接杀伤带有相应抗原的肿瘤细胞。有些淋巴因子如肿瘤坏死因子（TNF）、干扰素等在抗肿瘤免疫中也具有一定作用。

4. 参与移植排斥反应　包括宿主抗移植物反应及移植物抗宿主反应。

四、免疫耐受

免疫耐受是机体免疫系统接受某种抗原性物质刺激时所表现的一种特异性的无应答状态。免疫耐受仅对诱发免疫耐受的抗原无应答，而对其他无关抗原仍保留免疫应答能力。免疫耐受不同于免疫缺陷和免疫抑制，它需要抗原诱导，具有特异性和记忆性，而后两者是机体对任何抗原不反应或反应减弱的非特异性免疫无应答状态。

（一）免疫耐受的形成条件

免疫耐受分为天然免疫耐受和人工诱导大免疫耐受两种。不论何种耐受其形成主要取决于抗原和机体两方面。

1. 抗原因素 诱导免疫耐受的抗原称为耐受原，其性质、剂量、进入机体途径以及在体内持续时间等均可影响免疫耐受的建立。

（1）抗原性质 一般来说小分子、可溶性、非聚合单体物质多为耐受原，而大分子颗粒性抗原和蛋白质聚合物等均为良好的免疫原，易于引起免疫应答。

（2）抗原的剂量 T、B 细胞产生免疫耐受所需抗原剂量明显不同。T 细胞所需抗原量较 B 细胞小，而且发生快、持续时间长；而 B 细胞形成耐受需要的抗原量大，且发生缓慢，持续时间短。因此小剂量抗原引起 T 细胞耐受，而大剂量抗原既可诱导 T 细胞耐受，又可诱导 B 细胞耐受。只有适宜剂量的抗原才能产生正免疫应答。

（3）抗原进入机体途径 经口服和静脉注射的抗原易诱导免疫耐受，皮下及肌肉注射易形成免疫应答。

（4）抗原在体内维持时间 在体内持续存在的抗原易诱导机体产生免疫耐受。

2. 机体因素 机体的遗传、年龄及免疫状态等因素也影响免疫耐受的形成。不同种或同种不同品系的动物，诱发免疫耐受的难易有明显差异。随机体年龄增长，免疫系统发育越趋成熟，诱导产生免疫耐受的难度就越大。机体免疫功能处于抑制状态，较易产生免疫耐受。

（二）研究免疫耐受的临床意义

生理性自身耐受的破坏将导致自身免疫病的发生，对病原体或肿瘤细胞的耐受将导致疾病的迁延和发展，而在器官移植中应诱导免疫耐受防止移植排斥反应发生。因此，免疫耐受与临床疾病的发生、发展和转归密切相关。

1. 防止移植排斥反应 在器官移植过程中对移植物建立有效的免疫耐受，是防止器官移植排斥反应、延长移植物存活时间的重要措施。如移植前静脉注射供者血细胞可建立一定程度的免疫耐受，从而延长移植物的存活时间。

2. 防治自身免疫病 自身免疫病的发生主要与自身耐受的破坏有关，因此，提高机体对自身物质的耐受以及去除破坏免疫耐受的因素，是防治自身免疫病的根本方法。

3. 防治超敏反应性疾病 超敏反应性疾病是由于过敏原过度或过强活化免疫细胞所致。通过建立免疫耐受，可诱导抗原特异性的低反应，预防和治疗超敏反应性疾病。如临床上常通过小剂量多次注射特异性变应原的脱敏疗法，治疗 I 型超敏反应性疾病。

4. 防止持续性感染 机体对病原体形成免疫耐受是导致病原体持续性感染的重要原因。因此，打破免疫耐受，激发机体对特异性病原体的免疫应答，可清除这些引起持续性感染的病原，防治慢性感染。目前的方法主要是构建新型治疗性疫苗。

5. 防治肿瘤 打破机体对肿瘤的免疫耐受，重建机体的抗肿瘤免疫应答，可预防和抑制肿瘤的发生。目前的方法有基因转染和细胞因子的作用，增强肿瘤抗原的免疫原性而提高机体的抗肿瘤免疫能力。

PPT

第三节 超敏反应

超敏反应又称变态反应，指已经致敏的机体再次接触相同抗原或半抗原刺激后，所引起的组织损伤和/或功能紊乱。超敏反应本质上属于异常或病理性免疫应答，故也具有特异性和记忆性。引起超敏反应的抗原称为变应原。

根据超敏反应的发生机制和临床特点，将其分为四型：Ⅰ型即速发型超敏反应、Ⅱ型即细胞溶解型超敏反应、Ⅲ型即免疫复合物型超敏反应、Ⅳ型即迟发型超敏反应。Ⅰ、Ⅱ、Ⅲ型超敏反应均由抗体介导，而Ⅳ型则由效应 T 细胞介导。

 知识链接

超敏反应的发现

1902 年 Richet 和 Portier 等把海葵触手的甘油提取液注射给狗时，由于提取液的毒性招致狗的死亡。但对由于注射剂量不足或其他原因而幸存的狗，在 2～4 周后，再注射提取液，即便是很少量（如是原注射液的 1/20）也会立即出现严重的症状：呕吐、便血、晕厥、窒息以至死亡。Von Pirquet 和 Schick 在应用异种动物免疫血清（如马的抗白喉血清）治疗患者时，经 7～14 天后，便出现发热、皮疹、水肿、关节痛、淋巴结肿大等症状，病程短且能自愈。由于这是因应用治疗血清而引起的，因此称为血清病。这些研究动摇了免疫保护的传统观念，这种因免疫应答而引起的组织损伤效应称为无保护作用，后来改称超敏反应或称变态反应。Richet 的研究荣获 1913 年诺贝尔奖。

一、Ⅰ型超敏反应 微课

Ⅰ型超敏反应是临床上最常见的一类超敏反应，也称作过敏反应，可以发生于局部或全身，其特点是：反应发生快，消退也快；由 IgE 抗体介导；无明显的组织损伤；有明显的个体差异和遗传倾向。

（一）发生机制

1. 参与反应的成分和细胞

（1）变应原 引起Ⅰ型超敏反应的变应原主要有吸入性变应原如：植物花粉、螨虫、霉菌、动物皮毛及皮屑等；食入性变应原如：牛奶、鸡蛋、鱼、虾等；药物性变应原如：抗毒素血清、青霉素、链霉素、普鲁卡因、有机碘等。

（2）抗体 介导Ⅰ型超敏反应的抗体主要是 IgE。IgE 具有很强的亲细胞性。产生后迅速与肥大细胞和嗜碱性粒细胞表面的 IgE 的 Fc 受体（FcεRI）结合。抗体由鼻咽、扁桃体、气管及胃肠道黏膜等处固有层淋巴组织中的浆细胞合成。

（3）效应细胞 参与Ⅰ型超敏反应的效应细胞主要是肥大细胞和嗜碱性粒细胞。Ⅰ型超敏反应炎症灶浸润大量嗜酸性粒细胞在Ⅰ型超敏反应中起负反馈调节作用。

（4）生物活性介质　活化的肥大细胞和嗜碱性粒细胞可释放多种生物活性介质，它们是预先合成并储存于颗粒内的介质（如组胺、激肽原酶、嗜酸性粒细胞趋化因子等）和新合成的介质（如白三烯、前列腺素D2、血小板激活因子等）。

2. 发生过程　Ⅰ型超敏反应的发生可分为三个阶段，即致敏阶段、发敏阶段和效应阶段（图10－6）。

（1）致敏阶段　指变应原进入机体后，诱发产生IgE并结合到靶细胞上的过程。变应原通过各种途径进入机体，可刺激抗原特异性B细胞增殖分化为浆细胞，产生IgE抗体。IgE抗体可通过其Fc段与肥大细胞和嗜碱性粒细胞表面Fc段受体结合，使机体处于致敏状态。表面结合特异性IgE的肥大细胞和嗜碱性粒细胞，称为致敏靶细胞。靶细胞的致敏状态通常可维持数月或更长时间，如长期不接触变应原，致敏状态可逐渐消失。

（2）发敏阶段　指相同变应原再次进入机体，与致敏靶细胞表面IgE结合，使之脱颗粒，释放生物活性介质，并作用于效应组织或器官，引起局部或全身过敏反应的过程。再次进入机体的变应原与致敏靶细胞表面两个或两个以上相邻IgE抗体结合，使膜表面FcεR发生交联，这是触发致敏靶细胞脱颗粒、释放及合成生物活性介质的关键。

（3）效应阶段　指活性介质与效应器官上相应受体结合后，引起局部或全身病理变化的阶段。

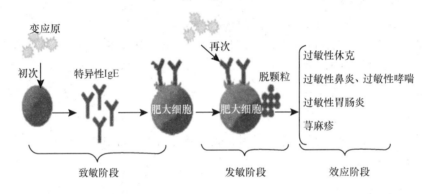

图10－6　Ⅰ型超敏反应的发生机制

（二）临床常见疾病

1. 过敏性休克　过敏性休克是最严重的Ⅰ型超敏反应。致敏患者常在接触变应原后数分钟内即出现严重的临床症状，主要表现为胸闷、气急、呼吸困难，面色苍白，出冷汗，手足发凉，脉搏细速，血压下降等，抢救不及时可导致死亡。

2. 呼吸道过敏反应　主要表现为过敏性鼻炎、支气管哮喘。

3. 消化道过敏反应　少数人进食鱼、虾、蛋、牛奶及服用某些药物后，可引起恶心、呕吐、腹泻、腹痛等症状。

4. 皮肤过敏反应　主要表现为荨麻疹、血管神经性水肿、特应性皮炎等。

（三）Ⅰ型超敏反应的防治原则

1. 特异性防治

（1）查找变应原，避免再接触　可通过询问病史和实验室检查以确定变应原并避免接触以达到治疗目的。

（2）脱敏注射与减敏治疗　在应用抗毒素时，若皮肤试验呈阳性反应，可采用小剂量多次注射法进行脱敏注射，以减轻临床症状。

减敏治疗是对那些能够检出而难以避免接触的变应原（如植物花粉或尘螨等），可采用少量、多次、渐增皮下注射的方法，达到减敏的目的。

2. 非特异治疗

（1）抑制生物活性介质释放的药物　色甘酸二钠可稳定细胞膜，防止肥大细胞等脱颗粒，从而减少或阻止活性介质的释放。肾上腺素、氨茶碱、异丙肾上腺素和麻黄碱等能激活腺苷酸环化酶，增加 cAMP 合成。甲基黄嘌呤、氨茶碱等能抑制磷酸二酯酶活性，阻止 cAMP 分解。因此，上述药物能提高细胞内 cAMP 浓度，从而抑制组胺等活性介质的释放。

（2）活性介质拮抗药——抗组胺药如马来酸氯苯那敏、苯海拉明、西替利嗪等抗组胺药可与组胺竞争效应器官细胞膜上的组胺受体，抑制组胺活性。

（3）改善效应器官反应性　肾上腺皮质激素、钙剂、维生素 C 可以有效地降低毛细血管通透性、减轻充血和渗出。

二、Ⅱ型超敏反应

血清中抗体（IgG、IgM）与细胞膜表面相应抗原或半抗原结合，通过激活补体、ADCC，引起靶细胞损伤，又称细胞溶解型或细胞毒型超敏反应。其特点是：① 抗体主要是 IgG 和 IgM；② 补体、巨噬细胞和 NK 细胞参与致病；③靶细胞主要是血细胞和某些组织成分。

（一）发生机制

1. 诱发Ⅱ型超敏反应的变应原　同种异型抗原、修饰的自身抗原等。

2. 抗体　参与Ⅱ型超敏反应的抗体主要是 IgG 和 IgM，少数为 IgA。

3. 发生过程　抗体与细胞膜表面相应抗原结合后，可通过三条途径损伤靶细胞（图 10-7）。

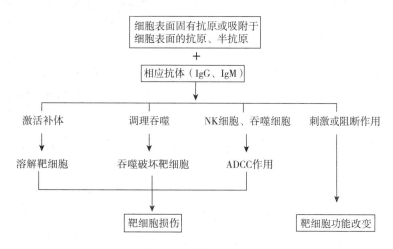

图 10-7　Ⅱ型超敏反应的发生机制

（二）临床常见疾病

1. 输血反应　一般发生于 ABO 血型不符的输血。若将 A 型血输给 B 型血患者，供者红细胞表面抗原与受者血清中相应抗体结合，可激活补体而引起溶血反应。

2. 新生儿溶血症　多发生于 Rh⁻ 孕妇所产 Rh⁺ 胎儿。第一胎分娩发生胎盘剥离出血后，胎儿 Rh⁺ 红细胞进入母体，可刺激母体产生抗 Rh 抗体（属 IgG）。当该孕妇所怀第二胎仍为 Rh⁺ 时，母体抗 Rh 抗体可通过胎盘进入胎儿体内，与胎儿 Rh⁺ 红细胞结合，激活补体，导致新生儿红细胞溶解。为防止新生儿溶血症发生，可在初产妇分娩后 72 小时内注射抗 Rh 抗体，以阻断 Rh⁺ 红细胞对母体的致敏。

3. 自身免疫性溶血性贫血　可因感染、药物及辐射等使自身红细胞膜表面抗原发生改变，刺激机体产生抗自身红细胞的 IgG 类抗体。自身抗体与红细胞结合，通过激活补体、调理吞噬、ADCC 等机制，导致红细胞溶解。停药后，此类贫血症状能自行消退。

4. 药物过敏性血细胞减少症　主要包括药物过敏性溶血性贫血、粒细胞减少症和血小板减少性紫癜。

5. 抗肾小球基底膜肾炎　A 群乙型溶血性链球菌与肾小球基底膜间存在交叉抗原，链球菌感染后刺激机体产生的抗体，可与肾小球基底膜结合，发生交叉反应，激活补体，导致肾小球损伤。此类肾炎又称为肾毒性肾炎。

6. 甲状腺功能亢进（Graves 病）　属于自身免疫性抗受体病，是一种特殊的 Ⅱ 型超敏反应，即抗体刺激型超敏反应。

三、Ⅲ 型超敏反应

Ⅲ 型超敏反应又称免疫复合物（IC）型，其特点是：可溶性抗原与 IgG、IgM、IgA 类抗体在血流中结合形成 IC，在一定条件下沉积于血管壁基底膜或组织间隙，通过激活补体和在血小板、中性粒细胞参与下，引起以充血水肿、局部坏死和中性粒细胞浸润为主要特征的炎症反应和组织损伤。

（一）发生机制

1. 免疫复合物形成　可溶性抗原与相应抗体结合可形成抗原抗体复合物，即 IC。通常大分子 IC 可被体内单核/巨噬细胞及时吞噬清除；小分子 IC 在循环中比较稳定，可通过免疫黏附作用被清除，因此二者均无致病作用。仅当形成中等大小可溶性 IC 并长期存在于循环中，即有可能沉积于毛细血管基底膜，引起 Ⅲ 型超敏反应。

2. 免疫复合物的沉积　中等大小可溶性免疫复合物的沉积与下列因素有关。

（1）血管活性胺类物质的作用　血管活性胺类物质可使血管内皮细胞间隙增大，从而增加血管通透性，且有助于 IC 对血管内皮细胞间隙的沉积和嵌入。

（2）局部解剖和血液动力学因素的作用　循环 IC 容易沉积于血压较高的毛细血管迂回处，如肾小球基底膜和关节滑膜等处的毛细血管。

3. 免疫复合物沉积后引起的组织损伤

（1）补体的作用　沉积的 IC 可激活补体系统，产生膜攻击复合物和过敏毒素（C3a、C5a）。膜攻击复合物可导致局部组织损伤；过敏毒素可刺激肥大细胞和嗜碱性粒细胞释放组胺、血小板活化因子等生物活性介质，使局部血管通透性增高，导致渗出性炎症反应，并促进中性粒细胞在复合物沉积部位聚集。

（2）中性粒细胞的作用　聚集的中性粒细胞在吞噬沉积的 IC 过程中，释放溶酶体酶、蛋白水解酶、胶原酶，造成血管基底膜和邻近组织损伤。

（3）血小板的作用　在局部凝集、活化后释放血管活性胺类，加剧局部渗出性反应，并激活凝血过程，形成微血栓，引起局部缺血、出血及坏死（图 10 - 8）。

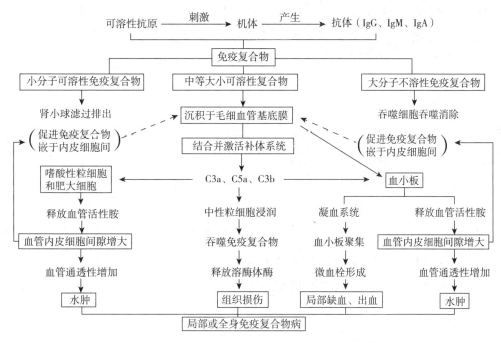

图 10 - 8　Ⅲ型超敏反应的发生机制

（二）临床常见疾病

常见的Ⅲ型超敏反应包括局部免疫复合物病和全身免疫复合物病两类。前者发生在抗原进入部位；后者因 IC 在血流中播散，而发生多部位沉积，形成全身免疫复合物病。

1. 局部免疫复合物病

（1）Arthus 反应　给家兔皮下多次注射无毒性的马血清，局部可出现细胞浸润；若再次注射，可发生水肿、出血、坏死等剧烈炎症反应。这　是抗原在入侵局部与相应抗体结合形成 IC 所致。

（2）类 Arthus 反应　可见于胰岛素依赖型糖尿病患者，其局部反复注射胰岛素后可刺激机体产生相应 IgG 类抗体，若此时再次注射胰岛素，即可在注射局部出现红肿、出血和坏死等与 Arthus 反应类似的局部炎症反应。

2. 全身免疫复合物病

（1）血清病　一次（初次）大量注射异种动物免疫血清后，经过 7 ~ 14 天，某些个体可出现局部红肿、皮疹、关节肿痛、淋巴结肿大、发热及蛋白尿等症状，称为血清病。此乃体内产生的抗异种动物血清抗体，与残余的动物血清结合成 IC，引起全身免疫复合物病。若抗体形成增多，抗原可逐渐被清除，疾病即自行恢复。临床上长期使用青霉素、磺胺等药物，也可通过类似机制出现血清病样反应，称为药物热。

（2）链球菌感染后肾小球肾炎　也称免疫复合物肾小球肾炎，一般多发生在链球菌感染后 2 ~ 3 周，少数患者可发生急性肾小球肾炎。此病乃链球菌的胞壁抗原与相应抗体形成 IC，沉积于肾小球基底膜所致。其他微生物如葡萄球菌、肺炎链球菌、某些病毒或疟原虫等感染也可引起类似的肾小球损伤。

（3）类风湿关节炎　病因可能与病毒或支原体的持续感染有关。目前认为上述病原体或其代谢产物能使体内 IgG 分子发生变性，从而刺激机体产生抗变性 IgG 的自身抗体。这种自身抗体以 IgM 为主，也可以是 IgG 或 IgA 类抗体，临床称之为类风湿因子（rheumatoid factor，RF）。自身变性 IgG 与 RF 结合形成的免疫复合物反复沉积于小关节滑膜时可引起类风湿性关节炎。

（4）系统性红斑狼疮（SLE）　是一种以Ⅲ型超敏反应损伤为主的慢性自身免疫病，病因可能由于 SLE 患者体内出现多种核酸和核蛋白自身抗体。自身抗体与自身成分结合形成 IC，沉积在全身多处血管基底膜，导致组织损伤，引起全身多器官病变。

四、Ⅳ型超敏反应

Ⅳ型超敏反应又称迟发型超敏反应，乃效应 T 细胞再次接触相同抗原后所介导，表现为以单核细胞、淋巴细胞浸润为主的病理损伤。其特点是：①反应发生慢（24～72 小时），消退也慢；②无抗体和补体参与；③炎症细胞因子可参与致病；④病变特征是单个核细胞浸润为主的炎症反应；⑤无明显个体差异。

（一）发生机制

Ⅳ型超敏反应的发生过程及其机制与细胞免疫应答基本一致（图 10 - 9），其本质是以细胞免疫为基础而导致的免疫病理损伤。诱发此型超敏反应的抗原主要有病毒、胞内寄生菌、细胞抗原（如肿瘤抗原）和某些化学物质等。

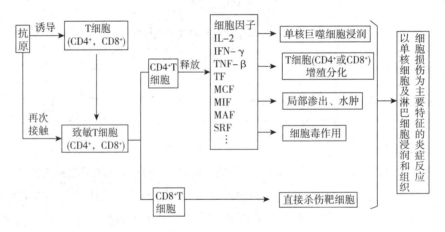

图 10 - 9　Ⅳ型超敏反应的发生机制

（二）临床常见疾病

1. 传染性超敏反应　某些胞内寄生微生物（如病毒、胞内菌等）、真菌及某些原虫可作为变应原，在感染过程中引起以细胞免疫为基础的Ⅳ型超敏反应，导致组织损伤。

2. 接触性皮炎　接触性皮炎是机体再次接触相同变应原所引发的以皮肤损伤为主要特征的迟发型超敏反应。变应原多为小分子化学物质，包括药物、染料、油漆、农药等。一般在接触 24 小时后发生皮炎，48～72 小时达高峰，表现为局部红肿、硬结、水泡，严重者可发生剥脱性皮炎。

3. 器官移植排斥反应　进行同种异体器官或组织移植，如果供者与受者双方组织相容性抗原（HLA）不完全相同，移植后会引起 T 细胞介导的排斥反应，最终导致移植物坏死、脱落。

超敏反应性疾病的发生机制相当复杂，临床表现各不相同。因此，在临床上遇到具体病例时，应结合具体情况进行分析判断。由于进入机体的途径不同，同一变应原对不同个体或同一个体可介导不同类型的超敏反应。如青霉素所致超敏反应通常以过敏性休克、荨麻疹、哮喘等Ⅰ型超敏反应为主，但亦可引起局部 Arthus 反应和关节炎等Ⅲ型超敏反应；长期大剂量静脉注射青霉素，还可引起溶血性贫血；若反复多次局部涂抹，则造成由Ⅳ型超敏反应引起的接触性皮炎。

目标检测

答案解析

一、单项选择题

1. 参与Ⅰ型超敏反应的主要抗体是（　　）

　　A. IgM　　　　　　　　　　B. IgG　　　　　　　　　　C. IgA

　　D. IgD　　　　　　　　　　E. IgE

2. 下列疾病发生无补体参与的是（　　）

　　A. 过敏性休克　　　　　　　B. 新生儿溶血症　　　　　　C. 输血反应

　　D. 感染后肾小球肾炎　　　　E. 器官移植排斥反应

3. 化妆品引起的接触性皮炎多属于（　　）

　　A. Ⅰ型超敏反应　　　　　　B. Ⅱ型超敏反应　　　　　　C. Ⅲ型超敏反应

　　D. Ⅳ型超敏反应　　　　　　E. Ⅴ型超敏反应

4. 皮肤黏膜屏障作用不包括（　　）

　　A. 机械阻挡作用　　　　　　B. 分泌乳酸　　　　　　　　C. 分泌脂肪酸

　　D. 分泌溶菌酶　　　　　　　E. 吞噬杀菌作用

5. 下列属于局部免疫复合物病的是（　　）

　　A. 类风湿性关节炎　　　　　B. 血清病　　　　　　　　　C. 受体病

　　D. 新生儿溶血症　　　　　　E. Arthus 反应

6. ABO 血型不符引起的输血反应属于（　　）

　　A. Ⅰ型超敏反应　　　　　　B. Ⅱ型超敏反应　　　　　　C. Ⅲ型超敏反应

　　D. Ⅳ型超敏反应　　　　　　E. 以上都不对

7. 参与体液免疫应答的细胞是（　　）

　　A. T 细胞　　　　　　　　　B. LAK 细胞　　　　　　　　C. Mφ

　　D. B 细胞　　　　　　　　　E. NK 细胞

8. 青霉素引起的最严重的超敏反应是（　　）

　　A. 皮肤过敏反应　　　　　　B. 呼吸道过敏反应　　　　　C. 过敏性休克

　　D. 接触性皮炎　　　　　　　E. 血细胞减少症

9. 关于Ⅰ型超敏反应的特点，不正确的是（　　）

　　A. 发生快、消退快　　　　　B. 主要由 IgE 介导　　　　　C. 补体不参与

　　D. 个体差异不明显　　　　　E. 多有遗传倾向

10. 关于 Rh 血型在临床实践中会出现严重溶血反应的是（　　）

　　A. Rh⁺受血者第一次接受 Rh⁻血液

　　B. Rh⁻受血者第一次接受 Rh⁺血液

　　C. Rh⁻的母亲第二次怀有 Rh⁺的胎儿

　　D. Rh⁻的母亲第一次怀有 Rh⁻的胎儿

E. Rh⁻ 的母亲第一次怀有 Rh⁺ 的胎儿

11. 下列属于Ⅲ型超敏反应的是（　　）

　　A. 溶血性贫血　　　　　　　B. 接触性皮炎　　　　　　　C. 荨麻疹

　　D. 类风湿关节炎　　　　　　E. 青霉素过敏

12. 系统性红斑狼疮（SLE）属于（　　）

　　A. Ⅰ型超敏反应　　　　　　B. Ⅱ型超敏反应　　　　　　C. Ⅲ型超敏反应

　　D. Ⅳ型超敏反应　　　　　　E. 以上都不对

13. 输血反应属于（　　）

　　A. Ⅰ型超敏反应　　　　　　B. Ⅱ型超敏反应　　　　　　C. Ⅲ型超敏反应

　　D. Ⅳ型超敏反应　　　　　　E. 以上都不对

14. 没有抗体参与的超敏反应是（　　）

　　A. Ⅰ型超敏反应　　　　　　B. Ⅱ型超敏反应　　　　　　C. Ⅲ型超敏反应

　　D. Ⅳ型超敏反应　　　　　　E. 以上都不对

15. 引起Ⅲ型超敏反应的免疫复合物是（　　）

　　A. 小分子可溶性免疫复合物

　　B. 中等大小可溶性免疫复合物

　　C. 大分子可溶性免疫复合物

　　D. 小分子不可溶性免疫复合物

　　E. 中等大小不可溶性免疫复合物

16. 机体抵抗病原生物的第一道防线是（　　）

　　A. 吞噬细胞的吞噬　　　　　B. NK 细胞的杀菌作用　　　C. 皮肤和黏膜

　　D. Tc 细胞的作用　　　　　　E. 防御素

二、思考题

　　患者，女，26 岁。因感冒发烧伴咽喉疼痛两天就诊。查体：T 38.5℃，咽喉充血明显，扁桃体Ⅱ度红肿，表面有脓性点状分泌物，其余无明显阳性发现。患者自述曾经注射过青霉素，无青霉素过敏史。肌注青霉素 80 万单位，2 分钟后患者感心慌，突然倒地，唇发绀。测血压收缩压为 50mmHg，舒张压未测清楚。疑为青霉素过敏性休克。当即给患者皮下注射盐酸肾上腺素 1mg 后，并紧急快速输液，输氧。20 分钟后患者血压 65/40 mmHg。继续处理，4 小时后逐渐恢复正常。请运用免疫学知识分析患者出现过敏性休克的机制。

书网融合……

知识回顾

微课

习题

（代立云）

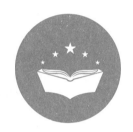

第三篇
微生物学与免疫学
在医药中的应用

第十一章　微生物在医药中的应用

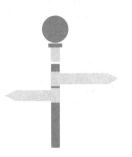

学习引导

临床上引起感染性疾病的病因主要是病原微生物，故感染性疾病一般采用抗微生物药物治疗，常有抗真菌药物、抗细菌药物。抗细菌药物包括抗生素和人工合成抗菌药物。只有微生物产生的具有杀灭和抑制细菌作用的代谢产物才称抗生素。由此可见，我们可以利用微生物来生产抗生素，哪些微生物可以产生抗生素呢？我们怎样提取抗生素呢？

本章主要介绍微生物发酵制药、微生物转化制药、药物的抗菌试验和药物的微生物学质量控制。

学习目标

1. **掌握**　微生物发酵；药物的微生物质量控制环节。
2. **熟悉**　药物抗菌试验的方法及原理。
3. **了解**　微生物转化和微生物重组合成技术在药物研究中的应用。

微生物与我们的生活密切相关，有的引起人体疾病，有的对人类有益。18 世纪末，英国医生詹纳用牛痘材料接种于儿童预防天花，从而开创了微生物药物。20 世纪 40 年代，随着青霉素的发现应用，人们从微生物的次级代谢产物中陆续发现了多种抗生素并生产、应用，开创了抗生素治疗疾病的新时代，也极大地带动了发酵制药工业的发展。

实例分析 11-1

实例　20 世纪初，俄国著名的生物学家（1980 年诺贝尔生理学或医学奖获得者）伊利娅 · 梅契尼柯夫（1845～1916 年）发现发酵酸奶与长寿有着密切的联系。在他获奖的"长寿学说"中指出，保加利亚地区的居民饮用的发酵酸奶中含有大量乳酸菌，这些乳酸菌能定植在人体肠道内，并能有效抑制胃肠道内的腐败细菌生长，减少了腐败细菌产生的毒素对机体的毒害作用。他认为这就是保加利亚地区居民长寿的重要原因。

问题　1. 酸奶是怎么制备的？

2. 常喝酸奶对机体有哪些益处？

答案解析

PPT

第一节　微生物发酵制药

一、微生物发酵的概念及分类

（一）微生物发酵的概念

发酵，最初来自拉丁语"发泡"，是指果汁或麦芽谷物受酵母菌作用产生 CO_2 的现象。巴斯德在研究酒精发酵后提出，发酵（fermentation）是指在厌氧条件下，酵母菌分解碳水化合物释放能量及得到产物的过程。随着生物科学技术的进步，赋予发酵更广泛的内涵即发酵是指在有氧或无氧条件下，生物细胞（包括动物、植物或微生物）进行生命活动时进行物质代谢的全过程。

本文的微生物发酵是指在工业生产中，利用微生物生命活动产生的酶对各种原料进行加工以获得工业产品的过程。微生物发酵过程中能产生初级代谢产物和次级代谢产物，次级代谢产物才是微生物发酵工业的产品对象。

 知识链接

发酵制药微生物

虽然微生物种类多，但目前应用发酵制药工业的微生物主要有放线菌、真菌和细菌。目前来源于微生物的药物有一万多种，其中约 2/3 来自放线菌，其次是真菌，细菌产生的最少，如放线菌产生的抗生素有 β-内酰胺类、糖肽类抗生素、氨基糖苷类、四环素类和大环内酯类等；真菌产生的有青霉素和头孢菌素等；丁苷菌素、杆菌肽、黏菌素、多黏菌素则由细菌产生。

（二）微生物发酵的类型

由于微生物代谢类型的多样化，不同的微生物对同一物质进行发酵或同一种微生物在不同条件下发酵，可获得不同产物。因此微生物发酵类型也多种多样，常见的微生物发酵类型见表 11-1。工业生产中常将几种发酵类型联合使用，如液体深层发酵、需氧浅层发酵。

表 11-1　常见的微生物发酵类型

分类依据	发酵类型	方法特点	用途
1. 按发酵过程中是否需要氧	厌氧发酵	不需要氧气	乳酸发酵、丁酸发酵等
	需氧发酵	需要氧气（供给无菌空气）	有机酸、抗生素的发酵等
2. 按发酵时所用培养基性状	固体发酵	微生物在固体表面或内部生长；简便易行，但费力、耗时、易污染	酒类、饮料、酱油、食醋等小型发酵，不宜纯种发酵
	液体发酵	微生物在液体培养基内生长	多数发酵产物的生产
3. 按发酵工艺	浅层发酵	微生物在液体或固体培养基表面上生长；不需通气、搅拌，节省动力	需氧发酵，如柠檬酸、醋酸的发酵
	深层发酵	微生物在液体或固体培养基内部上生长	适用于大规模的生产，对氧气无要求
4. 按发酵产品类型	微生物菌体发酵	以获得具有特殊用途的微生物菌体细胞为目的	食用酵母发酵，如面包、啤酒的生产；菌体蛋白发酵，如金茸、藻类、虫草等食品、药物

续表

分类依据	发酵类型	方法特点	用途
	微生物酶的发酵	目的是获取各种用途的酶	糖酶、蛋白酶、脂肪酶、凝血酶、过氧化物酶等
	微生物代谢产物的发酵	目的是获取微生物代谢产物（初级和次级代谢产物）	用于多种氨基酸、抗生素的生产
5. 按生产菌种的纯度划分	微生物转化发酵 纯种发酵 混种发酵	利用微生物的酶作用于某些化合物，使其发生生物转化而获得相应产物 发酵过程中使用单一菌种 发酵过程中使用两种或多种微生物混合培养，利用它们的协同作用完成发酵	多种甾体类化合物的制备 葡萄酒的发酵等 维生素 C 的二步发酵法等

二、微生物发酵制药的基本流程

微生物发酵制药一般包含三个阶段，即发酵生产用菌种选育阶段；微生物发酵阶段；发酵产物（工业产品）提取和加工阶段。

（一）菌种选育

菌种选育是指从微生物群体中筛选获得优良品种的技术。优良的菌种对于医药产品的发酵生产至关重要。利用微生物变异的理论，通过自然选育、诱变育种、杂交育种及基因工程对原有菌种进行改造，以获得产量高、发酵工艺条件好的优良菌种，有效提高产品的产量与质量。

菌种选育的要求：菌种选育必须是对数生长期的细菌；能在一般培养基上生长迅速，所需代谢产物产量高，类似产物少；培养条件易操作和控制，产物易分离；菌种遗传性状稳定，不易变异退化；不产生有害的生物活性物质的非病原菌。

菌种选育方法主要有自然选育和人工选育两大类。前者是在自然条件下直接从原有微生物群体中筛选获得优良菌种；后者依据微生物遗传变异规律，通过人工方法对现有菌株进行遗传改造（如诱变、杂交、原生质体融合育种和基因工程等），使之产生更多的变异，再从中筛选获得具有某一目的特性的优良菌种。

1. 自然选育 由于发酵工业中使用的菌种多是具有优良性状的、经过人工育种的突变株，其在多次传代或长期保存的过程中可发生自发突变导致菌种退化，因此，需要对生产用菌株进行定期自然选育，以防止菌种退化。

自然选育常采用单菌落分离法。首先菌种制备成单细胞（单孢子）悬液，经适当稀释后，在琼脂平板上进行分离，挑取单个菌落接种斜面培养基进行分纯培养，然后进行生物活性测定，选择出比原代菌株活性更高的菌落复筛，经反复筛选，获得比原代菌株性能优越的菌株。

2. 诱变育种 利用物理或化学因素去处理微生物细胞群体，诱发其基因突变，从中筛选出具有某一优良性状突变体的技术。诱变育种具有快速、高效、方法简单等优点，国内外发酵工业中所用的生产菌种绝大多数是通过人工诱变选育出来的。诱变育种的基本过程是：采集、选择原始菌株（出发菌株）→增殖、纯化→细胞或孢子悬液的制备→诱变处理→突变株分离→初筛（与出发菌株对照）→复筛（与出发菌株对照，反复进行）→生产性能试验（培养条件、稳定性考察）。

3. 杂交育种 借助基因重组技术，将两个不同的亲代菌株基因杂交重组形成具有新性状的重组体菌株的过程。重组体菌株对诱变剂的作用更敏感，扩大了变异范围，有利于提高微生物药物的产量和品质。杂交育种是用已知性状的供体菌株和受体菌株作为亲本，经过杂交重组得到的重组体菌株，重组体菌株兼具亲本菌株的优良性状，具有定向育种的性状，是目前重要的育种手段之一。杂交育种适于真菌、放线菌和细菌。

4. 基因工程育种 基因工程育种是利用分子生物学的理论和技术，自觉设计、操纵、改造和重建细胞的遗传物质，从而使生物体的遗传性状发生定向变异的一种育种技术，具有高效、前景广阔、可进行超远缘杂交的特点。现代基因工程技术是在试管内按人为的设计实施基因重组的技术，将一个个体细胞内的遗传基因转移到另一个不同性状的个体细胞 DNA 分子上。来自供体的目的基因被转入受体菌后，通过基因表达产物获得用一般方法难以得到的产品，如胰岛素、干扰素、乙型肝炎疫苗等。

5. 原生质体融合育种 原生质体融合是指通过人为的方法，使遗传性状不同的两个细胞的原生质体融合，以获得兼有双亲遗传性状的稳定重组子的过程。原生质体融合育种也是一种杂交育种技术，与传统杂交技术相比，原生质体融合育种技术在一定程度上打破了微生物种的界限，可实现远缘菌株的基因重组，使遗传物质传递更为完整、获得更多基因重组的机会，与其他育种方法结合，把常规诱变和原生质体诱变所获得的优良性状组合到一个单株中。

（二）微生物发酵阶段

1. 微生物发酵的基本流程 微生物发酵阶段是指通过微生物生长繁殖对原料进行代谢反应的过程。其基本流程如图 11-1。

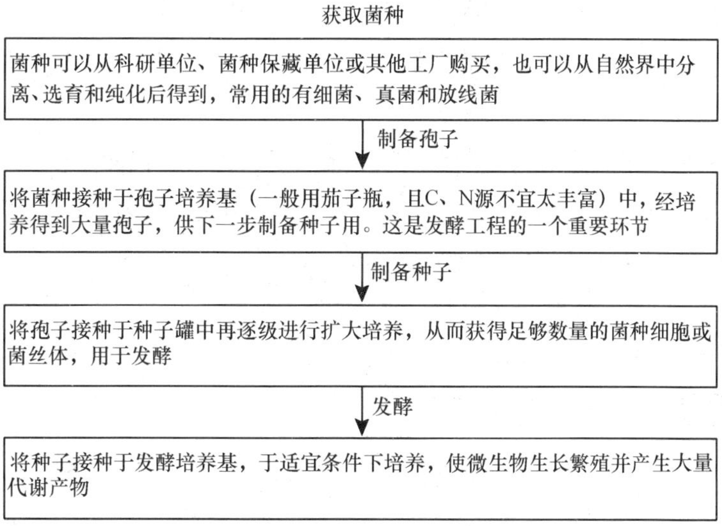

获取菌种

菌种可以从科研单位、菌种保藏单位或其他工厂购买，也可以从自然界中分离、选育和纯化后得到，常用的有细菌、真菌和放线菌

↓ 制备孢子

将菌种接种于孢子培养基（一般用茄子瓶，且C、N源不宜太丰富）中，经培养得到大量孢子，供下一步制备种子用。这是发酵工程的一个重要环节

↓ 制备种子

将孢子接种于种子罐中再逐级进行扩大培养，从而获得足够数量的菌种细胞或菌丝体，用于发酵

↓ 发酵

将种子接种于发酵培养基，于适宜条件下培养，使微生物生长繁殖并产生大量代谢产物

图 11-1 微生物发酵的基本流程

2. 发酵工艺控制 微生物发酵生产的水平主要取决于生产菌种的良好生长，故控制好各种有利于微生物生长的条件即发酵工艺才可保证取得优质高产的效果。

（1）无菌操作 发酵过程中的杂菌污染会影响产品生成量，故在移种、取样等过程中应进行严格的无菌操作。在发酵的各个阶段应定期从取液孔取出一定量的发酵液进行污染菌检查，发现污染及时采取相应的处理措施。

（2）基质浓度 发酵液中糖、氮、磷等营养物质的浓度会影响细胞生长和代谢过程，因此，应定时抽取发酵液对其营养物质进行监测，及时添加或调整各种营养物质，确保微生物细胞的快速生长及代谢。

（3）溶解氧浓度　氧是需氧深层发酵能否成功的重要限制因素。氧在培养基中的溶解度极低，即使培养基是被空气饱和的，其中溶解氧依然很低，因此生产中大多是往发酵罐内通入无菌空气并加以搅拌来维持溶解氧水平。

（4）通气和搅拌　通气是为微生物细胞提供氧，搅拌有利于增加培养基中溶解氧的浓度，提高通气效果，有利于热交换，使培养液的温度一致，使营养物质和代谢物的均匀分散。

（5）酸碱度　各种微生物都有其生长繁殖阶段与生物合成阶段的最适酸碱度，有些微生物在两个阶段的最适 pH 不同，如链霉菌生长阶段的最适 pH 为 6.3 ~ 6.9，而链霉素形成阶段的最适 pH 为 6.7 ~ 7.3。发酵过程中培养基的 pH 会受多种因素影响，因此，应定时测定并以生理酸性物质（如硫酸铵等）或生理碱性物质（如氨水等）进行酸碱度调节，以适应微生物生长和产物合成的需要。

（6）温度　指发酵中所维持的温度，由温度计直接读出。发酵过程中的温度可影响微生物的生长、产物的形成、发酵液的物理性质、生物合成的方向等，而最适发酵温度又因菌种、培养基成分和浓度、菌体生长阶段、培养条件的不同而有所差异。在发酵过程中应考虑微生物生长及产物合成的温度，两个阶段的温度往往不同，如青霉菌生长的最适温度为 30℃，而产生青霉素的最适温度是 24.7℃。实践中，应综合考虑具体情况进行最适温度的选择控制。

（7）泡沫　通气、搅拌和微生物代谢等因素均可导致泡沫形成，虽然发酵中会有泡沫产生，但过多的泡沫会占据空间使发酵液减少、增加杂菌污染机会、影响微生物呼吸而使其代谢异常等。生产中常通过机械的强烈振动或加入消沫剂来除去泡沫。

（8）产物浓度　发酵液中目标产物量的高低，反映了发酵是否正常。可用质量（μg/ml）表示或者用标准单位（U/ml）表示。

（9）菌丝形态　衡量种子质量、区分发酵阶段，控制发酵过程的代谢变化。

（10）菌丝浓度　单位体积培养液内菌体细胞的含量，可用质量或细胞数目表示。

（11）发酵终点判断　发酵过程中通过定期取样，测定产物含量、发酵液的 pH、含糖和含氮量、菌体形态及菌体浓度的观察等，判断合适的放罐时机。一般放罐应在产物产量的高峰期，过早或过迟都会影响产物的产量。

（三）发酵产物的提取和加工

发酵液组成非常复杂，其中有微生物细胞碎片、杂蛋白、无机离子、代谢产物等杂质含量很高，发酵目的产物所占比例极少，大多低于10%，各种抗生素的浓度不足1%。提取阶段的主要任务就是采取适宜的技术，从发酵液中分离得到符合要求的发酵产品。由于发酵生产的目的产物不同（如有的需要菌体、有的需要初级代谢产物、有的需要次级代谢产物），对产品质量的要求有所差异，因此获取产品的技术不尽相同，通常按生产

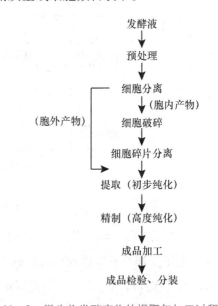

图 11 - 2　微生物发酵产物的提取与加工过程

过程的顺序将提取阶段分为四个环节：发酵液的预处理、提取、精制、成品加工等（图 11 - 2）。

1. 发酵液的预处理　无论发酵产物是在发酵液中还是在微生物细胞内，因发酵液体积大、杂质含

量高，都必须进行发酵液的预处理，其目的有：①将发酵液的固相与液相分开；②使发酵目的产物转入要处理的液相中；③去除发酵液中的大部分杂质。发酵液预处理过程如下。

（1）菌体细胞分离 分离菌体细胞和其他悬浮颗粒，如细胞碎片、核酸及蛋白质沉淀物，除去可溶性杂质，改变滤液性质，以便提取和精制目的产物。常用的分离方法有离心法和过滤法，对于发酵液中的细菌和酵母菌常采用高速离心法，对于细胞体积较大的霉菌和放线菌常采用过滤法分离。

（2）菌体细胞破碎与细胞碎片的分离 微生物的代谢产物有分泌到细胞外的胞外产物，如细菌产生的碱性蛋白酶、霉菌产生的糖化酶等，获取这些产物无需破碎细胞；但对于胞内产物，如青霉素酰化酶、碱性磷酸酯酶等，需收集菌体并破碎细胞，使胞内产物转入液相，以便后期的提取和精制。①常用于破碎菌体细胞的方法有高压匀浆法、珠磨法和超声波破碎法等机械方法，以及酶解法、渗透压冲击法、冻融法等非机械方法。②分离细胞碎片常用离心法，它是根据固体颗粒和周围液体密度的不同，在离心场中使不同密度的固体颗粒加速沉降的分离方法，如用于分离大小和密度差异较大颗粒的差速沉淀离心法，适用于分离大小不同而密度相似的密度梯度离心法，以及适用于分离大小相近而密度不同的等密度离心法。具体选择哪一种方法应视待分离产物的性质而定。

（3）去除杂蛋白 去除发酵产品以外的可溶性蛋白质。常用方法有等电点沉淀法或加热变性法。

（4）调整发酵液的酸碱度和温度 尽可能地使发酵产物转入便于后期处理的液相中，避免因温度及酸碱度过高或过低引起发酵产物的破坏或损失，确保发酵产物的质量。

（5）除去金属离子、热原质等有机杂质 发酵液中的重金属离子、色素、热原质和毒性物质，会影响发酵产物的质量和收获率，以及发酵产物的提取和精制。常用草酸去除钙离子、三聚磷酸钠去除镁离子等无机离子。

2. 发酵产物的提取（初步纯化） 常用的有沉淀法、离子交换法、吸附法、萃取法等。由于大部分微生物产生的活性物质存在于微生物培养液中，常选用操作简便、回收率高、能耗低，容易实现自动化的溶剂萃取法提取。萃取法利用被分离组分在两液相中的分配系数差异较大的性质，将培养液和与水不相混溶的有机溶剂（萃取剂）混合、震荡，利用物质在两相中的分配系数不同，使药物转入有机溶剂中，其他组分仍留在水相中而达到分离目的。选择萃取剂的依据：选择对杂质溶解度小，对被分离物质溶解度大的溶剂，从而将被分离物质分离出来；或选择对被分离物质溶解度小，对杂质溶解度大的溶剂，使杂质分离。

3. 发酵产物的精制（高度纯化） 精制是浓缩或将粗制品进一步提纯并制成产品的过程。许多微生物产生的活性物质对酸、碱、热及紫外线等不稳定，精制过程中需防止其被破坏。前述步骤得到的产品纯度较低，量也较少，需进一步精制，通常采用层析法来分离和精制浓度比较低的产物。层析法是利用混合物中各组分的物理化学性质（如吸附力、分子大小、分子亲和力、分配系数等）的不同，或各组分在固相和液相的分布不同或移动速度不同，而达到分离目的。常用的层析技术有：①吸附层析，利用吸附剂表面对不同组分吸附性能的不同将各组分分离；②离子交换层析（亲和层析），利用不同组分对离子交换剂亲和力的不同将各组分分离；③凝胶过滤层析，利用某些凝胶对不同大小的分子阻滞作用的不同将各组分分离；④分配层析，利用不同组分在流动相和固定相之间的分配系数不同将各组分分离。

除了上述方法，在精制过程中使用的还有：①高压液相层析，其分离原理同前述几种层析技术，但有分辨率高、速度快、灵敏度高、灵活性好等优点。②膜分离法，是利用膜的孔径大小，以膜两侧存在的能量差为推动力，基于溶液中各组分透过膜的迁移率不同而实现分离的技术，适用于性质相似组分、同分异构体组分、热敏性组分及生物物质组分等混合物的分离，具有操作简便，不易产生二次污染的优点。实际工作中，需根据目的产物的特性来选用不同的方法，可重复或交叉使用四种基本方法分离，最终达到精制目的。

4. 成品加工 根据产品应用要求，利用浓缩、结晶、干燥或冻干等技术对已纯化的产物作最后加工处理，以获得符合质量要求的产品。浓缩是将低浓度溶液除去一定量的溶剂变成高浓度溶液；结晶可使溶质从溶液中析出呈晶体状态；干燥是除去发酵产品中的水分；冻干是在低温及高真空条件下，将溶液中的水分直接由晶体升华的干燥方法，适用于高度热敏的生物制品，如酶、激素、疫苗等，冻干制剂具有多孔性、疏松、易溶的特点，但设备投资及维护费高。加工后的产品，应进行产品的纯度、稳定性和活性等检测，以确保产品质量。

5. 成品检验及分装 经上述分离、提取和精制之后的产品，尚需进行性状及鉴别试验、安全试验、降压试验、热原试验、无菌试验、酸碱度试验、效价试验、水分测定等，以达到规定的纯度、含量等标准，再进行分装。经过包装合格成品为原料药，需要制剂车间或制剂厂根据不同原料药的性质、特点，采用不同的容器将产品分装成便于保藏和运输的形式。

三、常见的医药发酵产品

医药生产中已广泛应用微生物发酵来制备各种药物，常见的微生物发酵制品有抗生素、维生素、氨基酸、酶和酶抑制剂以及其他微生物制剂（如酵母片、肌苷、ATP、辅酶 A 等核酸类药）。

（一）抗生素

抗生素（antibiotic）是生物（包括微生物、植物和动物）在其生命活动过程中所产生的（或由其他方法获得的），能在低微浓度下有选择性地抑制或影响其他生物功能的有机物质。治疗用的抗生素主要是由微生物产生的、对其他微生物及肿瘤细胞有选择性抑制作用的天然有机化合物。迄今为止已从自然界中发现和分离的抗生素已达10000多种，实际用于生产和医疗上的抗生素100多种，连同各种半合成衍生物及盐类共300余种。抗生素种类繁多，性质复杂，用途广泛。习惯上以生物来源、作用对象、作用机制及化学结构进行分类（表11-2）。

表11-2 抗生素种类

抗生素的分类方法	抗生素种类	产物举例
根据其生物来源分类	放线菌产生的抗生素	链霉素、红霉素、四环素等
	真菌产生的抗生素	青霉素、头孢菌素等
	细菌产生的抗生素	多黏菌素、杆菌肽
	植物或动物产生的抗生素	地衣酸、蒜素、鱼素等
根据其作用对象分类	广谱抗生素	氨卡青霉素等
	抗革兰阳性菌的抗生素	青霉素、新生霉素等
	抗革兰阴性菌的抗生素	链霉素、多黏菌素等
	抗真菌抗生素	制霉菌素、放线菌酮等
	抗病毒、噬菌体抗生素	青霉素、四环素类等
	抗肿瘤抗生素	放线菌素 D、阿霉素等

续表

抗生素的分类方法	抗生素种类	产物举例
根据其化学结构分类	β-内酰胺类抗生素 氨基糖苷类抗生素 大环内酯类抗生素 四环类抗生素 多肽类抗生素 多烯类抗生素	青霉素、头孢霉素类 链霉素、庆大霉素等 红霉素、麦迪霉素等 四环素、土霉素等 多黏菌素、杆菌肽等 制霉菌素、两性霉素B等
根据其作用机制分类	抑制细胞壁合成的抗生素 影响细胞膜功能的抗生素 抑制蛋白质合成抗生素 抑制核酸合成的抗生素 抑制生物氧化作用的抗生素	青霉素类、头孢菌素类 多烯类、多肽类抗生素等 四环素、红霉素等 丝裂霉素C、博来霉素等 抗霉素、寡霉素等

抗生素的抑菌或杀菌作用一般通过：①抑制细菌细胞壁合成，如青霉素、头孢菌素、杆菌肽等。②改变细胞膜的通透性，影响细胞的正常代谢致使细菌死亡；改变细胞膜的通透性，导致胞内代谢物的泄漏；抑制氧化磷酸化作用从而杀菌。③抑制蛋白质的合成，通过抑制氨酰-tRNA 的形成，抑制蛋白质合成的起始，如链霉素、庆大霉素等；抑制肽链的延长，如四环素族抗生素；抑制蛋白质合成的终止等。

即学即练 11-1

青霉素具有杀菌作用，其破坏细菌（　　）

答案解析　A. 核质　　　B. 细胞壁　　　C. 核蛋白体　　　D. 细菌质粒　　　E. 细胞膜

2. 维生素　维生素是维持机体正常生命活动所必需的一类营养物质，也是一类重要的药物。它不仅可以有效地应用于维生素缺乏症的治疗和预防，还可与许多药物联合使用，增强药物的作用以及防止、减轻药物的副作用。

目前采用微生物发酵法生产的微生物有维生素C、维生素 B_{12}、维生素 B_2、β-胡萝卜素等，其中维生素C的生产规模最大。

3. 氨基酸　氨基酸是构成蛋白质的基本单位，也是机体生长代谢所需的营养物质，具有重要的生理作用，在食品、医药、化工、饲料等工农业方面有广泛的用途。早期（1820年）氨基酸的制造是用酸水解开始，1850年化学合成氨基酸研究成功，1956年开始发酵生长氨基酸。现在发酵法和酶法生产的氨基酸已有20多种，已经成为氨基酸生产的主要方法。在各种氨基酸的生产中，以谷氨酸的发酵规模量最大，产量最高，赖氨酸次之。

目前在医药方面使用量最大的是氨基酸输液，给手术术后或烧伤患者补充大量蛋白质营养，在医疗保健事业上发挥重要作用。

第二节　其他微生物技术在药物生产中的应用

PPT

随着科学技术的发展，除微生物发酵技术在药物生产领域的广泛应用外，微生物转化技术和微生物组合合成技术在药物研发和生产中也得到了开发和使用，与发酵技术相比，其产率更高。

一、药物的微生物转化

微生物转化是指利用微生物细胞对天然有机物或有机化合物的某个特定部位进行修饰和改造，使其转化成结构类似但具有更好活性和价值的新化合物。其本质是利用微生物在代谢过程中产生的胞内或胞外酶对外源底物进行催化反应。相对于传统的化学合成方法，微生物转化方法具有选择性好、催化效率高、成本低、反应条件温和、节能环保等优势，因而广泛应用于甾体化合物、黄酮类化合物、萜类化合物、皂苷类化合物、香豆素类化合物、手性药物以及中药成分的修饰和转化，在新药开发、提高药物活性或稳定性、降低药物毒副作用以及药物组分代谢机制研究等领域都具有广阔的应用前景。

（一）甾体化合物的微生物转化

用微生物转化方法生产甾体化合物分为两个阶段：第一阶段为菌体生长阶段，第二阶段为转化阶段。

1. 菌体生长阶段 菌种经孢子制备、种子制备后移种至发酵罐培养，力求微生物细胞良好的生长、繁殖。

2. 转化阶段 是将用于微生物转化的基质（甾体激素药物化学合成的中间产物）加入到培养好的微生物培养物中，用微生物将基质转化。许多种基质对微生物具有毒性，加入有毒基质的浓度一般为0.01%~0.08%。为了提高产量，可采用流加方式加入基质，以防达到有毒的浓度。对于无毒的基质可一次性投料，基质浓度可达到3%~4%。基质一般难溶于水，常用的添加方法是将基质溶解于丙酮、乙醇、甲醇、二甲基甲酰胺等能和水混合的溶剂中，再加入到微生物培养物中进行微生物转化。按照微生物培养物使用时的状态，可将微生物转化方法分为三种类型。①生长细胞转化法：将基质加入到微生物培养液中进行微生物转化。②静息细胞转化法：先从微生物培养液中分离出菌体细胞，再制备成细胞悬液或干细胞，将基质加入到菌体细胞悬液中进行微生物转化。这种方法的优点是可以减少转化产物中的杂质，并可任意调节菌体和基质的比例。③固定化细胞与固定化酶转化法：将培养好的菌体制备成固定化细胞或将微生物产生的酶制备成固定化酶用于对基质进行转化。

用微生物对甾体化合物进行微生物转化的反应类型很多，在甾体化合物生产中最常用的有羟化反应（图11-3）、脱氢反应、侧链降解反应等。

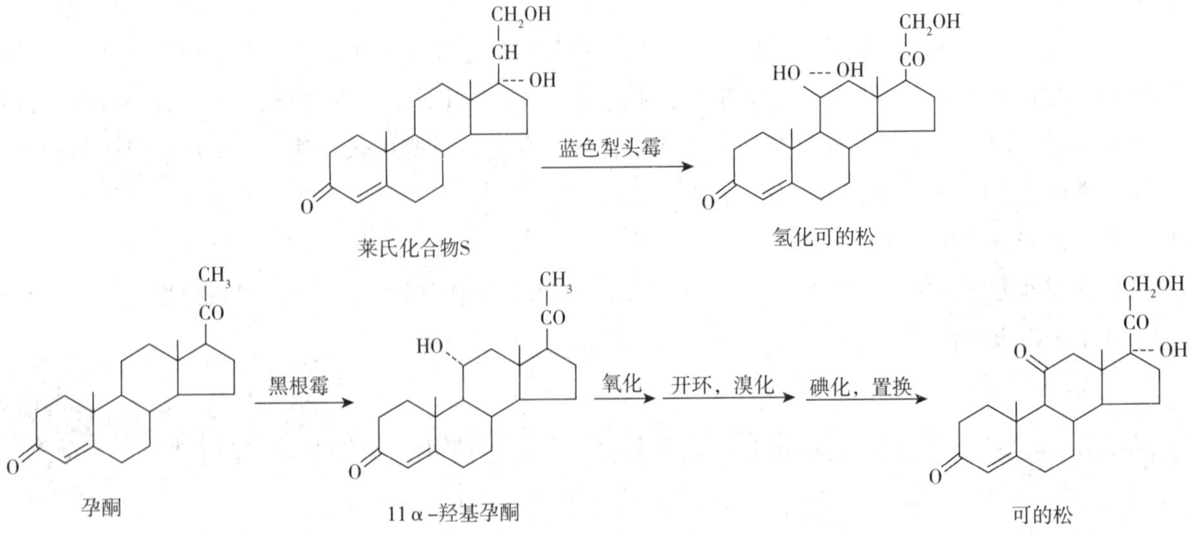

图11-3 微生物的羟化反应

（1）羟化反应　羟化反应是微生物转化反应中最重要和最常用的一种。利用各种微生物可在甾体化合物母核的不同位置进行各种羟化反应，得到一些有意义的产物，如可的松、氢化可的松等。能使甾体母核 11α 位发生羟化反应的微生物有黑根霉、曲霉等，利用这些微生物使孕酮在 11α 位羟化形成 11α – 羟基孕酮，再经四步化学反应就能形成可的松（图 11 – 3）。而由孕酮化学全合成可的松需 30 多步化学反应，因此利用微生物转化法可大大简化皮质激素的合成流程。能使甾体母核 11β 位发生羟化反应的微生物有弗氏链霉菌、蓝色犁头霉、新月弯孢霉等。该反应可使莱氏化合物转化成氢化可的松（图 11 – 3）。

（2）脱氢反应　微生物在甾体母核 C – 1 位和 C – 2 位的脱氢作用是工业生产去氢可的松及夫氢氢化可的松的常见反应。不同微生物的脱氢能力不同，一般以细菌的脱氢能力最强，其中尤其以棒状杆菌和分枝杆菌属的某些菌株脱氢活力最大。

（3）侧链降解反应　具有生理活性的甾体类药物的基本母核来自动植物的天然甾体化合物，它们需经侧链降解后得到，而侧链降解这一反应也可由微生物来完成。能降解甾体化合物侧链的微生物有诺卡菌、简单节杆菌、牦牛分枝杆菌、分枝杆菌等。胆甾醇或豆甾醇经微生物降解侧链得到雄甾烷 – 1,4 二烯 – 3,17 二酮（ADD），其产率接近 100%，以 ADD 为原料可合成多种性激素、避孕药及利尿剂等。利用微生物转化法生产 ADD 比以薯蓣皂苷原料用化学催化合成方法制造 ADD 要减少十几步反应，从而大大提高了生产效率。

（二）中药的微生物转化

微生物转化中药是利用微生物产生的酶对外源性中药底物进行结构转化的生物化学过程。目前该项技术在中药来源天然化合物的合成、修饰与改造以及中药炮制、中药前体化合物的转化和中药活性成分代谢机制研究等诸多领域得到了广泛的应用，从而快速推进了中药现代化研究的进程。微生物转化在中药研究中的应用主要体现在以下几个方面。

1. 微生物转化可以通过提高中药中活性成分的量，改变中药活性成分的比例，以及微生物转化体系产生的次级代谢产物与中药的有效成分发生协同作用等方式提高中药的药效。例如采用黄曲霉转化甘草后可以提高甘草次酸的含量，从而显著增强甘草的抗炎与镇痛效果。

2. 微生物转化可对药物前处理中较难去除的大分子杂质进行降解，从而提高中药的药效和稳定性。例如利用产水解酶和蛋白酶的菌株可对中药多糖类药物中的蛋白质杂质进行针对性降解去除，使得多糖得率升高，从而提高该类药物的药效。

3. 微生物在转化过程中可以通过自身酶系对中药有毒物质进行分解或修饰，从而降低中药的不良反应。例如根霉菌转化五倍子后可以降低或消除五倍子中由鞣酸引起的食欲不振等不良反应，黄曲霉可将喜树碱转化为毒性很低、对多种癌症具有显著疗效的 10 – 羟基喜树碱。

4. 微生物具有活性多样、功能强大的生物酶体系，其在中药转化的过程中可能产生新的化合物。例如荨麻青霉在对莪术醇进行生物转化过程中产生了一种对副流感病毒、呼吸道合胞病毒具有较好抑制作用的新化合物 15 – 羟基莪术醇。因此中药的微生物转化产物可成为筛选和开发新型药用天然活性先导化合物的潜在资源库。

（三）手性药物的微生物转化

手性药物是指分子结构中存在手性因素（旋光性）的化学药物。手性药物的旋光性不同，它们在人体内的药理活性、代谢过程及毒性存在显著的差异。乙胺丁醇 SS 构型有抗结核菌作用，而其 RR 构型却有致病作用；多巴胺 S 异构体可用于治疗帕金森病，而其 R 异构体有严重的毒副作用。据统计，目前世界上正在开发的药物中有 2/3 属于手性药物，其中 75% 的手性药物以单一纯化的对映体来进行开发，因此手性药物的合成已成为药物研究的热点。目前微生物转化法主要用于手性药物拆分和不对称合成研究中，如地霉的生物酶可特异性不对称还原 α – 羰基羟酸酯为 R – 羟基酸，并 R – 羟基酸的基础上最终合成出具长效性治疗心脏病的药物——（R）地诺帕明。

微生物转化法与化学合成法相比，在手性药物的开发方面具有以下特点：①微生物酶系对底物中的手性分子基团的识别具有立体特异性，其他不需要转化的基团无需采取保护措施；②较易通过微生物菌株的诱变和转化条件的优化获得极高的转化率；③转化反应条件温和、节能环保、成本低。

二、微生物组合生物合成技术

微生物组合生物合成技术是指应用基因重组技术，重新组合微生物药物合成的基因簇，合成许多新的非天然化合物的技术和方法。随着高通量测序技术和宏基因组分析技术的不断发展，目前被鉴定的与微生物生物合成相关的基因簇已有200多种，如聚酮合成酶（PKS）、非核糖体多肽合成酶（NRPS）、杂合的聚酮/非核糖体多肽合成酶（杂合 NRPS – PKS）等。因此微生物组合生物合成技术将为药物的筛选和开发提供丰富的化合物资源。例如，传统的研究方法已难于从放线菌筛选新的活性物质，但随着微生物代谢基因簇信息的揭示，目前已利用微生物组合生物合成技术从放线菌中发现了多种结构新颖、抗肿瘤活性强的先导化合物（表 11 – 3）。

目前药物开发中的微生物组合合成技术主要有：①沉默或缺失部分生物合成基因簇，在原宿主菌重建新的代谢物合成途径；②通过修饰部分生物合成基因或者外源导入其他相关基因簇，产生新的代谢产物；③代谢途径相关基因的异源重组或非宿主表达；④敲除或失活部分前体代谢途径关键酶，阻断前体代谢途径，建立新的非前体代谢途径。与传统的提取和化学合成方法相比，微生物组合生物合成技术可以打破遗传学的限制，通过微生物异源宿主表达以及基因族模块的替换、失活、突变与重组等技术手段高效、快速地获得大量新的非天然化合物，从而为新药开发提供潜力巨大的资源库。

表 11 – 3　放线菌生物合成基因簇及其组合合成的抗肿瘤化合物

种属来源	化合物	生物活性	基因
橙色束丝放线菌	柄型菌素及其衍生物	抑制白血病（U – 937），人卵巢癌 SK – OV – 3 细胞活性	pKS（I～Ⅲ），突变
土壤放线菌	阿雷西霉素及其衍生物	抑制人乳腺癌 MaTuMCF 细胞活性	pKS（I～Ⅲ），突变
灰色链霉菌	色霉素 A3 及其衍生物	抑制多种肿瘤细胞活性	pKS（I～Ⅲ），cmmG I 突变
橄榄色链霉菌	埃罗霉素及其衍生物	抑制多种肿瘤细胞活性	pKS（I～Ⅲ），突变
吸水链霉菌去势变种	格尔德雷素及其衍生物	抑制多种肿瘤细胞活性	pKS（～Ⅲ），突变
委内瑞拉链霉菌	嘉德霉素 B 及其衍生物	抑制多种肿瘤细胞活性	pKS（～Ⅲ），突变
抗生素链霉菌	欧菲杜霉素及其衍生物	抑制多种肿瘤细胞活性	pKS（I～Ⅲ），FAD 加氧霉
天蓝色链霉菌 s – 136	Landomycin A 及其衍生物	抑制耐药肿瘤细胞的活性	pKS（I～Ⅲ）
斯特菲斯堡链霉菌	斯堡霉素及其衍生物	抑制多种肿瘤细胞活性	pKS（I～Ⅲ）
黏土链霉菌	光神霉素及其衍生物	抑制多种肿瘤细胞活性	pKS（～Ⅲ），糖基转移酶，突变
弗氏链霉菌 Tu2717	Urdamycin A	抑制多种肿瘤细胞活性	pKS（I～Ⅲ），突变
吸水链霉菌 NRRL5491	雷帕霉素及其衍生物	抑制多种肿瘤细胞活性	pKS – NPRS 突变
浅灰色链霉菌 NRRL1100	Saframycin A 及其衍生物	抑制多种肿瘤细胞活性	NPRS
红霉糖多胞菌	Salinosporamide A 及其衍生物	蛋白酶体抑制剂（20S,26S）	杂合 pKS – NPRS
黄色长孢链霉菌	星孢菌素及其衍生物	抑制多种肿瘤细胞活性	瑞必克霉素基因簇，链霉菌属十字孢碱基因簇
赫氏链霉菌 HC34	Vicenistatin 及其衍生物	抑制多种肿瘤细胞活性	pKS（I～Ⅲ），碱基转移酶基因

第三节 药物的抗菌试验

药物的抗菌试验是体外或体内测定药物抗菌效力的方法，也是测定微生物对药物敏感程度的试验，目的在于检查药物的抗微生物效能，已广泛应用于科研、生产与临床，包括抗菌药物的筛选、提取过程中的抗菌活性物质的追踪、抗菌谱的测定、药物含量的测定、血药浓度测定、细菌耐药性监测与控制、指导临床用药的药敏试验等方面。

药物的抗菌试验包括体外抗菌试验和体内抗菌试验。通常先进行体外抗菌试验，若药物有抗菌作用，在进行体内抗菌试验。

一、药物的体外抗菌试验 微课

药物的体外抗菌试验也称药敏试验，是指在体外测定药物抑制或杀死细菌能力的试验，主要用于筛选抗菌药物或测定细菌对药物的敏感性。体外抗菌试验是最常用的药物抗菌试验，具有方法简便，不需要动物和特殊设备，用药量少等优点。但因为体内复杂因素参与，有时体内和体外的抗菌试验结果不一致，因此不能只根据体外试验结果确定供试药物有无抗菌活性。体外抗菌试验常用的方法有琼脂扩散法和连续稀释法。

（一）琼脂扩散法

琼脂扩散法是利用药物可以在琼脂培养基中扩散的特点，在药物有效浓度的范围内形成抑菌圈，以抑菌圈直径的大小来评价药物抗菌作用的强弱或了解细菌对药物的敏感程度。主要方法包括纸片法、管碟法、挖沟法等。在此主要介绍纸片法。

1. 纸片法 是世界卫生组织推荐，目前各国广泛采用的药物体外抗菌试验方法之一。该法是将含有定量抗菌药物纸片（药敏纸片）贴在已接种一定浓度（一般为0.5麦氏单位）细菌的琼脂平板上，抗菌药物通过纸片在琼脂内向四周呈梯度递减扩散，使纸片周围一定距离范围内试验细菌的生长受到抑制，形成抑菌圈（图11-4）。因同一细菌对不同抗生素的敏感性不同，因而抑菌圈的大小不一。测量抑菌环的直径，根据实验室标准机构（CLSI）提供的解释标准判断待检菌对被测药物的敏感程度。该方法属定性试验，可用于选择敏感药物及评估药物的抗菌谱。其优点是方法简单易行、价格便宜、药物选择性灵活，适用于生长快的需氧和兼性厌氧菌进行药敏试验，是药敏试验中最成熟的方法之一。缺点是该方法操作时影响因素较多，需注意质量控制。

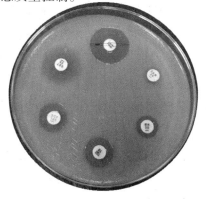

图11-4 药物抗菌试验纸片法试验结果

2. 挖沟法 先制备琼脂平板，在平板上挖沟，沟两边垂直划线接种各种试验菌，再在沟内加入药液。培养后根据沟两边所生长的试验菌离沟的抑菌距离来判断药物对这些菌的抗菌效力。适用于在一个平板上试验一种药物对几种试验菌的抗菌作用。

3. 管碟法 将管状小杯放置平皿菌层上，加入一定量药液（药液与杯面平为准）。置37℃温箱中培养16～24小时后，测定抑菌圈直径的大小，计算细菌对药物的敏感程度。管碟法常用于测定体液药物浓度或体内组织浓度。

上述方法，根据抑菌圈直径大小可确定细菌对药物敏感性，但不能确定药物的最小抑菌浓度。临床上常用纸片法来判断待测细菌对药物敏感程度，检测结果采用三级划分制即敏感（susceptible，S）、中介（intermediate，I）、耐药（resistant，R）。纸片法主要用于新药抗菌能力、抑菌范围研究，抗生素发酵过程中效价单位测定，也用于检测体内的血药浓度或其他体液浓度；管碟法和挖沟法用于抗生素、中药等新药研究。

 知识链接

药敏试验解释标准

我国的药敏试验结果判断是依据CLSI标准文件——《抗菌药物敏感性试验性能标准》，该标准由临床和实验室标准协会（Clinical and Laboratory Standard Institute，CLSI）制定，每年更新。CLSI是一个国际性的非营利组织，它汇集了全世界实验室的各种观点和专门知识，制定和实施有助于全球适用性履行职责的医学实验室标准和准则。

（二）连续稀释法

连续稀释法是体外定量测定抗菌药物抑制待测菌生长活性的方法，用于判断待测菌对抗菌药物的敏感程度，其结果判断是最低抑菌浓度（minimal inhibitory concentration，MIC）或杀菌的最低杀菌浓度（minimal bactericidal concentration，MBC）。MIC是指能抑制待检菌生长的最小药物浓度；MBC是指能杀死待检菌的最小药物浓度。连续稀释法有利于研究药物代谢，制定合理的治疗方案，常用于临床药理研究和方法学评价。缺点是操作比较繁琐，不便于社区、乡镇、厂矿等基层医疗单位临床实验室开展。常用的有试管稀释法和平板稀释法。其原理是将配制好的不同浓度的抗菌药物与琼脂或肉汤混合，琼脂或肉汤中的药物呈依次递增或递减的测试系列，接种定量细菌后过夜培养，肉眼观察能抑制细菌生长的最低药物浓度，即为该药物的MIC。

1. 试管稀释法 将一定浓度的药物按照倍比稀释法，用液体培养基（肉汤）进行等量稀释，获得药物浓度递减的系列试管，在每一管中加入等量的一定浓度的试验菌，培养一定时间后，肉眼观察试验菌生长情况，肉眼观无菌生长的药物最小浓度即为最低抑菌浓度，依据CLSI标准判断细菌对药物的敏感性。将肉眼观无菌生长的试管接种在不同固体培养基上，无菌落生长的药物最小浓度即为最低杀菌浓度（图11-5）。此种方法由于细菌与药液接触，比其他方法更为敏感，可作为筛选抗生素以及无深色中草药制剂抗菌作用的研究。

2. 平板稀释法 平板法可同时测定大批试验菌株对同一药物的MIC，且不受药物颜色及浑浊度的影响，适于中药制剂或评定新药的药效学（药物的体外抗菌活性测定）试验。其方法是先按连续稀释法配制药物，将不同系列浓度、定量的药物分别混入琼脂培养基，制成一批药物浓度呈系列递减的平板。然后将含有一定细胞数的试验菌液（通常为 10^4 左右）以点种法接种于平板上，可以逐个点种，也可采用多点接种器接种；同时设无药空白平板对照。培养后可测定各菌对该药的 MIC。

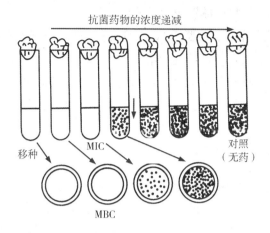

图 11 - 5　试管稀释抗菌药物试验的结果（示意图）

二、抗菌药物的体内试验

药物的体外抗菌试验只能说明药物对待测菌的直接抑菌或杀菌作用，体外抗菌试验的因素易于控制，但药物进入体内之后，药物的效应会受到体内各种因素的影响。药物在体内被代谢后，除了前体药物外，多数代谢产物无抗菌活性或者低于原型药物的活性，而使药效降低；有些药物的代谢物是有毒性的，如肝毒性和肾毒性等。因此，新型抗菌药物研制出来，经体外抗菌试验证实其具有抗菌活性之后，必须进行动物体内试验，以观察药物在动物体内的药效动力学和药代动力学。

（一）抗菌药物的动物实验

药物的体内抗菌试验是在动物身上人工感染某种病原菌作为动物实验模型，然后进行药物的抗菌性试验，以了解药物本身对待测菌的杀灭或抑制作用，以及药物对机体的影响、药物达到感染部位的能力，机体对药物的影响。抗菌药物的效应与动物种属、菌株毒力、感染细菌数量和途径等密切相关。观察给药组对感染动物的保护性反应，以半数有效量（ED_{50}）进行体内药效评价。体内药物的实验步骤如下。

1. 菌株种类　选择菌种保藏中心提供的标准菌株和临床分离的致病力较强的菌株。根据药物作用谱，选择金黄色葡萄球菌、大肠埃希菌等相应菌种。如测定广谱抗生素，一般应包括金黄色葡萄球菌和革兰阴性菌各 1 株；如果测试新药，一般选用临床分离致病菌、革兰阳性菌和革兰阴性菌各 1 ~ 2 株。

2. 实验菌液的准备　临床标本经常规方法分离、鉴定，每株细菌经分离纯化得到单个菌落。

3. 菌种增殖　感染前一天，挑取 2 ~ 3 个菌落接种于 2ml M - H 肉汤，37℃培养 6 小时，取此菌液 0.1ml 转种 10ml 肉汤，37℃培养 18 小时作为原菌液（对数生长期）。增菌后用无菌生理盐水稀释至 0.5 麦氏比浊标准，约含 5×10^{8} CFU/ml。记录原菌液的稀释倍数，算出细菌含量，再用5% 酵母液稀释原菌液，配成所需要不同浓度梯度的菌液，如：（5×10^{5} ~ 5×10^{9}） CFU/ml。

4. 选用 SPF 级 KM 小鼠　取一定体重（20 ±2）g 的小鼠，随机分组，接种不同浓度菌液的为实验组，同时做对照组。每组 10 只，雌雄各半。

5. 腹腔接种　分别接种不同浓度的菌液 0.5ml，接种后观察 7 ~ 14 天，记录死亡小鼠的数量，以导致 100% 小鼠死亡的最低剂量为最小致死菌量（MLD）。对照组腹腔注射 0.5ml 生理盐水。

6. 试验用药 以某种抗菌药物作为试验用药，制备抗菌药物原液（贮存液），按照体外抗菌药物稀释法，得出该药物的 MIC，制备成口服灌胃用混悬液。

7. 体内保护试验 取小鼠若干只，试验前 18 小时停食供水，按体重随机分组，每组 10 只，雌雄各半。制备腹腔感染模型，感染后随机按设计剂量给小鼠灌胃给药。4 小时后，重复给药 1 次，记录死亡小鼠数，连续观察 7 ~ 14 天，根据小鼠存活数、局部病变程度、清除细菌数量等，并与对照组比较，经统计学分析得出药物半数有效量（50% median effective dose，ED_{50}）及 95% 可信限。ED_{50} 越小，体内药效相对越高。

（二）抗菌药物的临床试验

动物体内试验达到了抗菌药物的基本要求之后，还必须进行人体试验，因为人与动物之间在结构及功能等方面又有极大的不同。抗菌药物的临床试验应遵循药物研究和开发的基本规律，探索治疗的病种、用药剂量、最终确认药物的安全性和有效性，为撰写药物使用说明、副作用、注意事项及禁忌证等提供依据。临床试验应体现抗菌药物自身的杀菌或抑菌能力，确认对疾病有治疗作用，也要反映机体对药物的代谢动力学及代谢产物对机体的不良作用。

临床试验指任何在人体（病人或健康志愿者）进行药物的系统性研究，以证实或揭示试验药物的作用、不良反应和（或）试验药物的吸收、分布、代谢和排泄。旨在考察在广泛使用的条件下，测试药物的疗效和不良反应，评价在普通或者特殊人群中使用该药的利益与风险关系，以改进给药剂量等。

临床试验分为四期及生物等效性试验。Ⅰ期，在新药开发过程中，将新药第一次用于人体以研究新药性质，为制定给药方案提供依据的试验。Ⅱ期，给药于少数病人志愿者，重新评价药物的药代动力学和排泄情况，初步评价药物对目标适应证患者的有效性和安全性。Ⅲ期，将试验药物用于更大范围的病人志愿者，遵循随机对照原则，进行扩大的多中心临床试验，进一步验证药物对目标适应证患者的有效性和安全性，评价利益与风险关系，为药物注册申请的审查提供充分的依据。Ⅳ期，新药上市后的应用研究阶段，考察在广泛使用条件下的药物疗效和不良反应，评价在普通或者特殊人群中使用的利益与风险关系以及改进给药剂量等。

PPT

第四节　药物的微生物质量控制

药物是指用于预防、治疗、诊断人的疾病，有目的地调节人的生理功能并规定有适应证的物质。药物的生产和流通环节容易受到微生物污染，为保证药物质量，必须对药品制定相应的微生物标准，并按照标准进行必要的控制和检查。

一、药物的微生物检查

药物的微生物检查是评判药物微生物污染情况的方法，不同的药物因给药途径及使用要求不同，其微生物标准要求不一，因此药物的微生物检查主要包括无菌检查和微生物限度检查。

（一）无菌检查

无菌检查是检查《中国药典》要求的无菌药品如各种注射剂、输液剂、供角膜创伤及手术用的眼药制剂等是否无菌的一种方法。无菌检查必须在无菌条件下进行，试验环境必须达到无菌检查的要求，检验全过程应严格无菌操作，且防止微生物污染的措施不得影响供试品微生物的检出。药品的无菌检查法有直接接种法和薄膜过滤法，若供试品性质允许，应采用薄膜过滤法。

灭菌制剂的无菌检查内容就是检查药品中能否培养出需氧菌、厌氧菌和真菌。无菌检查的基本操作是以无菌操作方法将被检药品分别接种于适合需氧菌、厌氧菌、真菌生长的液体培养基中，置于适宜温度下培养一定时间，观察有无微生物生长，以判断药品是否合格（图 11 -6）。

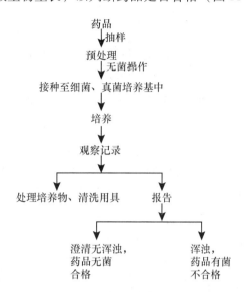

图 11 -6　无菌药品无菌检查流程图

1. 培养基　无菌检查常用的培养基有硫乙醇酸盐液体培养基主要用于厌氧菌的培养，也可用于需氧菌培养，培养温度为 30 ~ 35℃；胰酪大豆胨液体培养基适用于真菌和需氧菌的培养，培养温度为 20 ~ 25℃（表 11 -4）。在液体培养基灭菌或使用前加入适量的中和剂、灭活剂或表面活性剂，可制成中和或灭活用培养基。培养基应符合无菌检查和灵敏度检查的要求。

2. 试验菌　《中国药典》规定无菌检查菌株必须是标准菌株，主要有：金黄色葡萄球菌 CMCC（B）26003、大肠埃希菌 CMCC（B）44102、铜绿假单胞菌 CMCC（B）10104、生孢梭菌 CMCC（B）64941、白色假丝酵母菌 CMCC（F）98001、枯草芽孢杆菌 CMCC（B）63501、黑曲霉 CMCC（F）98003。这些菌株分别作为需氧菌、厌氧菌及真菌培养的对照菌以及培养基灵敏度和方法适用性试验。培养基灵敏度检查应采用以上 6 株（大肠埃希菌除外），方法适用性实验采用以上 6 株（铜绿假单胞菌除外）。

表 11 -4　无菌检验用培养基种类、数量及培养温度和时间

培养基类型	培养温度（℃）	培养时间（天）	培养基数量（支）	
			测试管	对照管
需氧培养基	30 ~ 35	5	5	1
厌氧培养基	30 ~ 35	5	5	1
霉菌培养基	20 ~ 25	7	5	1

3. 无菌检查结果判定　阴性对照应无菌生长，说明培养基本身是无菌的；阳性对照管试验必须长菌，说明应用的对照菌在该试验条件下能正常生长，其试验结果是准确、可靠的。当阳性对照管显浑浊并确有菌生长，阴性对照管呈阴性时，才可对待检品的结果进行判定。如需氧菌、厌氧菌及真菌培养基为澄清均应判为供试品合格；如需氧菌、厌氧菌及真菌培养基管中任何 1 管显浑浊并确证有菌生长，应

重新取2倍量供试品，分别依法复试，除阳性对照管外，其他各管均不得有菌生长，否则应判为待检试品不合格。

如为抗生素类药物，无论细菌或霉菌，培养时间均为7天，放射性药物则为8～14天，无菌生长才为合格。

(二) 微生物限度检查

微生物限度检查是检查非无菌制剂如口服药、外用药及其辅料等受微生物污染程度的方法，包括微生物计数检查和控制菌检查。

1. 微生物计数检查 是测定单位重量或体积（克或毫升）的被检药物中所含活的需氧菌、霉菌和酵母菌数量。计数检查方法有平皿法、薄膜过滤法和最可能数法，最可能数法精确度较差但对于微生物污染量很小的供检药物非常适合。

平皿法即倾注平皿培养计数法。取一定量的被检药物，将其稀释成不同浓度的稀释液（如1：10、1：100、1：1000⋯⋯），吸取不同稀释度的药液各1ml，分别注入无菌平皿中（每一浓度的稀释液做2～3个平皿），然后倾注适量培养基，混匀凝固后，放适宜温度的培养箱中培养至规定时间（细菌总数测定放35℃培养48小时、霉菌与酵母菌总数测定放25～28℃培养72小时），然后计数菌落，进行结果判断（图11－7）。

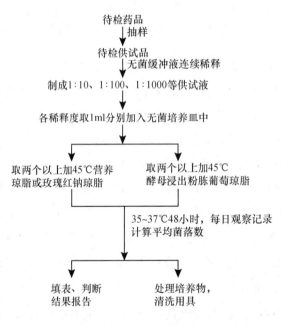

图11－7 药品中微生物计数检查流程图

1）培养基：检验所用培养基应适合待测微生物的生长繁殖。《中国药典》（2020年版）规定：营养琼脂培养基用于细菌计数，玫瑰红钠琼脂培养基用于霉菌计数，酵母浸出粉胨葡萄糖琼脂培养基用于酵母菌计数。合剂用玫瑰红钠琼脂培养基与酵母浸出粉胨葡萄糖琼脂培养基，分别测定霉菌、酵母菌菌落，合并计数。液体制剂用玫瑰红钠琼脂培养基，同时计霉菌菌落数及酵母菌菌落数。

2）结果判断：经过适宜条件培养后统计培养基上生长的菌落数。一般选取菌落数在30～300之间（霉菌菌落计数一般选取菌落数在5～50之间）的平板进行计数，然后乘以稀释倍数即得每克或每毫升待检药物中的菌落总数，若菌落总数超过《中国药典》（2020年版）药品的微生物限度标准（表11－5），则认为该药物不合格。

表 11 – 5　部分制剂微生物限度标准（单位：个/g 或 ml）《中国药典》（2020 年版）

编号	剂型	细菌数	霉菌数	大肠埃希菌	金黄色葡萄球菌	铜绿假单胞菌
1	片剂					
	不含原药材粉	10^3	10^2	–		
	含原药材粉	10^4	10^2	—		
2	酊剂	10^2	10^2	–		
	外用	10^2	10^2		–	–
3	檫剂	10^7	10^2		–	–
4	胶囊剂					
	不含原药材粉	10^3	10^2	–		
	含原药材粉	10^4	10^2	—		
5	软膏剂	10^2	10^2		–	–
6	一般眼膏剂	10^2	-		–	–
7	丸剂（滴丸、糖丸等）	10^3	10^2	–		
8	一般滴眼剂	10^2	10^2		–	–
9	气雾剂、喷雾剂	10^2	10		–	–
10	糖浆剂	10^2	10^2	–		
11	膜剂	10^2	10		–	–
12	颗粒剂					
	不含原药材粉	10^3	10^2	–		
	含原药材粉	10^4	10^2	—		
13	口服溶液剂、混悬剂、乳剂	10^2	10^2	–		
14	散剂	10^3	10^2	–		
15	外用散剂	10^2	10^2		–	–
16	滴耳剂	10^2	10		–	–
17	鼻用制剂	10^2	10		–	–
18	洗剂	10^2	10^2		–	–
19	搽剂					
	不含原药材粉	10^2	10^2		–	–
	含原药材粉	10^3	10^2		–	–
	不含糖	10^4	10^2	—		
	含糖	10^3	10^2	—		
20	油剂	10^2	10^2	—	–	–
21	凝胶剂	10^2	10^2	—		
22	合剂	10^2	10^2	—		

注：①"–"为 1g 或 1ml 中不得检出。②含动物组织来源的制剂（包括提取物）还不得检出沙门菌。③抗细菌的口服抗生素制剂应检查霉菌，每 1g 中不得过 100 个。④抗真菌的口服抗生素制剂应检查细菌，每 1g 中不得过 100 个。⑤创伤、溃疡、止血、深部组织及阴道用含原药材粉的制剂，还不得检出破伤风梭菌。⑥发霉、长螨者，以不合格论。

2. 控制菌检查　《中国药典》（2020 年版）规定控制菌检查包括大肠埃希菌、沙门菌、金黄色葡萄球菌、铜绿假单胞菌、破伤风梭菌检查和活螨的检验。不同的药物，其检查的控制菌种类有所不同。

控制菌检查的基本程序：根据各种控制菌的生物学特性来进行鉴定，其检查的基本程序为药物的准备或预处理→增菌培养→分离培养→染色镜检→生化试验、血清学试验、动物试验等→控制菌鉴定→卫生评价。

（三）其他微生物学检查

1. 热原测定　药物中的热原主要是由微生物产生的、能引起人体和恒温动物体温异常升高的代谢产物。在注射剂的制造过程中，如果原料不洁、操作不慎，就可能导致出现热原污染。由于热原物质耐高温，普通高温、高压灭菌法不能彻底将其破坏，因此被污染的注射剂虽经灭菌，但注入体内仍可引起热原反应。《中国药典》（2020 年版）规定的热原检查法有家兔试验法和鲎试验法。

（1）**家兔试验法**　是将一定剂量的供试品，由静脉注入家兔体内，在规定时间内观察家兔体温升高情况，以判定供试品所含热原的限度是否符合规定的一种方法。该方法需要一定的试验条件如动物房、合格的供试用家兔，且操作时间较长，诸多因素对家兔体温波动有影响。具体检查方法详见《中国药典》（2020 年版）。

（2）**鲎试验法**　鲎试验法是 20 世纪 70 年代创建的一项用于检测微量内毒素的技术方法，由于制药工业中涉及的热原反应主要是内毒素造成的，故该技术可作为注射剂热原检查的代替方法。与家兔试验法相比，鲎试验法有快速、灵敏、重现性好、简便易操作等优点，并更利于热原检查标准化。

鲎试验法的原理是：鲎的血变形细胞中含有凝固酶原和凝固蛋白原两种物质，前者经内毒素激活可转化为具有活性的凝固酶；在凝固酶的作用下，凝固蛋白原转化成为凝固蛋白，凝固蛋白通过交联作用相互聚合形成牢固的凝胶。

鲎试验法的操作方法是：取 0.1ml 鲎试剂（含有凝固酶原和凝固蛋白原），与 0.1ml 被检药液混合于 10mm×75mm 试管中，置 37℃ 水浴 60 分钟。取出试管缓缓倒转 180°，管内凝胶不变形、不从管壁滑脱者为阳性。

2. 抗生素效价的微生物学测定

（1）**抗生素的效价概念与单位**　效价是在同一条件下抗生素检品的抗菌活性与标准品的抗菌活性之间的比值，常用百分数表示。

单位（U）是衡量抗生素有效成分的具体尺度，是效价的表示方法。抗生素单位的表示方法有四种。

1）**重量单位**：以抗生素的生物活性部分的重量作为单位，$1\mu g = 1U$，$1mg = 1000U$。对同一种抗生素的不同盐类而言，只要单位相同，即使盐类重量不同，它们的抗生素有效含量是相同的。

2）**类似重量单位**：以抗生素盐类纯品的重量 $1\mu g$ 为 $1U$。如纯金霉素盐酸盐及四环素盐酸盐（包括无活性的盐酸根在内），$1\mu g$ 为 $1U$。

3）**重量折算单位**：以与原始的活性单位相当的抗生素实际重量为 1 单位加以折算而得的单位。如青霉素的单位，最初是以在 50ml 肉汤培养基内能完全抑制金黄色葡萄球菌生长的最小青霉素量为 $1U$。青霉素纯化后，这一量相当于青霉素 G 钠盐纯品 $0.5988\mu g$，因而国际上一致将 $0.5988\mu g$ 定为 $1U$，则 $1mg = 1670U$。

4）**特定单位**：以特定的抗生素样品的某一重量作为 $1U$。如特定的一批杆菌肽 $1mg = 55U$。

（2）**抗生素效价的微生物学测定法**　抗生素效价的测定方法有物理方法、化学方法、微生物学方法等。由于微生物学方法是以抗生素的抑菌、杀菌能力来衡量其效价（其原理和临床应用的要求一致，能直接反映出抗生素的疗效），且灵敏度较高、需用供试品量较小，因此被广泛应用于抗生素生产及药检部门。

微生物学测定方法有稀释法、比浊法、琼脂扩散法等，而扩散法中的管碟法是国际通用的方法，也是《中国药典》推荐的方法。

管碟法的原理是：抗生素可扩散渗透至培养基内，对培养基中的试验菌产生抑菌或杀菌作用，并形成一定大小的抑菌圈。比较标准品和待检品的抑菌圈大小即可计算出被检抗生素溶液的效价。常用二剂量法计算效价。

二、药品的微生物污染管控

微生物广泛存在于自然界，因此在药物的原料及生产过程中均有可能被微生物污染，从而使药物发生变质，因此在药物生产、贮存和运输过程中要十分重视药物微生物污染的管控。

（一）药物微生物污染来源

1. 空气　空气中微生物的数量、种类随环境条件而变化。室内空气中微生物含量与室内的清洁度、温度、湿度及人员在室内的活动情况有关。因此药物制剂生产环境的空气有洁净度要求。不同剂型的药品及不同生产工序对空气洁净度的要求是不同的。我国现行《药品生产质量管理规范》在空气质量标准洁净级别的划分方面和欧盟基本一致，级别从 A 到 D。各级别微生物监控标准见表 11-6。

表 11-6　中国药品生产洁净区空气洁净度标准

洁净度级别	静态		动态		微生物监测动态标准			
	最大允许悬浮粒子数/立方米		最大允许悬浮粒子数/立方米		浮游菌 cfu/m³	沉降菌 ∅90mm cfu[3]/4h[2]	表面微生物	
	0.5~5.0 μm	>5.0 μm	0.5~5.0 μm	>5.0 μm			接触碟 ∅55mm cfu/碟	5 指手套 cfu/手套
A	3520	20	3520	20	<1	<1	<1	<1
B	3520	29	352000	2900	10	5	5	5
C	352000	2900	3520000	29000	100	50	25	—
D	3520000	29000	不作规定	不作规定	200	100	50	—

注：①表中各数值均为平均数。②单个沉降碟的暴露时间可以不少于4h，同一位置可使用多个沉降碟连续进行监测并累积计数。③cfu指菌落形成单位。cfu/ml指的是每毫升样品中含有的菌落总数。

2. 水　水是药物微生物污染的重要来源。因此，用于制药的水都必须定期进行水质检查。不同水源受微生物污染的因素不同，应针对各自原因采取对应措施，以减少水中微生物的污染（表 11-7）。

表 11-7　不同水源受微生物污染的因素

水源	微生物污染因素
天然水	水中固有的微生物类群，土壤、生活用水、粪便的污染
自来水	输水管道破损、管道内出现负压
蒸馏水	冷却系统、储水管道、阀门、设备装置系统等保存、清理不当

3. 药物原材料　天然来源的未经处理的药物原材料（如植物、动物、生化制剂原料）因含有丰富的营养物质，只要条件适宜，药材中所含的微生物就会大量繁殖，生产时将微生物带入药物制剂中。如动物来源的原料可能被动物病原微生物所污染，植物来源的原料可能被多种细菌、霉菌、酵母所污染。因此既要选用含微生物少的原料又要对原材料进行消毒灭菌，以此控制药物微生物污染。大多数化学合成的原料，因生产工艺中多用有机溶剂处理，加之这类药缺少微生物繁殖的营养物，故含菌数量少，但有些化学合成的原料，如乳酸钙、磷酸钙等常有微生物污染，因此也不容忽略。

4. 操作人员　在药物制剂的生产过程中，操作人员若不按正常操作规程或有不良的卫生习惯，就有可能通过手、咳嗽以及衣服、头发等各种渠道将人体体表以及与外界相通的各种腔道中寄生的微生物带到药物制剂中。因此，为了保证药物制剂的质量，要求操作人员无传染病，保持良好的个人卫生习惯，操作前清洗和消毒手，穿专用的工作服，戴工作帽，操作时减少流动与说话。

5. 制药设备与包装物　药物生产过程中所用的容器、生产工具、设备等可能含有微生物滞留或滋生，特别是设备中不易清洗的死角，是微生物繁殖的场所，在生产过程中药物接触了这些器材就可能被污染，因此，要求制药设备要结构简单、易于生产前后的清洗和消毒。

药品包装物如果含有微生物也会使药物制剂染菌。如果处理不慎，在药物贮藏和运输过程中极易引起药物新的污染。因此药品包装物应进行清洁或消毒处理，使用新型无菌包装材料，进行合理封装，尽量减少微生物污染。

（二）药物微生物污染的结局

1. 微生物引起药物物理性状的改变　微生物污染药物后，首先可在药物表面出现外形、颜色、气味、硬度、粘性、澄清度等物理性状的改变。如液体制剂受到微生物污染后可出现混浊、沉淀或菌膜等改变。片剂、丸剂等固体制剂被微生物污染后，表面有变色、潮解、粘连、有丝状物、斑点等变化。

2. 微生物引起药物化学性质的改变　几乎所有的有机物均可被微生物降解。因此，微生物污染药物后，可通过降解作用而引起药物化学性质的改变；发生气味的改变，如泥腥味、苦味等；还可以产生气体，使塑料包装膨胀甚至引起玻璃容器爆炸。

3. 微生物污染引起药物变质　微生物污染药物可引起药物变质，药物变质失效不但造成经济损失，更为严重的是可引起药源性疾病、过敏反应、细菌感染等，对人体造成极大的危害。如注射剂、输液剂等无菌制剂，被微生物污染后，注入人体，根据给药途径和污染程度不同，可引起局部感染或全身感染甚至死亡。

（三）微生物污染药物的防控措施

为了防止微生物污染药物，提高药物的稳定性和质量，应针对微生物污染的不同因素，采取积极有效的措施，使药物生产、管理符合 GMP 和 GSP 标准。主要的措施如下。

1. 加强药物生产的管理　为了在药物生产的全过程中把微生物污染的可能性降至最低程度，实施严格的科学管理，药厂必须有整洁的环境，生产车间的建筑结构、装饰和生产设备应便于清洗和消毒，尽量减少微生物污染的机会。控制原料和生产用水的质量，对其进行必要的消毒、灭菌和卫生检验。加强生产过程的管理，对已经制备的药物应及时地按不同药物种类的要求进行包装，采用合理的贮存方法。

2. 加强卫生管理　加强对药物卫生质量的宣传教育，建立健全各项卫生制度，加强卫生监督和产品检验。生产的药物在出厂前要进行微生物学检查，以确保药物的质量。

3. 使用合适的防腐剂　一般药物如口服剂往往不是无菌制剂，但《中国药典》规定这类药物中不得含有致病菌以及微生物总数须在一定限量以内。为了限制药物中微生物的生长繁殖，减少微生物对药物的损害，可在药物中加入适量的合适的防腐剂。常用的防腐剂有苯甲酸、山梨醇、硫柳汞等。

总之，微生物与药物质量有很大关系。目前，药物生产中还存在不少问题，需要专业人员不断进行研究，以提高药物的质量，保障人民的身体健康。

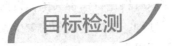

目标检测

答案解析

一、单项选择题

1. 药物无菌检查的范围不包括（　　）

　　A. 各种注射剂　　　　　B. 眼用及外科用制剂　　　　C. 可吸收的止血剂

　　D. 植入剂　　　　　　　E. 外用药

2. 采用琼脂扩散（纸片）法进行药敏试验时，对待测菌液的浓度有严格的控制，下列正确的是（　　）

A. 0.5 个麦氏单位　　　　　B. 1.5 个麦氏单位　　　　　C. 2.5 个麦氏单位

D. 1.0 个麦氏单位　　　　　E. 2.0 个麦氏单位

3. 体外检测抗菌药物杀菌效力常用 MBC，下列正确的是（　　）

A. 抗菌药物在体外杀灭病原菌的最大浓度

B. 抗菌药物在体外抑制病原菌的最大浓度

C. 抗菌药物在体外杀灭病原菌的最小浓度

D. 抗菌药物在体外抑制病原菌的最小浓度

E. 抗菌药物在体外杀灭病原菌的最适浓度

4. 微生物限度检查的正确内容是（　　）

A. 染菌量检查和控制菌检查　　B. 真菌检查　　　　　　C. 沙门菌检查

D. 大肠埃希菌检查　　　　　　E. 金黄色葡萄球菌

5. 下列为最低抑菌浓度英文缩写的是（　　）

A. MBC　　　　　　　　　　B. MIC　　　　　　　　　C. MAK

D. MEC　　　　　　　　　　E. MAC

6. 下列是真菌产生的抗生素的是（　　）

A. 红霉素　　　　　　　　　B. 青霉素　　　　　　　　C. 链霉素

D. 杆菌肽　　　　　　　　　E. 多黏菌素

7. 琼脂扩散法药敏试验时，选用的培养基是（　　）

A. 普通琼脂平板　　　　　　B. 血琼脂平板　　　　　　C. M－H 琼脂平板

D. SS琼脂平板　　　　　　　E. 麦康凯琼脂平板

8. 体外检测抗菌药物抑制病原菌的效力常用 MIC，下列正确的是（　　）

A. 抗菌药物在体外杀灭病原菌的最小浓度

B. 抗菌药物在体外抑制病原菌的最小浓度

C. 抗菌药物在体外杀灭病原菌的最大浓度

D. 抗菌药物在体外抑制病原菌的最大浓度

E. 抗菌药物在促进病原菌生长的最适浓度

9. 微生物发酵阶段的基本步骤中不包括（　　）

A. 获得菌种　　　　　　　　B. 孢子制备　　　　　　　C. 发酵

D. 种子提取　　　　　　　　E. 种子制备

10. 《中国药典》（2020 年版）规定，用于霉菌计数的培养基是（　　）

A. 营养琼脂培养基　　　　　B. 玫瑰红钠琼脂培养基　　C. 肉汤培养基

D. 选择性培养基　　　　　　E. 厌氧培养基

11. 菌种制备中对菌龄的要求是（　　）

A. 以对数生长期为宜　　　　B. 以迟缓期为宜　　　　　C. 以稳定期为宜

D. 以衰退期为宜　　　　　　E. 以对数期和迟缓期为宜

12. 菌种发酵中发生杂菌污染的原因是（　　）

A. 设备灭菌不彻底　　　　　B. 空气消毒净化不好　　　C. 无菌操作不严

D. 种子带菌   E. 以上都是

13. 热原质检查灵敏度最大的方法是（   ）

     A. 家兔试验法   B. 鲎试验法   C. 锡克试验

     D. 结核菌素试验   E. 冷凝集试验

14. 法定抗生素效价的测定法是（   ）

     A. 滤纸片法   B. 打洞法   C. 挖沟法

     D. 管碟法   E. K - B 法

二、思考题

微生物发酵制药技术包含几个阶段？简述微生物发酵的基本流程。

书网融合……

知识回顾   微课   习题

（吴正吉 宋长芹）

第十二章　免疫学在医药中的应用

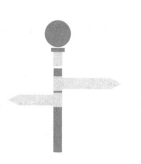

学习引导

　　除了临床表现和影像学依据外，咽拭子核酸检测及血清抗体检测对诊断新冠肺炎也有重要的参考价值。血清抗体检测的原理是什么？如何检测？

　　本章主要介绍免疫学诊断、免疫学预防、免疫学治疗的基本原理及医药中的应用。

学习目标

　　1. **掌握**　人工自动免疫和人工被动免疫的特点、常用的生物制品及其应用。

　　2. **熟悉**　抗原抗体检测的原理、特点及常用抗原抗体检测技术；免疫细胞功能检测技术的原理、特点及应用；常见的免疫治疗药物。

　　3. **了解**　生物制品生产质量管理规范；生物制品质量控制原则。

　　随着现代免疫学及相关学科的不断发展，免疫学理论和技术广泛应用在疾病的诊断、预防、治疗各方面，并取得了显著成效。

第一节　生物制品

PPT

　　生物制品是以细胞、微生物、动物或人源组织和体液等为原料，利用传统技术或现代生物技术制成的，用于疾病的诊断、预防、治疗的制剂。我国生物制品按用途可分为三类，即：诊断用生物制品、预防用生物制品、治疗用生物制品。诊断用生物制品是用于疾病诊断、检测机体免疫状况及激素水平、鉴别病原微生物的各种诊断试剂。预防用生物制品用于各种传染病的预防。治疗用生物制品用于各种疾病的治疗。

　　用免疫的方法预防传染病有着悠久的历史，接种牛痘苗在全球消灭了天花就是最好的例证。随着卫生状况的完善和计划免疫的实施，传染病的预防取得了巨大成就，同时免疫预防已扩大到传染病以外的其他领域，预防用生物制品的内涵及应用也进一步拓展。

　　根据免疫保护的获得方式不同，免疫可分为自然免疫和人工免疫。自然免疫是通过自然途径获得有效免疫保护，如胎儿通过胎盘、乳汁从母体内获得抗体；机体感染病原微生物后建立免疫保护等。人工免疫是根据免疫学原理，通过人工方式将抗原或抗体等生物制品输入机体，使其获得特异性免疫保护，进而达到免疫的目的。

根据机体接触物质类别不同，人工免疫分为人工自动免疫和人工被动免疫两种。人工自动免疫与人工被动免疫特点比较（表12-1）。

表12-1　人工自动免疫与人工被动免疫的区别

	人工自动免疫	人工被动免疫
输入生物制品	抗原类（疫苗、类毒素）	抗体类（抗毒素等）
免疫力出现时间	慢（1~4周）	快（立即生效）
免疫力维持时间	长（数月~数年）	短（2~3周）
主要用途	预防	治疗、紧急预防

一、人工自动免疫制剂

人工自动免疫是接种疫苗等抗原类生物制品，刺激机体产生特异性免疫应答，获得免疫保护的方法，主要用于传染病的预防。疫苗是接种后能使机体对相应疾病产生免疫力的生物类制剂的统称。随着免疫学及相关学科和技术的发展，疫苗类生物制品的研制进入新的阶段。常用于人工自动免疫的生物制品种类有以下几种。📱微课

1. 灭活疫苗　灭活疫苗即死疫苗，通常用物理或化学方法杀死或灭活具有强免疫原性的病原微生物制成。灭活疫苗仍有免疫原性，主要诱导机体形成体液免疫，一般需大量多次接种，有时会引起较重的注射局部或全身反应。常用的灭活疫苗，如百日咳疫苗、伤寒疫苗、狂犬病疫苗、乙型脑炎疫苗等。

2. 减毒活疫苗　减毒活疫苗是由人工诱变或自然筛选出的充分减毒或无毒的活病原微生物制成。通常是将病原微生物在无生命培养基或动物细胞中反复传代，使其减弱或失去毒力而保留免疫原性，如卡介苗（BCG）、脊髓灰质炎减毒活疫苗等。

此类疫苗接种于机体后，可引起类似隐性或轻型感染，诱导机体形成体液免疫与细胞免疫，免疫效果理想且持久，若通过自然感染途径还可激活局部黏膜免疫。通常疫苗接种剂量小且只需接种一次，但缺点是稳定性差不易保存，有毒力回复突变危险，免疫缺陷人群和孕妇不宜接种。

3. 类毒素　类毒素是用0.3%~0.4%甲醛处理细菌外毒素制成。因其已失去外毒素的毒性，但仍保留免疫原性，接种后能诱导机体产生抗毒素，用于外毒素引起的疾病的预防，如白喉类毒素、破伤风类毒素为临床常用类毒素。

4. 亚单位疫苗　亚单位疫苗是保留病原微生物有效免疫原成分（保护性免疫原）而除去其中无关和有害成分制成的疫苗。有效免疫成分可以通过理化方法裂解病原体获得，也可以利用DNA重组技术制备。通过DNA重组技术制备的亚单位疫苗又称为重组抗原疫苗（recombinant antigen vaccine）。该疫苗毒性低、副反应少、安全性较高（无病毒核酸致癌风险）。常用的疫苗如重组HBsAg乙肝疫苗等。

5. 结合疫苗　结合疫苗是将有效的免疫原成分（细菌荚膜多糖）与蛋白载体共价结合，以提高细菌多糖抗原免疫效果的疫苗。细菌荚膜多糖免疫原性较弱，与载体结合后可引起T细胞、B细胞的联合识别，增强免疫效果。近年来在我国A群C群脑膜炎球菌结合疫苗、七价肺炎球菌结合疫苗等已批准使用。

6. 重组载体疫苗　重组载体疫苗是将外源基因插入病原体（细菌或病毒的减毒疫苗株）基因组中以构建重组病原体制成的疫苗，免疫机体后在体内表达相应蛋白并诱导特异性免疫应答。若在载体中整合多种病原微生物的有关基因，可获得能表达出多种保护性抗原的多价疫苗。

7. DNA 疫苗（DNA vaccine） DNA 疫苗是含有编码病原微生物有效免疫原基因的重组质粒，使机体表达目的抗原，从而诱导产生特异性免疫。该疫苗制备简单、成本较低、可在体内持续表达、免疫效果较好，但存在随机插入细胞染色体诱导癌变的可能。

8. 合成肽疫苗（synthetic peptide vaccine） 合成肽疫苗是按抗原有效成分的氨基酸序列人工设计并合成的免疫原性多肽与载体（常用脂质体）交联或加佐剂而制成的疫苗。该类疫苗无血源性成分，也无毒性恢复的危险，相对安全，且合成后能大量生产。目前白喉外毒素、HBV 多肽疫苗等已研制成功。

📖 **知识链接**

计划免疫

计划免疫是根据某些特定传染病的疫情监测和人群免疫状况分析，有计划地制定科学、长期的预防接种程序，为有效控制、消灭传染病所采取的重要措施。我国儿童计划免疫程序常用的疫苗包括：卡介苗、脊髓灰质炎疫苗、麻疹疫苗、百白破疫苗、乙型肝炎疫苗。2007 年我国扩大了计划免疫免费提供的疫苗种类，在原有"五苗七病"基础上增加为可预防 15 种传染病的疫苗，新增流脑多糖疫苗、炭疽疫苗、钩体病疫苗、风疹疫苗、腮腺炎疫苗、甲型肝炎疫苗、乙脑疫苗及流行性出血热疫苗。目前，我国计划免疫工作已取得显著成效，传染病的发病率大幅度下降。

二、人工被动免疫制剂

人工被动免疫是通过向机体输入抗体类生物制品，使机体被动获得特异性免疫保护的方法，主要用于传染病的紧急预防或特异性治疗。常用于人工被动免疫的生物制品有以下几种。

1. 抗毒素 抗毒素是用类毒素免疫动物后，从其血清中获得的特异性抗体，可以中和外毒素毒性。因动物血清对人属于异种抗原，用前应做皮试，如常用的白喉抗毒素、破伤风抗毒素等。

》》 **实例分析 12-1**

实例 2020 年 2 月 5 日，国家卫健委发布《新型冠状病毒感染的肺炎诊疗方案（试行第五版）》提出"可采用恢复期血浆治疗"。2 月 8 日首期在江夏区第一人民医院开展了 3 名危重患者的新冠特免血浆治疗，目前连同后续医院治疗的危重病人超过了 10 人。临床反映，患者接受治疗 12~24 小时后，实验室检测主要炎症指标明显下降。

问题 1. 新冠恢复期血浆中有效治疗成分是什么？

2. 该种生物制品有什么作用？

答案解析

2. 人免疫球蛋白 人免疫球蛋白是从大量人血浆或孕妇胎盘血中提取、浓缩后制成的，含有多种特异性抗体，可获得普通多价人免疫球蛋白，常用于疾病的紧急预防和免疫缺陷性疾病的治疗。由于不同地区、时间疾病流行情况和人群免疫状况有差别，故不同地区、时间的免疫球蛋白制剂中含有的抗体种类、效价不同。

特定传染病的康复人群血浆中含有对该病原体的高效价特异性抗体，可获得特异性免疫球蛋白，适用于接触过该病传染源的高危人群的被动免疫保护，如常用的乙型肝炎人免疫球蛋白。

即学即练 12 -1

答案解析

下列用于人工被动免疫的生物制品是（　　）

A. 麻疹疫苗　　　　B. 卡介苗　　　　C. 破伤风抗毒素

D. 破伤风类毒素　　E. 脊髓灰质炎疫苗

三、生物制品质量控制原则

生物制品是用于预防、治疗、诊断疾病的重要制品，其质量优劣与人类健康和生命安全息息相关。生物制品的特殊性使得其具有高于一般商品的质量要求，其质量控制应包括安全性、有效性、可接受性三方面。安全性指不能存在不安全因素，要求使用安全且副作用小。有效性指使用后能体现相应的效力，即降低发病率（预防用生物制品）、体现一定疗效（治疗用生物制品）、准确诊断疾病（诊断用生物制品）。可接受性指生物制品的外观和包装，使用方法和价格，生产条件、工艺和成品药效的稳定性等都是可接受的。考虑到生物制品的特殊性，为保证其质量，世界卫生组织生物制品标准化委员会于 1992 年制定并公布了《生物制品生产质量管理规范》（生物制品 GMP）。我国生物制品 GMP 属于药品 GMP 的一部分，在基本原则、基本要求上两者一致，主要在生产质量控制、使用方法等特殊要求方面生物制品 GMP 有相应规定和补充。生物制品质量控制原则主要体现在安全性保障和生产、保存、运输过程中的质控等方面。

（一）生物制品安全性检查

生物制品安全性检查是主要针对生物制品起始材料、中间品、成品的全面检查，是保障生物制品安全性的重要检查。主要包括以下四类安全性检查。

1. 一般安全性检查　包括异常毒性检查、无菌检查、热原质检查、细菌内毒素检查。异常毒性检查是对生物制品中目标产品以外的有毒物质的检查。无菌检查是对除微生态制剂和减毒活疫苗等以外的其他生物制品都须进行的，测定是否达到无菌要求的检查。热原质检查是测定生物制品中是否污染热原质的检查。细菌内毒素检查是检测或量化生物制品中细菌内毒素含量的检查。

2. 杀菌、灭活和脱毒情况的检查　主要是针对由强致病性的菌毒种生产的生物制品（如灭活疫苗、类毒素等）中，菌毒株或其毒素是否被完全灭活及解毒的检查，包括活毒检查、特异性毒性试验、毒性逆转试验和残余毒力试验。

3. 外源性污染检查　包括外源病毒污染的检查、致瘤性检查、支原体检查、血浆外源性污染检查、宿主细胞 DNA 检查、残余宿主细胞蛋白检查。外源病毒污染的检查是对细胞培养的病毒类制品进行外源病毒污染的检查。致瘤性检查是对用于生产活疫苗和细胞、基因治疗的细胞株进行动物致瘤性的检查。支原体检查是对临床治疗用和疫苗生产用的细胞、病毒类疫苗的原液和收获液进行支原体污染的检查。血浆外源性污染检查是对血液制品及所用的人来源的原料血浆进行血液传播的病原微生物及其代谢物污染的检查。宿主细胞 DNA 检查是对细胞培养的病毒类制品、杂交瘤细胞技术生产制品和基因工程产品进行残留 DNA 含量的检查。残余宿主细胞蛋白检查是对基因工程生物制品进行残留蛋白含量的检查。

4. 过敏性物质检查　采用非人源蛋白为原料制备或生产中污染入过敏源的生物制品需进行该检查，

包括过敏性试验、残余牛血清含量测定和血型物质检测。

（二）生产中质量控制原则

1. 人员 应建立生产和质量管理机构，明确各机构、人员职责。从事生物制品经营、质量管理、生产、验收、储存等各岗位人员应符合相关法律法规及 GMP 的资格要求，对各岗位人员进行相关培训与考核。对直接接触生物制品岗位人员进行相应疫苗接种、定期体检、建立健康档案。

2. 文件 应制定并执行生产、质量、物料、生产设施、仪器和设备管理等各项管理文件，并具有相应记录。定期审核、修订文件。

3. 厂房、设施和设备 应当符合现行版中国《药品生产质量管理规范》。厂房须整洁、合理布局、不同制品（如生产用和非生产用菌毒株）不可同时在同一厂房内加工、灌装。生产中涉及活体阶段、血制品及组织、卡介苗、强毒菌株、致病芽孢菌、PCR 试剂生产和鉴定等应在相应专用厂房、设施内生产。高危致病因子操作应符合生物安全防护要求。污染的物品、设备须与灭菌的严格分离并标志。设备应便于清洁消毒，其清洗消毒应遵 GMP 要求。

4. 物料 生产所用物料应符合现行生物制品规程和药典的质量标准，注重原、辅料来源的稳定性，尽量减少非有效成分加入。生产中所用菌、毒种和细胞应确定其具体代次；同品种不同批制品应保持一致。生产用菌种、毒种的验收、使用须按照国家有关医用微生物菌种保藏管理规定执行。生产、检定用实验动物（小鼠、大鼠等）应符合药典通则中实验动物微生物学、寄生虫学检测要求的有关规定，除另有规定外应使用清洁级动物；动物源性材料应有来源、繁殖、饲养条件、动物健康和检疫证明等详细记录。血制品所用血浆应购自国家批准划定的单位。

5. 卫生 应制定并严格执行防污染卫生措施和各项卫生管理制度。运输等人员着装应符合劳动保护和产品防护要求，患有对制品质量有潜在影响的疾病人员不得从事直接接触制品工作。洁净区、需消毒区应选用一种以上消毒剂并定期轮换、检测。

（三）保存、运输中质量控制原则

1. 保存 原液、半成品、成品须严密封口，注明品种、批号、规格、数量、日期等标志，按各自所规定温度、湿度、避光要求分开储存，并填写库存货位卡由专人保管，进出都须填写并签字。养护人员定期对制品进行养护并记录。

2. 运输 应采用最快冷链方法运输并记录发货时间、地点、件数等信息，冬季注意防冻结。制定运输应急预案。

第二节　免疫学诊断与治疗

PPT

随着现代免疫学以及细胞生物学、分子生物学等相关学科的进展，免疫学检测技术亦不断发展和完善，新的方法不断出现，已成为当今生命科学主要的研究手段之一，为病原体检测和免疫功能判定提供了重要的方法和手段。

一、抗原抗体检测

抗原与相应抗体发生特异性结合形成免疫复合物，在体外一定影响条件下，呈现出肉眼可见的反应现象（凝集、沉淀等），帮助定性、定量、定位检测抗原或抗体，现已广泛用于疾病诊断和实验研究。

（一）抗原抗体反应的特点

1. 高度特异性　即一种抗原只与其相应的抗体发生特异性结合。抗原表位与抗体分子超变区互补的空间结构决定了抗原抗体结合的特异性，使其可用已知抗原（抗体）来检测未知的抗体（抗原）。如利用已知的抗伤寒杆菌的抗体检测伤寒杆菌；用已知的乙型肝炎病毒检测患者血清中有无相应的抗乙型肝炎病毒抗体。但大多数抗原分子携有不止一种抗原决定簇，当两种不同抗原携有相同或相似抗原决定簇时，能与彼此相应抗体发生交叉反应。

2. 比例性　抗原与抗体适当浓度比例决定了两者在体外结合后是否会出现可见反应。如果抗原与抗体的浓度和比例适当、结合价相互饱和时，则形成肉眼可见的数量多且体积大的沉淀复合物。若抗原或抗体过剩，则形成肉眼不可见的数量少且体积小的复合物。故抗原抗体检测时，最适浓度比例是关键。

3. 可逆性　抗原抗体的结合除依靠空间构象互补外，还主要靠分子表面的非共价键连接，受温度、酸碱度、离子强度等环境因素影响可使其解离，解离后抗原、抗体分子依然保持着原有理化特征与生物活性。

4. 阶段性　抗原抗体反应可分为两个阶段。第一阶段是特异性结合阶段，时间短，抗原抗体发生特异性结合，不出现可见现象；第二阶段是可见反应阶段，时间长，小体积抗原抗体复合物间靠正、负电荷相互吸引形成大体积复合物，出现可见现象，该阶段易受电解质、温度、酸碱度等环境因素影响。

（二）常用的抗原抗体检测方法

根据抗原的物理性质、参与反应成分以及反应现象的不同，将抗原抗体检测方法分为 5 个类型，每类又包括多种实验技术。抗原抗体检测常用试验方法见表 12 - 2。

表 12 - 2　抗原抗体检测常用试验方法

类型	实验方法	常用试验	结果判断	用途
凝集反应	直接凝集反应	玻片凝集试验	观察凝集现象	菌种鉴定、血型鉴定
		试管凝集试验	观察凝集现象	检测抗体滴度
	间接凝集反应	间接血球凝集反应	观察凝集现象	检测抗原或抗体
		间接乳胶凝集反应	观察凝集现象	检测抗原或抗体
	协同凝集试验		观察凝集现象	
	抗球蛋白试验（Coombs 试验）	直接 Coombs 试验	观察血凝	
		间接 Coombs 试验	观察血凝	
沉淀反应	液体内免疫沉淀	絮状沉淀试验	观察沉淀	检测可溶性抗原
		环状沉淀试验	观察沉淀	检测可溶性抗原
		免疫比浊法	检测浊度	检测可溶性抗原的含量
	琼脂凝胶扩散	单向琼脂扩散试验	观察沉淀环	检测抗原的含量
		双向琼脂扩散试验	观察沉淀线	检测可溶性抗原
	免疫电泳技术		观察扫描沉淀峰	

续表

类型	实验方法	常用试验	结果判断	用途
免疫标记技术	免疫荧光技术	直接荧光法	检测荧光现象	测定未知抗原
		间接荧光法	检测荧光现象	测定未知抗原
	放射免疫技术	放射免疫分析	放射性强度	检测微量物质
	酶标免疫技术	双抗体检测法 ELISA	检测酶底物显色	抗原抗体的定量检测
		间接 ELISA	检测酶底物显色	抗原抗体的定量检测
	发光免疫技术	化学发光、生物发光	检测发光强度	微量抗原抗体的定量检测
	免疫印迹技术	Western blotting		蛋白质分析
	免疫胶体金技术	金免疫测定技术	检测金颗粒沉淀	
		金免疫组化技术	检测金颗粒沉淀	
补体参与的反应		补体结合试验	观察或光电比色仪测定溶血现象	
		补体溶血试验		
中和反应		病毒中和试验	病毒丧失感染性	
		毒素中和试验	外毒素失去毒性	

1. 凝集反应（agglutination reactions）

（1）直接凝集反应（direct agglutination reactions） 是将颗粒性抗原（细菌、细胞等）与其相应抗体直接结合，呈现肉眼可见的凝集现象（图 12－1）。可分为试管法和玻片法。

试管凝集试验：为半定量试验，在不同稀释梯度的受检血清（含未知抗体）中加入已知抗原，一段时间后观察结果确定其中抗体效价来辅助诊断疾病。

玻片凝集试验：为定性试验，用诊断血清（含已知抗体）与检测未知抗原在玻片上充分混匀，数分钟后观察结果。临床用于鉴定未知抗原以诊断疾病、对细菌分型和鉴定红细胞 ABO 血型。

（2）间接凝集反应（indirect agglutination reactions） 是将可溶性抗原或抗体先吸附在某些颗粒载体上形成致敏颗粒，然后再与相应抗体或抗原进行反应出现凝集的现象（图 12－1）。凝集反应既可测定抗原，也可测定抗体，方法简便、敏感。

正向间接凝集试验：是用可溶性抗原包被在与免疫反应无关的颗粒如乳胶颗粒或红细胞等颗粒表面，与相应抗体混合出现的凝集现象。如用 γ 球蛋白包被乳胶颗粒检测类风湿关节炎病人血清中的类风湿因子。

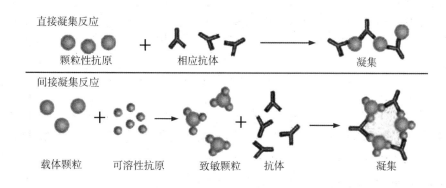

图 12－1 凝集反应示意图

反向间接凝集试验：将抗体吸附到乳胶颗粒上检查临床标本中的抗原。如细菌或真菌性脑膜炎抗体包被的乳胶颗粒，一旦与含有相应抗原的脑脊液混合，便可发生凝集，可进行快速诊断。

2. 沉淀反应（precipitation neaction）　沉淀反应是在适当条件下，可溶性抗原与其相应抗体结合，而呈现沉淀现象的反应。

（1）**免疫比浊法**　在一定量的抗体中分别加入递增量的抗原，经一定时间后形成免疫复合物，使反应体系呈现不同的浊度。用浊度计测量反应体系的浊度，浊度与复合物的量成正比，可依据标准曲线计算样品中的抗原含量。

（2）**单向免疫扩散试验**　将一定量已知抗体混入加热溶解的琼脂中，倾注于玻片上，制成含有抗体的琼脂板，在适当位置打孔，将抗原加入孔内扩散，与琼脂中的抗体相遇形成免疫复合物。当复合物体积增加到一定程度时停止扩散，出现以小孔为中心的白色沉淀环，沉淀环直径与抗原含量成正相关。本方法简便，结果易于观察，可测定抗原的灵敏度（最低浓度）为 10～20μg/ml，常用于定量测定人或动物血清 IgG、IgM、IgA 和 C3 等，其缺点是需 1～2 天才能看结果。

（3）**双向免疫扩散试验**　将抗原和抗体分别加入琼脂糖凝胶板孔内，二者自由向四周扩散，在相遇处形成沉淀线。本法常用于抗原抗体的定性检测、两种抗原的相关性分析。

（4）**免疫电泳**　是将双向扩散与琼脂糖凝胶电泳结合起来的一种方法，具有速度快、敏感性高的特点，常用于定性分析，鉴定抗原、抗体纯度和分析血清蛋白组分等。本法主要用于血清蛋白种类分析和相关免疫球蛋白的异常增多或缺失。

3. 免疫标记技术（immunolabeling technique）　免疫标记技术是采用微量即可测定的标记物，标记抗原或抗体，通过检测标记物来测定抗原抗体复合物的检测技术，常用的有以下几种。

（1）**免疫荧光技术**（immunofluorescence technique）　是用化学方法使荧光素标记的抗体（或抗原）与组织或细胞中的相应抗原（或抗体）结合，进行定性定位检查抗原或抗体的方法。

（2）**放射免疫测定法**（radioimmunoassay，RIA）　用放射性核素标记抗原或抗体进行免疫学检测的技术。

（3）**酶免疫测定**（enzyme immunoassay，EIA）　是当前应用最广泛的免疫检测方法。本法将抗原抗体反应的特异性与酶对底物高效催化作用结合起来，根据酶作用底物后显色，以颜色变化判断试验结果，可经酶标测定仪作定量分析，敏感度可达 ng/ml 水平。常用于标记的酶有辣根过氧化物酶、碱性磷酸酶等。

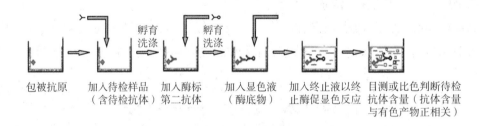

图 12-2　ELISA（酶联免疫吸附试验）示意图

目前常用的方法有酶标免疫组化法和酶联免疫吸附试验（enzyme linked immunosorbent assay，ELISA）。前者测定细胞表面抗原或组织内的抗原；后者主要测定可溶性抗原或抗体。酶联免疫吸附试验是将抗原或抗体包被于固相载体表面，进行抗原抗体特异性结合并通过酶促底物显色的反应，常用酶为辣根过氧化酶，底物为邻苯二胺（OPD）和四甲基联苯胺（TMB），有多种方法类型。测定大分子蛋白抗原常用双抗体夹心法；测定单个抗原决定簇的小分子抗原常用竞争抑制法；测定抗体常用双抗原夹心法、间接法、捕获法、竞争法。定性或定量检测抗原或抗体，广泛用于传染病诊断，激素、补体、药物等检测。

（4）**发光免疫分析**（luminescence immunoassay，LIA）　是一种结合发光分析技术和免疫反应的新型免疫标记技术。该方法兼具高灵敏性与高特异性的优点。广泛用于检测各种微量抗原或抗体，如激素、肿瘤标志物、药物浓度及其他微量生物活性物质等。

二、免疫细胞及其功能检测

外周免疫器官和外周血液中存在着不同类型的免疫细胞，检测这些免疫细胞的数量、功能、状态，对了解机体免疫功能状态及对免疫缺陷病、肿瘤等疾病诊断、预后检测研究具有重要意义。

（一）T 细胞功能的检测

1. T 细胞增殖试验　即淋巴细胞母细胞转化试验，T 细胞受到抗原或有丝分裂原（如植物血凝素 PHA）刺激后，表现出一系列增殖反应，可通过形态学计数法、^{3}H – TdR 掺入法、MTT 比色法等检测方法检测细胞增殖的水平。

2. T 细胞介导的细胞毒试验　受抗原刺激后的 CTL 细胞，可特异性的杀伤靶细胞使之裂解、凋亡。该细胞学技术可用于感染性疾病、肿瘤免疫、移植排斥反应等研究。常用方法包括 ^{51}Cr 释放法，该方法敏感精准，但存在放射性污染，对设备要求高；也可通过形态学检查法或 TUNEL 法检测细胞凋亡情况。

3. 迟发性超敏反应的检测　为体内检测细胞免疫功能的方法。当机体已建立对某种抗原的细胞免疫，再用相同抗原注入皮内时，细胞免疫正常者会表现出以局部红肿、硬结为特征的迟发性超敏反应，而细胞免疫低下者为阴性结果。临床常用于诊断病原体感染、细胞免疫缺陷病等，也用于对肿瘤患者细胞免疫功能、治疗过程中变化的观察和预后判断等，具有简便易行的特点。

（二）B 细胞功能检测

1. B 细胞增殖试验　原理同 T 细胞增殖试验，仅刺激物不同，人需用抗 IgM 抗体或金黄色葡萄球菌（含 SPA）作为刺激物。

2. 抗体形成细胞测定　可用溶血空斑试验和被动溶血空斑试验测定。

三、免疫治疗药物

免疫治疗（immunotherapy）是利用免疫学原理，针对疾病的发生机制，应用生物制品或药物，通过调整或干预机体免疫功能状态，达到治疗疾病的方法。免疫治疗中应用的药物，称为免疫治疗药物，分为免疫抑制剂和免疫增强剂。

（一）免疫抑制剂

免疫抑制剂是一类能抑制机体免疫功能的药物。临床主要用于治疗自身免疫疾病和抗器官移植的排斥反应。常用药物如下。

1. 化学合成药物

（1）**糖皮质激素类**　是应用最早、最广的一类免疫抑制药，如泼尼松、甲泼尼龙等，作用于免疫反应各期，对 T、B 细胞和单核 – 巨噬细胞均有较强抑制作用。常用于治疗自身免疫疾病、过敏性疾病和移植排斥反应。

（2）**环磷酰胺**　属烷化剂类抗肿瘤药，可杀伤增殖、分化阶段的 T、B 细胞，降低 NK 细胞活性，故可抑制细胞免疫和体液免疫。临床主要用于肿瘤治疗。

（3）**硫唑嘌呤**　通过干扰嘌呤核苷酸合成而抑制核酸复制，可抑制 T、B 细胞和 NK 细胞，对体液免疫、细胞免疫均有抑制作用。

2. 微生物制剂

（1）环孢素（cyclosporin A，CsA） 取自真菌代谢产物，通过抑制 IL-2 依赖的 T 细胞活化抑制效应 T 细胞介导的细胞免疫，是抗器官移植排斥反应的首选药。

（2）他克莫司（FK506） 由真菌产生的大环内酯类抗生素。作用机制类似于环孢素，主要抑制 Th 细胞，作用强于环孢素 10 倍以上，对抗器官移植排异反应疗效优。

（3）西罗莫司（rapamycin） 是真菌产生的抗生素，可能经阻断 IL-2 启动的 T 细胞增殖从而选择性的抑制 T 细胞，用于抗器官移植排斥反应。

（4）吗替麦考酚酯 麦考酚酸（MPA）的酯类衍生物，口服后迅速水解为 MPA，其可选择抑制鸟苷的重要合成酶，从而抑制淋巴细胞增殖、功能。目前用于抗器官移植排斥反应和自身免疫疾病。

3. 抗体制剂

（1）莫罗单抗-CD3 与 T 细胞表面 CD3 结合从而阻断抗原结合，抑制 T 细胞参与免疫反应。主要用于抗器官移植排斥反应。

（2）抗淋巴细胞球蛋白 通过选择性与 T 细胞结合，在补体参与下裂解 T 细胞，或封闭淋巴细胞表面受体使其丧失抗原识别能力。用于抗器官移植排斥反应。

4. 中药制剂 如常用的雷公藤多苷，主要作用于 T 细胞抗原识别早期，可抑制其转化从而抑制细胞免疫、体液免疫。临床主要用于类风湿关节炎及肾病等自身免疫疾病治疗。

（二）免疫增强剂

免疫增强剂又称免疫调节剂，是一类能增强、调节免疫功能的制剂。临床常用于提高免疫缺陷患者抗感染能力，增强肿瘤患者免疫功能，与抗生素联用对难治性微生物感染患者进行抗感染治疗。常用药物如下。

1. 生物制品 包括来源于细菌、动物、人、基因工程的多种生物制品（表 12-3）。

表 12-3 常用生物制品类免疫增强剂

种类	来源	常用药物	主要作用机制	临床应用
微生物制剂	减毒活菌体、细菌提取物	卡介苗、短小棒状杆菌、伤寒杆菌脂多糖	具佐剂作用，激活巨噬细胞、NK 细胞	肿瘤辅助治疗
细胞因子	基因工程	IFN-α	活化巨噬细胞、NK 细胞	治疗（疱疹、肝炎）病毒感染、肿瘤（血液系统肿瘤疗效好）
		IFN-β		延缓多发性硬化症发展、降低恶变率
		IFN-γ		多用于免疫调节，治疗类风湿关节炎、淋巴肉芽肿
		IL-2	促进 T、B 细胞增殖分化，活化巨噬细胞、NK 细胞	病毒性感染、肿瘤
激素	牛、猪胸腺提取物	胸腺素、胸腺生成素	促进 T 细胞成熟，调节胸腺依赖性免疫应答	主要用作慢性活动性肝炎、肿瘤患者免疫调节剂

2. 化学合成药物

（1）左旋咪唑 曾被作为广谱驱虫药，后发现对免疫功能低下者可激活吞噬细胞功能、促进 T 细胞分泌 IL-2 等细胞因子，增强免疫。主要用于恢复免疫功能低下人群的免疫功能，也可与抗癌药物合用治疗肿瘤。

（2）异丙肌苷　能诱导 T 淋巴细胞成熟，激活巨噬细胞、NK 细胞，主要用于病毒性疾病、某些自身免疫性疾病治疗和肿瘤辅助治疗。

3. 中药制剂　大多补益类中药和其提取物，特别是多苷、多糖类物质，均有调节、提高免疫功能作用，如黄芪多糖、人参多糖、牛膝多糖等主要用于慢性肝炎及肿瘤治疗。

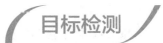

答案解析

一、单项选择题

1. 下列属于减毒活疫苗的是（　　）

　　A. 卡介苗　　　　　　　　　B. 百白破疫苗　　　　　　　　C. 百日咳疫苗

　　D. 乙肝疫苗　　　　　　　　E. 乙脑疫苗

2. 下列是人工被动免疫常用的生物制品的是（　　）

　　A. 抗毒素　　　　　　　　　B. 类毒素　　　　　　　　　　C. 外毒素

　　D. 灭活疫苗　　　　　　　　E. 亚单位疫苗

3. 下列途径获得的免疫为人工自动免疫的是（　　）

　　A. 患传染病建立的免疫　　　B. 接种疫苗建立的免疫　　　　C. 经胎盘获得 IgG

　　D. 注射人丙种球蛋白　　　　E. 注射抗病毒血清

4. 下列物质对人无免疫作用的是（　　）

　　A. 卡介苗　　　　　　　　　B. 类毒素　　　　　　　　　　C. 抗毒素

　　D. 丙种球蛋白　　　　　　　E. 注射用葡萄糖

5. 注射（　　）可快速直接对人发挥特异免疫作用

　　A. 白喉类毒素　　　　　　　B. 白喉抗毒素　　　　　　　　C. 破伤风类毒素

　　D. 霍乱疫苗　　　　　　　　E. 乙肝疫苗

6. 下列属于人工自动免疫的是（　　）

　　A. 腮腺炎病愈后具有持久免疫力

　　B. 用卡介苗治疗黑色素瘤

　　C. 用卡介苗预防结核

　　D. 注射人丙种球蛋白预防流行性感冒

　　E. 服用板蓝根预防感冒

7. 对减毒活疫苗叙述，不正确的是（　　）

　　A. 没有死疫苗安全　　　　　B. 免疫缺陷人群适宜接种

　　C. 比死疫苗保藏要求高　　　D. 由减毒甚至无毒活病原微生物制成

　　E. 可诱导体液免疫与细胞免疫

8. 玻片法鉴定红细胞 ABO 血型的试验原理属于（　　）

　　A. 间接凝集反应　　　　　　B. 直接凝集反应　　　　　　　C. 沉淀反应

　　D. 中和反应　　　　　　　　E. 免疫标记技术

9. ELISA 试验的标记物是（ ）

    A. 荧光素   B. 生物素   C. 酶

    D. 胶体金   E. 化学发光物

10. 可用于免疫抑制治疗的药是（ ）

    A. 卡介苗   B. 泼尼松   C. 左旋咪唑

    D. 云芝多糖   E. 干扰素

二、思考题

    人工自动免疫与人工被动免疫的主要区别有哪些?

书网融合……

        知识回顾   微课   习题

（刘娟娟）

参考文献

［1］国家药典委员会．中国药典（2020 年版）．北京：中国医药科技出版社，2020.

［2］甘晓玲，刘文辉．病原生物与免疫学．北京：中国医药科技出版社，2017.

［3］杨朝晔，张亚光．病原生物与免疫学．北京：中国医药科技出版社，2018.

［4］李明远，李婉宜．微生物学与免疫学．6 版．北京：高等教育出版社，2018.

［5］陈明琪．药用微生物学基础．3 版．北京：中国医药科技出版社，2017.

［6］曹雪涛．医学免疫学．7 版．北京：人民卫生出版社，2018.

［7］周长林．微生物学．4 版．北京：中国医药科技出版社，2020.

［8］周密．环境与人体反应．2 版．北京：人民卫生出版社，2020.

［9］秦庆颖，林逢春．免疫学基础与病原生物学．杭州：浙江大学出版社，2018.

［10］李剑平，吴正吉．微生物学检验．5 版．北京：人民卫生出版社，2019.

［11］郑韵芳，祝继英．微生物学与免疫学．2 版．北京：人民卫生出版社，2020.

［12］凌庆枝，魏仲香．微生物与免疫学．2 版．北京：人民卫生出版社，2020.

［13］刘荣臻，曹元应．病原生物与免疫学．4 版．北京：人民卫生出版社，2019.

［14］沈萍，陈向东．微生物学．8 版．北京：高等教育出版社，2016.

［15］郑剑玲．病原生物与免疫学基础．北京：中国中医药出版社，2016.

［16］张荣波，邹义洲．医学免疫学．北京：中国医药科技出版社，2016.

［17］李士根，张加林．病原生物与免疫学．北京：中国医药科技出版社，2018.